全国医学高等专科教育"十三五"规划教材

供临床医学、预防医学、护理学、药学、医学检验等专业使用

医学统计学

郭秀花　主编

化学工业出版社

·北京·

《医学统计学》共 13 章，包括绪论、数据管理与质量控制、统计表与统计图、数值变量资料的统计描述、总体均数的估计、t 检验、方差分析、相对数、计数资料的参数估计与 χ^2 检验、非参数检验、线性相关与线性回归、实验设计、资料综合分析。书后还附有函数型计算器的基本操作、SPSS 简介及简单操作、统计用表、英汉统计名词对照。本教材在编写方法上，注重以案例引入、统计方法选择和结果解释为主，同时每章后设有思考题，并辅以能力测试题，以帮助学生掌握实践操作技能，思考题和能力测试题的答案以数字化形式（二维码）展现。

本教材贴近学生、贴近岗位、突出技能、融知识性、科学性、先进性于一体，可供临床医学、预防医学、护理学、药学、医学检验等相关专业学生使用。

图书在版编目（CIP）数据

医学统计学/郭秀花主编．—北京：化学工业出版社，2019.9

全国医学高等专科教育"十三五"规划教材
ISBN 978-7-122-34812-8

Ⅰ.①医… Ⅱ.①郭… Ⅲ.①医学统计-医学院校-教材 Ⅳ.①R195.1

中国版本图书馆 CIP 数据核字（2019）第 136422 号

责任编辑：邱飞婵　郎红旗　　　　　　　　装帧设计：关　飞
责任校对：边　涛

出版发行：化学工业出版社（北京市东城区青年湖南街 13 号　邮政编码 100011）
印　　装：三河市延风印装有限公司
787mm×1092mm　1/16　印张 15¾　字数 388 千字　2019 年 10 月北京第 1 版第 1 次印刷

购书咨询：010-64518888　　　　　售后服务：010-64518899
网　　址：http://www.cip.com.cn
凡购买本书，如有缺损质量问题，本社销售中心负责调换。

定　价：39.00 元　　　　　　　　　　　　　　　　　　　　版权所有　违者必究

全国医学高等专科教育"十三五"规划教材编审委员会

主 任 委 员 温茂兴 乔跃兵 陈国忠

副主任委员（按姓氏笔画排序）

马 敏　王 卉　牛兴旺　刘 扬　闫冬菊
孙国庆　李玉红　李远珍　周文一　景文莉

常 务 委 员（按姓氏笔画排序）

于爱霞　王垣芳　王高峰　刘士生　江 勇
李祖成　李辉芳　吴义春　吴晓璐　张 庆
季 诚　金昌洙　郎红旗　袁金勇　康凤河
韩景新

出版说明

为服务于我国医学高等专科教育护理专业高素质技能型人才的培养，贯彻教育部对"十三五"期间高职高专医药卫生类教材建设的要求，适应现代社会对护理人才岗位能力和职业素质的需要，遵照国家卫生健康委员会关于职业资格考试大纲修订的要求，化学工业出版社作为国家规划教材重要出版基地，在对各院校护理专业的教学情况进行了大量调研和论证的基础上，于2016年12月组织60多所医学高等院校和高职高专院校，共同研讨并编写了这套高等专科教育护理专业"十三五"规划教材。

本套教材包括基础课程、专业课程和公共课程27种，其编写特点如下：

① 在全国广泛、深入调研的基础上，总结和汲取"十二五"教材的编写经验和成果，顺应"十三五"数字化教材的特色，充分体现科学性、权威性，同时考虑其全国范围的代表性和适用性。

② 遵循教材编写的"三基""五性""三特定"的原则。

③ 充分借鉴了国内外有关护理专业的最新研究成果，汲取国内不同版本教材的精华，打破了传统空洞、不实用的研究性知识写作思想，做到基础课程与专业课程紧密结合，临床课程与实践课程紧密对接，充分体现行业标准、规范和程序，把培养高素质技能型人才的宗旨落到实处。

④ 适应教学改革要求。本套教材大部分配有数字资源，部分学科还配有微课，以二维码形式与纸质版教材同期出版。

⑤ 教材出版后，化学工业出版社通过教学资源网（www.cipedu.com.cn）同期配有数字化教学内容（如电子教案、教学素材等），并定期更新。

⑥ 本套教材注重系统性和整体性，力求突出专业特色，减少学科交叉，避免相应学科间出现内容重复甚至表述不一致的情况。

⑦ 各科教材根据院校实际教学学时数编写，精炼文字，压缩篇幅，利于学生对重要知识点的掌握。

⑧ 在不增加学生负担的前提下，提高印刷装帧质量，根据学科需要部分教材采用彩色印刷，以提高教材的质量和可读性。

本套教材的编写与出版，得到了广大医学高等院校和高职高专院校的大力支持，作者均来自全国各学科一线，具有丰富的临床、教学、科研和写作经验。希望本套教材的出版，能够推动我国高职高专护理专业教学改革与人才培养的进步。

附：全国医学高等专科教育"十三五"规划教材书目

书　名	主　编		
《人体解剖学与组织胚胎学》	刘　扬	乔跃兵	金昌洙
《医用化学》	江　勇	郭梦金	
《生物化学》	梁金环	徐坤山	王晓凌
《生理学》	景文莉	董泽飞	叶颖俊
《病理学与病理生理学》	吴义春	付玉环	
《病原生物学与免疫学》	栾希英	马春玲	
《药理学》	王　卉	王垣芳	张　庆
《护理学导论》	张连辉	徐志钦	
《基础护理学》	田芬霞	高　玲	
《健康评估》	孙国庆	刘士生	宋长平
《内科护理学》	余红梅	吕云玲	
《外科护理学》	李远珍	吕广梅	李佳敏
《妇产科护理学》	王巧英	冯　蓉	张　露
《儿科护理学》	董荣芹	陈　梅	
《急救与灾难护理学》	储媛媛	许　敏	
《眼耳鼻喉口腔科护理学》	唐丽玲		
《中医护理学》	温茂兴	康凤河	
《社区护理学》	闫冬菊	杨　明	马连娣
《老年护理学》	刘　珊	王秀清	
《精神科护理学》	雷　慧	孙亚丽	
《康复护理学》	姜贵云	李文忠	
《护理心理学》	汪启荣	乔　瑜	
《护理礼仪与人际沟通》	季　诚		
《预防医学》	王祥荣		
《护理管理学》	唐园媛		
《医学统计学》	郭秀花		
《就业指导》	袁金勇	周文一	

全国医学高等专科教育"十三五"规划教材
编审委员会

《医学统计学》编写人员名单

主　　编　郭秀花
副 主 编　王立芹　孔　浩　米术斌　张　璇　袁作雄
编　　者（按章节顺序排序）
　　　　　　郭秀花（首都医科大学公共卫生学院）
　　　　　　郑德强（首都医科大学公共卫生学院）
　　　　　　彭志行（南京医科大学公共卫生学院）
　　　　　　王　媛（天津医科大学公共卫生学院）
　　　　　　哈恩宁（铁岭卫生职业学院医学营养系）
　　　　　　孟维静（潍坊医学院公共卫生与管理学院）
　　　　　　王立芹（河北医科大学公共卫生学院）
　　　　　　袁作雄（首都医科大学燕京医学院）
　　　　　　张　璇（铁岭卫生职业学院医学营养系）
　　　　　　高　霞（河北医科大学公共卫生学院）
　　　　　　尹素凤（华北理工大学公共卫生学院）
　　　　　　孔　浩（齐鲁医药学院临床医学院）
　　　　　　米术斌（承德医学院基础医学院）
学术秘书　郑德强

前 言

医学统计学是统计学的原理和方法与医学相结合的一门应用性科学,不仅是各医学院校所有专业本科生、研究生的必修课,也是许多学校高职高专学生的必修课程,同时也是从事医学科学研究的工作人员不可缺少的方法与技术。本课程的学习,能够提供人们统计学思维的方式和数据处理的方法。

为落实"国家中长期教育改革和发展规划纲要(2010~2020)"的要求,适应现代社会对医护人才岗位能力和职业素质的需要,迎合新的执业资格考试大纲的修订,我们力邀全国近10所医学本科及医学高等专科院校多位教师,编写了这本《医学统计学》教材。

本教材作为全国医学高等专科教育"十三五"规划教材之一,编写原则以就业为导向,符合学历证书和执业资格证书"双证"制度的要求,努力提高学生的实践能力、创新能力、就业能力和创业能力,将"三基"(基本知识、基本理论、基本技能)、"五性"(思想性、科学性、先进性、启发性、适用性)和"三特定"(特定的对象、特定的要求、特定的限制)贯穿于整本教材的编写过程,充分体现当代医学高等专科教育的理念、理论和教学体系。

本教材的编写思想,首先是培养学生终身教育的理念,拓宽学生继续学习的渠道,利于学生日后进一步发展;其次,注重学生整体素质和专业能力的培养,专业理论和技术应用并重,强调以提高技术应用能力为宗旨,满足国家临床、医护、公共卫生执业资格考试的要求和就业行业的需要;再者,方便教师教、学生学,注重高等专科院校学生的思维特点,加强与医护实践的有机联系,方便学生对所学知识的理解和应用,达到服务于医学领域工作的目的。

本教材的编写克服了传统教材偏重于理论,介绍原理、公式和计算方法较多,而实际应用案例、练习题很少,不适合于专科教学和数学基础较弱的医护工作者自学的缺点,编写上注重了以下几点。

第一,保证内容的科学性,兼顾理论的前瞻性。正确阐述医学统计学学科的科学理论和概念定义,在理论联系实际、以实例解释理论、对实践起到指导作用的基础上,注意将本领域的新成果、新技术、新方法纳入教材。

第二,把握全书编写的条理性。注重教材的层次分明、条理清楚,教材体系能反映内容的内在联系及统计学的思维方式。

第三,注重学生的接受能力。本教材以高中起点的三年制大专或专升本学生群体为主要教学对象。内容安排上,全书系统介绍医学统计学的基本概念、基本原理与基本方法,实用性强。重点在于介绍什么样的问题采用怎样的统计设计,什么样的实际数据采用怎样的统计分析方法,以及如何对统计学结果进行合理的解释;编写方法上,从认知规律出发,富有启发性,便于学生学习,所选教学内容是完全可以满足学生未来职业活动所需的最基本、最常用的理论知识。

第四，突出实践技能，强化应用。内容安排上，注重与医学科研实际相结合，注重统计知识的整体性与前后连贯性，将科研设计（重点是统计设计）、数据管理与质量控制、数据统计分析几个步骤进行有机结合，强调数据管理与数据质量的重要性；编写方法上，注重以案例引入、统计方法选择和结果解释为主，同时各章均精选部分练习题，使学生真正掌握实践操作技能。

本教材共分为十三章：绪论、数据管理与质量控制、统计表与统计图、数值变量资料的统计描述、总体均数的估计、t 检验、方差分析、相对数、计数资料的参数估计与 χ^2 检验、非参数检验、线性相关与线性回归、实验设计、资料综合分析。章后设有思考题，书后还附有函数型计算器的基本操作、SPSS简介及简单操作、统计用表、能力测试题、英汉统计名词对照。

本教材能高标准、高质量地顺利出版，首先感谢首都医科大学各级领导对本教材编写工作的关心与指导；感谢各高校同仁参加本教材的编写；感谢出版社的编辑，对本教材出版工作给予的大力支持；感谢郑德强学术秘书为本教材做了大量而繁杂的具体工作；同时，感谢我的研究生对本教材的所有例题进行了复核，并认真校对和整理书稿。

本教材力求针对专科层次的编写体例、实用通俗、突出实践等方面有新的创新与突破，但限于我们的学识和精力，疏漏和不当之处仍在所难免，恳请广大读者批评指正，以便进一步修订再版。

郭秀花
2019 年 7 月于北京

目 录

第一章 绪论 ... 1

第一节 医学统计学概述 ... 1
一、医学统计学的定义及重要性 ... 1
二、运用医学统计学可以解决的实际问题 ... 2

第二节 医学研究的类型及医学统计工作的基本步骤 ... 3
一、医学研究的类型 ... 3
二、医学统计工作的基本步骤 ... 4

第三节 医学统计资料的类型 ... 6
一、数值变量资料 ... 6
二、分类变量资料 ... 6

第四节 医学统计学的基本概念 ... 7
一、同质和变异 ... 7
二、总体和样本 ... 7
三、参数和统计量 ... 7
四、误差 ... 7
五、概率与频率 ... 8

第二章 数据管理与质量控制 ... 11

第一节 数据管理 ... 11
一、数据管理概述 ... 11
二、数据管理的组成 ... 11
三、数据管理的目的 ... 12

第二节 质量控制 ... 12
一、数据获取过程中的质量控制 ... 13
二、数据录入过程中的质量控制 ... 13
三、数据整理过程中的质量控制 ... 14

第三节 数据库与数据管理软件 ... 15
一、数据库的产生、应用及其优越性 ... 15
二、常用的数据管理软件 ... 16

  三、EpiData 数据管理过程及实例 ……………………………………………… 17

第三章　统计表与统计图 ……………………………………………………… 24

 第一节　统计表 ……………………………………………………………………… 24
 第二节　统计图 ……………………………………………………………………… 28

第四章　数值变量资料的统计描述 ……………………………………………… 38

 第一节　频数分布表与频数分布图 ………………………………………………… 38
  一、频数表的编制 …………………………………………………………… 38
  二、绘制直方图 ……………………………………………………………… 40
  三、频数表的用途 …………………………………………………………… 40
 第二节　集中趋势的描述 …………………………………………………………… 41
  一、算术均数 ………………………………………………………………… 41
  二、几何均数 ………………………………………………………………… 42
  三、中位数和百分位数 ……………………………………………………… 44
 第三节　离散趋势的描述 …………………………………………………………… 47
  一、极差 ……………………………………………………………………… 47
  二、四分位数间距 …………………………………………………………… 47
  三、方差 ……………………………………………………………………… 48
  四、标准差 …………………………………………………………………… 48
  五、变异系数 ………………………………………………………………… 50
 第四节　正态分布及其应用 ………………………………………………………… 51
  一、概念 ……………………………………………………………………… 51
  二、特点和应用 ……………………………………………………………… 52
 第五节　医学参考值范围 …………………………………………………………… 54
  一、医学参考值范围的意义 ………………………………………………… 54
  二、确定医学参考值范围的步骤 …………………………………………… 54
  三、确定医学参考值范围的方法 …………………………………………… 56

第五章　总体均数的估计 ………………………………………………………… 61

 第一节　抽样误差与标准误 ………………………………………………………… 61
  一、抽样误差 ………………………………………………………………… 61
  二、标准误的计算 …………………………………………………………… 61
  三、样本均数的分布 ………………………………………………………… 63
  四、变量 X 与变量 $\overline{X}$ 的概率分布之间的性质 ………………………… 64
 第二节　t 分布 ……………………………………………………………………… 65
  一、t 分布的概念 …………………………………………………………… 65
  二、t 分布概率密度曲线的特点 …………………………………………… 65

第三节 总体均数的参数估计 …… 66
一、点估计 …… 66
二、区间估计 …… 67

第六章 t 检验 …… 71

第一节 假设检验基础 …… 71
一、假设检验的概念 …… 71
二、假设检验的基本步骤 …… 72

第二节 单样本资料的 t 检验 …… 74
第三节 配对设计资料的 t 检验 …… 75
第四节 两独立样本设计的 t 检验 …… 77
一、两样本所属总体方差相等 …… 77
二、两样本所属总体方差不等（Satterthwaite 近似法） …… 78

第五节 两独立样本资料的方差齐性检验 …… 79
第六节 假设检验需要注意的问题 …… 80

第七章 方差分析 …… 85

第一节 方差分析的基本思想及前提条件 …… 85
一、方差分析的基本思想 …… 86
二、方差分析的前提条件 …… 88

第二节 完全随机设计资料的方差分析 …… 89
第三节 随机区组设计资料的方差分析 …… 91
第四节 多个组间的多重比较 …… 94
一、SNK-q 检验 …… 95
二、Dunnett-t 检验 …… 96
三、Bonferroni 校正检验 …… 97

第八章 相对数 …… 101

第一节 常用相对数 …… 101
一、率 …… 101
二、构成比 …… 102
三、相对比 …… 102
四、动态数列 …… 102
五、相对数指标使用的注意事项 …… 103

第二节 率的标准化法 …… 104
一、率的标准化法的概念 …… 104
二、标准化率的计算 …… 105
三、率的标准化法的注意事项 …… 106

  第三节 医学中常用的相对数指标 ·· 106
    一、死亡统计常用指标 ··· 106
    二、疾病统计常用指标 ··· 108

第九章 计数资料的参数估计与 χ^2 检验 ······················· 111

  第一节 总体率的估计 ··· 111
  第二节 两独立样本四格表资料的 χ^2 检验 ····················· 113
  第三节 配对设计四格表资料的 χ^2 检验 ························· 115
  第四节 $R \times C$ 表资料的 χ^2 检验 ·· 117
    一、多个样本率比较 ··· 117
    二、两个或多个构成比的比较 ··· 118
    三、多样本率之间两两比较 ··· 119

第十章 非参数检验 ·· 122

  第一节 配对设计资料和单样本资料的符号秩和检验 ········· 122
    一、配对设计资料的符号秩和检验 ·································· 122
    二、单样本资料的符号秩和检验 ····································· 125
  第二节 两独立样本比较的秩和检验 ······························· 126
    一、两独立样本计量资料的比较 ····································· 126
    二、两独立样本等级资料的比较 ····································· 128
  第三节 多个样本比较的秩和检验 ··································· 129
    一、多个独立样本计量资料 ··· 129
    二、多个独立样本等级资料 ··· 132

第十一章 线性相关与线性回归 ······································ 136

  第一节 线性相关 ··· 136
    一、线性相关的概念 ··· 137
    二、线性相关系数的意义及计算 ····································· 138
    三、线性相关系数的假设检验 ··· 139
    四、线性相关分析时的注意事项 ····································· 140
  第二节 线性回归 ··· 140
    一、线性回归的概念 ··· 141
    二、线性回归分析的应用条件 ··· 141
    三、线性回归方程的建立 ··· 141
    四、线性回归系数的假设检验 ··· 142
    五、线性回归方程的图示 ··· 145
    六、线性回归方程的应用 ··· 145
    七、应用线性回归的注意事项 ··· 145

  第三节 线性相关与线性回归的区别与联系 …………………………………………… 146
    一、区别 ……………………………………………………………………………… 146
    二、联系 ……………………………………………………………………………… 146

第十二章 实验设计 ……………………………………………………………… 149

  第一节 实验设计概述 …………………………………………………………………… 149
    一、实验设计的概念 ………………………………………………………………… 149
    二、实验设计的分类 ………………………………………………………………… 149
    三、实验设计的三个要素 …………………………………………………………… 150
    四、实验设计的基本原则 …………………………………………………………… 152
  第二节 单因素设计 ………………………………………………………………………… 155
    一、完全随机设计 …………………………………………………………………… 155
    二、配对设计 ………………………………………………………………………… 155
    三、交叉设计 ………………………………………………………………………… 156
    四、随机区组设计 …………………………………………………………………… 157
  第三节 多因素设计 ………………………………………………………………………… 158
    一、析因设计 ………………………………………………………………………… 158
    二、正交试验设计 …………………………………………………………………… 159
  第四节 样本含量的估计 ……………………………………………………………………… 160
    一、确定样本含量的意义 …………………………………………………………… 160
    二、样本含量估计的基本条件及要求 ……………………………………………… 160
    三、常用的样本含量估计方法 ……………………………………………………… 161

第十三章 资料综合分析 ……………………………………………………………… 164

附录一 函数型计算器的基本操作 ……………………………………………………………… 177
附录二 SPSS 简介及简单操作 …………………………………………………………………… 180
附录三 统计用表 ………………………………………………………………………………… 186
能力测试题 ………………………………………………………………………………………… 207
英汉统计名词对照 ………………………………………………………………………………… 231
参考文献 …………………………………………………………………………………………… 236

第一章 绪 论

【学习目标】
- ◆ 掌握：医学统计工作的基本步骤；医学统计资料的类型。
- ◆ 熟悉：医学统计学的几组基本概念。
- ◆ 了解：医学统计学的定义和重要性。

第一节 医学统计学概述

一、医学统计学的定义及重要性

医学统计学的核心词是统计学，统计学（statistics）是一门研究数据变异规律的学科，而医学统计学（medical statistics）是应用数理统计和概率论的原理和方法，研究医学领域中的科研设计和数据收集、整理、分析推断的一门学科。它是认识医学现象数量特征的重要工具。

从20世纪20年代起，医学统计学逐渐形成为一门学科。随着医学科研工作的发展，通过大量医学实践，不断积累经验，大大丰富了医学统计学的内容。而计算机的应用，又进一步促进了各种统计方法在医学研究中的应用。医学统计学已经成为医学领域的重要组成部分，并成为许多医学专业学生的必修课。

医学生为什么要学医学统计学？因为许多医学现象都存在变异。掌握医学统计学基本知识已经成为医药卫生专业人员基本素质的标志。例如，比较两种药物的疗效，不做假设检验，就难以说明药效的好坏，不能做出鉴定；申请课题，不说明样本来源、样本量大小及确定的依据，申请书就难以通过，等等。

医学研究的对象主要是人体以及与人的健康有关的各种因素。人体的某些特征，由于受到个体变异及一些偶然因素的影响，所表现出来的往往不是其本质的规律，因此研究人体健康和疾病规律时，既要考虑个体差异，又要考虑到群体差异及其随时间、空间、地点等条件不同而发生的种种变化。因此，医学研究比其他科学研究更为复杂，它要求医务工作者不仅要具有丰富的专业知识，还要学习和掌握一些医学统计学方法，透过众多纷繁复杂的现象阐明事物的客观规律，辨别事物间在数量上的差别是否受偶然现象的影响，从而对不确定性事件作出科学推断。

对学生的要求是：一般不需要背公式，主要是要掌握公式的适用条件，以及对计算结果的评价。希望学生将来可以运用医学统计学知识，解决工作和科研中的实际问题，特别是能看懂、理解和正确地解释结果。

二、运用医学统计学可以解决的实际问题

例 1-1 随机抽取某年某地正常男性 100 人,测量体重,并计算出这 100 人的体重均数为 60.0kg,标准差为 6.0kg。

【问题】

若该地某男子体重为 65kg,是否正常?该地正常男子体重的总体均数在什么范围?

【分析】

这是数值变量资料的统计描述(第四章)和总体均数的估计(第五章)可以解决的实际问题。

例 1-2 某年某地 20 岁男子 100 人,身高均数为 166.00cm,标准差为 4.95cm;体重均数为 53.72kg,标准差为 4.95kg。

【问题】

从标准差的数值看,该地 20 岁男子身高和体重的变异程度差不多,你同意吗?请说明理由。

【分析】

这是数值变量资料的统计描述(第四章)中的标准差和变异系数的应用问题。

例 1-3 表 1-1 是某年某湖水中不同季节的氯化物含量测定值。

表 1-1 某年某湖水不同季节氯化物含量(mg/L)

春	夏	秋	冬
22.6	19.1	18.9	19.0
22.8	22.8	13.6	16.9
21.0	24.5	17.2	17.6
16.9	18.0	15.1	14.8
20.0	15.2	16.6	13.1
21.9	18.4	14.2	16.9
21.5	20.1	16.7	16.2
21.2	21.2	19.6	14.8

【问题】

请问在不同季节湖水中氯化物(mg/L)的含量有无差别?

【分析】

这是方差分析(第七章)中的多个均数比较的问题。

例 1-4 某医师在研究某药物治疗铅中毒工人的驱铅效果时进行了实验。30 名铅中毒工人脱离现场后用某药治疗的结果如表 1-2 所示。结论是铅中毒工人脱离现场后用某药治疗前后的血铅、尿铅,差别有统计意义($P<0.01$),说明该药有明显的驱铅效果。

表 1-2 铅中毒工人脱离现场后用某药治疗结果(均数±标准差)

检测指标	治疗前	治疗后
血铅(mg/L)	0.181±0.029	0.073±0.019
尿铅(mg/L)	0.116±0.009	0.087±0.010

【问题】

你同意以上结论吗?为什么?

【分析】

这是实验设计（第十二章）基本原则中的对照组设置问题。

> **例 1-5** 以下是关于率和构成比的几种描述方法。
>
> ① 某地在 20 岁以上人群中开展了一项高血压普查，共普查对象 20000 人，发现高血压患者 2000 人，发病率为 10%。
>
> ② 2002 年 11 月～2003 年 6 月 25 日中国内地共发生 SARS 病例 5327 例，其中因 SARS 死亡 348 例，死亡率为 6.53%。
>
> ③ 甲、乙两市 2003 年传染病报告病例分析显示：甲市乙型肝炎病例占全部报告病例数的 30%，而乙市乙型肝炎病例仅占全部报告病例数的 20%，说明甲市乙型肝炎的流行较乙市严重。
>
> ④ 某市共有两个区，甲区共有 10 万人口，乙型肝炎年发病率为 100/10 万；乙区共有 20 万人口，乙型肝炎年发病率为 110/10 万，该市平均乙型肝炎年发病率为 105/10 万。
>
> 【问题】
>
> 以上关于率和构成比的说法正确吗？

【分析】

这是相对数（第八章）使用中的注意事项问题。

> **例 1-6** 某年某地两种治疗气管炎药物的效果如表 1-3 所示。
>
> 表 1-3 某年某地两种治疗气管炎药物的效果
>
> | 分组 | 治愈 | 显效 | 好转 | 无效 |
> |---|---|---|---|---|
> | 单纯型 | 60 | 98 | 51 | 12 |
> | 喘息型 | 23 | 83 | 65 | 11 |
>
> 【问题】
>
> 如何比较某年某地两种治疗气管炎药物的效果？并作统计图。

【分析】

这是非参数检验（第十章）、统计表与统计图（第三章）可以解决的实际问题。

第二节 医学研究的类型及医学统计工作的基本步骤

一、医学研究的类型

医学研究的类型根据医学研究基本任务不同通常分为调查性研究和实验性研究两种。调查性研究可为实验性研究提供线索，实验性研究的成果往往要回到现场进行验证。

（一）调查性研究

调查性研究（survey study）又称观察性研究，包括描述性研究和分析性研究。它是对实际已发生或存在的情况进行调查、观察，其研究因素是客观存在的。观察对象受许多环境条件的影响，处于没有人为干预的"自然状态"。如调查某地 12 岁男孩身高水平，研究人员只是测量该地所有 12 岁男孩身高（总体），而没有对儿童附加任何"干预"。过去的调查性研究仅限于卫生学和流行病学领域，而今已扩展到临床医学和基础医学。调查的内容日益丰富，调查技术方法也有很大改进。特别是人们开始注意到一些低浓度、微量的物理化学因素及社会心理因素对人体的影响。

（二）实验性研究

实验性研究（experimental study）是将一组随机抽取的实验对象随机分配到两种或多种处理组，观察比较不同处理因素的效应（或结果）。因此，医学实验研究的基本要素包括受试对象、处理因素和实验效应3部分。

1. 受试对象

受试对象的选择在医学实验中十分重要，它对实验结果有着极为重要的影响。受试对象可分为人、动物、细胞和组织等。

2. 处理因素

处理因素指研究者根据研究目的外加给受试对象的实验因素。这种因素可以是物理因素、化学因素、生物因素、社会因素，也可为复合因素。处理因素还可分为不同的水平（level），水平是某因素施加的强度或范围在量上的不同程度。如试验温度（因素）分为20℃、40℃、80℃共3个水平。

3. 实验效应

实验效应指受试对象接受处理后所出现的实验结果，通常用人或动物相应的各项指标来反映。如用某种铁制剂治疗缺铁性贫血患者，观察血红蛋白升高情况，该铁制剂即处理因素，缺铁性贫血患者即受试对象，血红蛋白的测量值即实验效应。基本要素选择得恰当与否，会直接影响实验的结果。

二、医学统计工作的基本步骤

医学统计工作的全过程一般分为4个基本步骤，即设计、收集资料、整理资料和分析资料。这4个步骤是相互联系，不可分割的。

（一）设计

一份良好的研究设计（design）应该是专业设计和统计设计的有机结合。专业设计保证了研究课题的先进性和实用性。而统计设计则保证了研究课题的经济性和科学性（包括三原则：随机、对照和重复），其意义在于用较少的人力、物力、时间等，得到较为丰富而可靠的资料，以达到预期目的；能合理地控制随机误差并对其进行估计，保证研究结果的可靠性；能提高研究效率，同时作为整个研究过程的依据。我们这里主要讨论统计设计。必须强调的是，没有良好的设计，就得不到正确可靠的结果，而此时想利用统计方法来弥补的做法是不可取的。详见第十二章实验设计。

（二）收集资料

收集资料（collection of data）是按设计的要求及时取得准确、完整的原始数据。医学统计资料主要来自4方面。

1. 统计报表

统计报表包括疫情报表、医院工作报表等，都是国家规定的报表，由国家统一设计，要求有关医疗卫生机构定期逐级上报，这些报表可以提供居民健康状况和医疗卫生机构的各类数字，作为制订卫生工作计划与措施、检查与总结工作的重要依据。

2. 报告卡（单）

如职业病报告卡、传染病报告卡、肿瘤报告卡、出生报告单及死亡报告单等。要做到及时填卡（单），防止漏报。例如出生后不久即死亡的新生儿要同时填写出生报告单和死亡报告单。

3. 日常医疗卫生工作记录

日常医疗卫生工作记录包括病历、医学检查记录等，这些记录也是重要的资料来源，而且时间性很强，若不及时记录很难弥补。所以这些记录要做到及时、准确、完整。它们不仅是医生工作的凭证、工具，也是进行业务管理和医学科研的宝贵资料。病历分析时应注意其局限性，这类资料属于有"挑选性"样本，不能反映一般人群的特征。因此只根据门诊或住院病例去估计居民的发病数、发病率和疾病的严重程度是不科学的。

4. 专题调查和实验研究

这是医学科研中常用的收集资料的方式。一般统计报表和医院病历资料的内容都有局限性，要做到深入分析往往感到资料不全。经常采用专题调查或实验研究。如了解死因分类、分析病因、研究生长发育、观察某种实验研究结果等，一般需要临时组织人力、物力到现场对实际发生和存在的情况进行调查，或进行专门实验研究，以取得资料。

（三）整理资料

整理资料（sorting date）是将调查或实验得到的原始资料归纳汇总，使其系统化、条理化，以便进一步统计分析。资料整理的过程如下。

1. 首先是检查和核对资料

核查是需要耐心从事的基础工作，特别是数据较多时，一定要在修正错误，去伪存真后，再进行分组。

2. 设计分组

设计分组有两种，即质量分组和数量分组。

（1）**质量分组** 即将观察单位按其属性或类别（如性别、职业、疾病分类、婚姻状况等）归类分组。

（2）**数量分组** 即将观察单位按数值大小（如年龄大小、血压高低等）分组。

两种分组往往结合使用，一般是在质量分组基础上进行数量分组。如先按性别分组，再按身高的数值大小分组。

3. 设计整理表，归纳汇总

资料数据不多时可进行手工汇总（划记法或分卡法）；当资料面广量大时，应用计算机汇总。

（四）分析资料

分析资料（analysis of data）指按设计的要求，根据研究目的和资料的类型，将调查或实验得到的原始资料归纳汇总，对整理出的基础数据作进一步的计算分析和统计处理，并用适当的统计图、统计表表达出来，最后结合专业作出结论。统计分析包括统计描述（descriptive statistics）和统计推断（inferential statistics）。统计描述指用统计指标及统计图、统计表等方法对资料的数量特征及其分布规律进行测定和描述。统计推断指如何抽样，如何由样本信息推断总体特征。这里包括参数估计和假设检验两方面。最后应根据统计分析结果，评价科研假设，回答和解决实际问题。

第三节 医学统计资料的类型

医学统计观察单位的某项特征（如身高、体重）称为变量（variable）。变量的取值称为变量值（value of variable）或观察值（observed value）。如观察测量100名学生的身高，身高为变量，身高的测量结果为变量值，这样测得的100个身高数值为定量的变量值；再如观察100名学生的性别，性别为变量，性别的观察结果有男和女，这样观察得到的男性人数和女性人数为定性的变量值。变量值即为医学统计资料，根据资料性质可分为数值变量资料和分类变量资料两大类型。

一、数值变量资料

数值变量（numerical variable）资料又称计量资料，是对每个观察单位用定量的方法测定某项指标（特征）的数值大小所得的资料。一般有度量衡单位。如身高（cm）、体重（kg）、浓度（mmol/L）、血压（mmHg）等均为数值变量资料。

二、分类变量资料

分类变量（categorical variable）资料又称定性资料，表现为互不相容的类别和属性。一般无度量衡单位。分类变量资料又可分为两类。

1. 无序分类资料

无序分类资料或称计数资料，它是指先将观察单位按某项特征进行分组，再清点各组观察单位的个数所得的资料。如观察某人群，按性别进行分组，清点男性人数和女性人数。这种分类变量资料分为相互对立的两类，称为二项分类资料。再如，调查某人群的血型分布，先按A、B、AB、O四型分组，再清点各血型组人数。这种分类资料多个类别互不相容，称为多项分类资料。无序分类资料的统计分析，应先分类汇总，统计观察单位数。故亦称计数资料。这类资料常用相对数、χ^2检验等指标和方法进行统计分析。

2. 有序分类资料

有序分类资料或称等级资料，它是指将观察单位按某项特征的等级顺序分组（具有半定量性质），再清点各组观察单位个数所得的资料。如观察用某药治疗某病患者，治疗结果可分为治愈、显效、好转、无效四组，再清点各组人数。这种分类资料有等级顺序，故亦称为等级资料。这类资料常用相对数、秩和检验、等级相关等指标和方法进行统计分析。

区分统计资料的类型很重要，因为不同的统计资料有不同的统计指标和统计分析方法。只有弄清资料属于什么类型，才可能选择正确的统计方法，从而得出正确的统计分析结论。根据研究分析的需要，有些变量可以转化。如测定一组患者的白细胞计数（$\times 10^9$/L），属数值变量资料；但可按白细胞计数正常 [（4~10）$\times 10^9$/L] 与不正常（$<4\times 10^9$/L 或 $>10\times 10^9$/L）分为两组，再清点各组人数，就成为二项分类资料；若是按白细胞计数过高（$>10\times 10^9$/L）、正常 [（4~10）$\times 10^9$/L]、减少（$<4\times 10^9$/L）分为3组，再清点各组人数，这样就变成了有序分类资料。相反，根据计算需要，有时男女分别用0、1表示；无效、好转、显效、痊愈4个等级依次用0、1、2、3表示，这称为分类变量资料数量化取值，是将分类变量资料的某项特征标以数码，便于统计分析。

第四节 医学统计学的基本概念

一、同质和变异

我们称具有相同性质的一类事物为同质（homogeneity），但在同质条件下，各观察单位对同一观察指标表现出来的数量间的差异，称为变异（variation）。同质观察单位之间的变异，是生物的重要特征。

变异是指在相同条件下同质的观察单位在同一指标上的差别。如同一年龄、同一性别的儿童（统计上称为"同质"观察单位），身高有高有低；同是正常人每升血液的白细胞计数有多有少；同一份样品在相同条件下每次测得的数据有大有小。如果研究对象中各个个体都完全相同，没有变异，如某一药物的化学结构，我们只需分析一个个体，就可以了解全体。这种没有变异的事物不是统计学研究的内容。统计学的任务是通过对有变异个体的研究，透过偶然现象，反映事物固有的特征和规律。

事物的特征和规律是在大量现象中发现的，比如临床要观察某种疗法对某病的疗效时，如果观察的患者很少，便不易正确判断该疗法对某病是否有效；但当观察患者的数量足够多时，就可以得出该疗法在一定程度上有效或无效的结论。所以，医学统计学是医学科学研究的重要工具。

二、总体和样本

总体（population）是根据研究目的而确定的同质的所有观察单位某种变量值的集合。例如，要了解某年某地区12岁健康男孩的身高水平，则研究对象为该年该地所有12岁健康男孩，观察单位是每个男孩，变量值是每个男孩的身高，该地全部12岁健康男孩的身高值就构成一个总体。它的同质基础是某年同一地区、12岁、健康、男孩。

事实上我们不大可能同时测定该地所有12岁健康男孩的身高，而只能对其中一部分进行观察测量。这种从总体中随机抽取一部分个体的过程称为抽样（sampling）。所抽得的一部分个体变量值的集合称为样本（sample）。样本所包含的观察单位数称为样本含量、样本大小或样本例数。

三、参数和统计量

参数（parameter）是描述变量值总体特征的统计指标，是事物固有的特征数，如总体均数（μ）、总体标准差（σ）、总体率（π）等均为参数。参数的符号通常用希腊字母表示。希腊字母最好用公式编辑器插入。

在实际工作中，为了了解研究对象的某些性质，我们对研究对象作若干次观察，根据样本变量值所计算出来的描述样本特征的统计指标，称为统计量（statistic）。如要了解某地12岁健康男孩身高水平而测得100名男孩身高值，算出一个平均数，这个样本平均数（$\bar{X}$），是一个统计量。样本标准差（s）、样本率（p）及假设检验中的 t 值、u 值等都是统计量。统计量的符号通常用拉丁字母表示。参数常常未知，而由样本统计量估计得到。

四、误差

观察值与实际值之差称为误差（error）。根据误差的性质不同可分为系统误差（systematic error）和随机误差（accidental error）两大类。

系统误差是指因仪器、试剂、诊断方法、诊断标准等不同而造成的观察结果呈倾向性的偏大或偏小。系统误差不能用统计方法使其减小，应尽力查明原因，予以校正。

随机误差包括随机测量误差（random measurement error）和随机抽样误差（sampling error）。随机测量误差是指由于种种偶然因素的影响造成同一观察单位多次测量结果不完全一致。随机测量误差是不可避免的，但可通过熟练操作技巧、控制试验条件，使其控制在允许范围之内。随机抽样误差简称抽样误差，指在消除了系统误差并控制了随机测量误差后，由于抽样而造成的样本统计量与总体参数之间的差别。

系统误差与随机误差性质的比较见表1-4。

表1-4 系统误差与随机误差性质的比较

分类	大小	方向	重现性	产生原因	可否消除
系统误差	一般较大	单一	可重现	少数确定的原因	可消除
随机误差	一般较小	双向	不一定重现	各种可知或不可知的偶然因素	不可消除但可缩小

需要指出的是，偶然发生的误差不一定是随机误差，它仅仅指误差发生的方式是偶然的。事实上有些偶然发生的误差，具有系统误差的性质。如操作的偶然失误，仪器的突然故障造成的误差。

五、概率与频率

概率（probability）表示某随机事件发生的可能性大小。某事件可能发生也可能不发生，称为随机事件。医学研究中绝大多数现象都属于随机事件，如用相同治疗方法治疗某病患者，其治疗疗效有治愈、好转、无效、死亡四种可能，但对于某一患者来说，治疗后究竟发生哪一种结果是随机的，不确定的。只有随机事件要计算概率。概率通常在0～1，即：$0 \leqslant P(A) \leqslant 1$。

A表示某一事件，叫做事件A；P表示概率；P(A)表示事件A发生的概率。概率的大小可用小数、分数或百分数表示。某事件不可能发生，则该事件发生的概率为0；某事件肯定发生，则该事件发生的概率为1。概率越接近于0，表示事件发生的可能性越小；概率越接近于1，表示事件发生的可能性越大。

如拿一枚硬币来投掷，以有国徽的一面为正面，观察"正面向上"事件（事件A）发生次数。任意投掷硬币n次，事件发生的次数为m次，则称m/n为事件A在n次事件中发生的频率（frequency）。从表1-5看出，随着投掷次数的增加，事件A发生的频率越来越稳定于某个数值，这个数值通常就是事件A发生的概率，因此投掷硬币事件发生的概率$P(A)=0.5$。一般情况下某事件发生的概率是不可能准确得到的，常以观察次数（n）充分多时，某事件发生的频率作为概率的估计值。

表1-5 投掷硬币的试验结果

投掷硬币次数(n)	"正面向上"出现次数(m)	频率(m/n)
2048	1061	0.5181
4040	2048	0.5069
12000	6019	0.5016
24000	12012	0.5005

统计分析的许多结论都是建立在概率大小基础上的。习惯上将$P \leqslant 0.05$的事件，称为小概率事件，表示某事件发生的可能性很小。

【本章小结】

(1) 医学统计学是应用数理统计和概率论的原理和方法，研究医学领域中的科研设计和数据收集、整理、分析推断的一门学科。

(2) 医学统计工作分为设计、收集资料、整理资料和分析资料 4 个基本步骤。

(3) 医学统计资料的类型

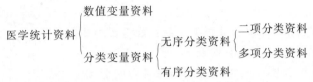

(4) 医学统计学中的基本概念如下。

① 同质与变异：同质是具有相同性质的一类事物；变异是指在相同条件下同质的观察单位在同一指标上的差别。

② 总体与样本：总体是根据研究目的而确定的同质的所有观察单位某种变量值的集合；样本是从总体中随机抽取一部分个体变量值的集合。

③ 参数和统计量：参数是描述变量值总体特征的统计指标；统计量是根据样本变量值所计算出来的描述样本特征的统计指标。

④ 系统误差与随机误差：系统误差是指因仪器、试剂、诊断方法、诊断标准等不同而造成的观察结果呈倾向性的偏大或偏小；随机误差是由于种种偶然因素的影响造成同一观察单位多次测量结果不完全一致，或者在消除了系统误差并控制了随机测量误差后，由于抽样而造成的样本统计量与总体参数之间的差别。

⑤ 概率与频率：概率表示某随机事件发生的可能性大小；频率是某事件实际发生的次数 m 与可能发生该事件总例数 n 之比。

思考题

一、单项选择题

A 型题

1. 样本是总体中（   ）。

A. 有价值的部分　　　　B. 有意义的部分　　　　C. 有代表性的部分

D. 任意一部分　　　　　E. 典型部分

2. 统计量是（   ）。

A. 是统计总体数据得到的量

B. 反映总体统计特征的量

C. 是根据总体中的全部数据计算出来的统计指标

D. 是由样本数据计算出的统计指标

E. 以上都不正确

3. 抽样的目的是（   ）。

A. 研究概率　　　　　　B. 研究样本统计量　　　C. 研究误差

D. 研究典型案例　　　　E. 由样本推断总体

4. 总体应该由（   ）。

A. 研究对象组成　　　　B. 研究变量组成　　　　C. 研究目的而定

D. 同质个体组成　　　　　　E. 个体组成

5. 在统计学中，参数的含义是（　　）。
A. 变量　　　　　　　B. 参与研究的数目　　　　　C. 研究样本的统计指标
D. 总体的统计指标　　E. 与统计研究有关的变量

6. 为了了解某年某地20～29岁健康女性血红蛋白的正常值范围，现随机调查了该地2000名20～29岁的健康女性，并对其血红蛋白进行测量，请问本次调查的总体是（　　）。
A. 该年该地所有20～29岁的健康女性
B. 该年该地所有20～29岁的健康女性的血红蛋白测量值
C. 抽取的这2000名20～29岁女性
D. 抽取的这2000名20～29岁女性的血红蛋白测量值
E. 以上均不对

B型题
A. 观察单位　　　　　　B. 数值变量　　　　　　C. 无序分类变量
D. 有序分类变量　　　　E. 研究个体

7. 血压（mmHg）值是（　　）。
8. 血型是（　　）。
9. 种族是（　　）。
10. 多结局的疗效是（　　）。

二、判断题

1. 观察某人群，按性别分组，清点男性人数和女性人数，这种资料称为计量资料。（　　）
2. 样本是从总体中抽出的一部分观察单位某种变量值的集合。（　　）
3. 计数资料是将研究对象按等级顺序进行分类，再清点各组个数所得的资料。（　　）

三、简答题

1. 医学统计工作的基本步骤是什么？
2. 医学统计资料分为哪几种类型？
3. 什么是总体？什么是样本？
4. 什么是抽样误差？

（郭秀花　郑德强）

第二章 数据管理与质量控制

【学习目标】
- ◆ **掌握**：EpiData 软件的操作；数据管理的目的与组成。
- ◆ **熟悉**：数据管理过程中的质量控制；常用的数据管理软件。
- ◆ **了解**：数据库的产生与应用。

伴随大数据时代的来临和科学技术的飞速发展，新的数据识别、管理方法和数据分析软件具有高效率管理更大样本、分析多变量复杂数据的特点，广泛应用于解决医学乃至生命科学中不断涌现的各种问题，尤其是解决复杂疾病的多因素分析和更深层次的数据挖掘。尽管数据库管理和统计分析软件的功能越来越强大，但操作也更为复杂。系统掌握数据管理的目的、流程、要求与技术，可以为科学研究和实践工作提供更好的保障。

第一节 数据管理

一、数据管理概述

科学研究是通过实验或观察取得信息，并对信息进行处理、分析的过程，目的是为了发现问题、分析和解决问题。医学科学研究是研究人体生理、病理、健康和疾病的科学，主要任务是揭示人体生命本质与疾病发生、发展的现象和机制，认识人与环境的相互关系、健康与疾病相互转化的客观规律，为防治疾病、促进健康提供技术方法和手段。医学研究的基本程序包括选题（立题）、设计、观察和实验、资料整理和数据统计分析、理性概括等。数据管理贯穿于整个医学研究过程。科学合理地进行数据管理和统计分析，对医学研究的顺利实施至关重要。

所谓数据管理，从数据本身上来说，是指对数据的组织、定位、存储、读写、检索等；从实验角度而言，是指将从研究开始至研究结束所得到全部研究的数据，转换为最终分析数据库全过程中所进行的数据方面的管理工作。数据管理是医学研究的关键性问题之一。数据质量是医学科研工作的基础，没有严格的数据管理，研究的真实性、准确性和科学性就难以保证，研究也会得出错误或者虚假的结论，甚至导致研究的失败，造成人力、物力和财力的损失。因此，数据管理是科学研究中一项十分重要的工作。

二、数据管理的组成

数据管理包括数据的获取、数据的整理和数据的储存共三个部分。

1. 数据的获取

数据的获取是数据整理和数据储存的基础，是数据管理的第一步，是按照研究设计的要求，用较少的人力、物力、时间获取原始数据，常用的方法有实验和调查两种。实验方法是指研究人员对研究对象通过直接测量、观察、实验操作等获取得数据的方法，它所获取的资料较为真实可信；调查包括采用面对面访问、信访、问卷调查、电话调查等方法来获取得数据。

2. 数据的整理

数据的整理是为资料的进一步分析做准备，在数据整理过程中（清理、审核以及修改）应注意不要再产生新的数据误差。数据整理主要包括以下内容。

（1）手工检查、核对原始数据　在资料的搜集过程中，可能会出现漏项、记录差错等。将数据资料输入计算机前，应由调查员本人或专门人员进行仔细的检查、核对，以保证资料完整和正确。

（2）数据录入及数据库的建立　数据资料经编码分类后，建立数据库，由录入人员将其输入计算机。数据库也可以直接在统计分析软件中建立。

（3）利用数据处理软件对数据库的核查　可以利用数据库软件或统计分析软件对资料进行专业检查和逻辑关系检查，比如通过编写计算机程序，把身高低于 1m 的成年人、文化程度是文盲或小学的中学教师的资料找出来，查明是数据录入错误还是原始资料记录有误。

在进行人工检查或计算机检查发现有可疑数据时，不要盲目地更改，应该进行认真的核实，比如某位 70 多岁的农村老年人月收入是 50 万，要找到调查员和调查对象本人进行核实、确认，而不能凭自己的主观判断进行修改。

3. 数据的储存

数据的储存是将数据以适当的形式保存，如原始数据、调查表、数据记录表、病历等的集中保存，电子数据以硬盘、U 盘、光盘等进行保存，保存时适当进行备份，以备将来核对、查阅。同时，要考虑数据的安全性和保密工作。

三、数据管理的目的

国家食品药品监督管理总局在《药品临床试验管理规范》第五十一条中明确规定，数据管理的目的在于把得自受试者的数据迅速、完整、无误地纳入报告，所有涉及数据管理的各种步骤均需记录在案，以便对数据质量及试验实施进行检查。

数据管理要确保研究项目所获得资料的真实、规范和完整。数据管理是为研究项目提供完整的、高质量数据的基础。

第二节　质量控制

目前，医学研究者更加关注资料的收集过程（如实验的各个步骤），而轻视对资料的记录，由此造成数据的缺失和错误极为多见。质量控制就是运用先进的科学技术和统计方法控制科学试验及其过程，使获得的结果符合事先设计的标准，并保证试验数据真实可靠。根据数据管理的过程将其分为数据获取过程中的质量控制、数据录入过程中的质量控制、数据核查过程中的质量控制等几个部分。

一、数据获取过程中的质量控制

数据获取尤其是原始数据的获取,是数据录入及数据整理的基础和前提,是进行数据质量控制的前提,也是科研试验科学性和准确性的重要体现。如何在科研试验中,在数据的获取上做好质量控制,应要注意以下几点。

1. 数据的获取首先要保证操作规范

数据的获取应该严格按照操作规范进行,数据获取中任何一个环节操作不规范都有可能对数据的真实性产生影响。例如对一些敏感问题的询问,要求问卷现场人员不应过多,否则就会对问题答案的准确度产生影响;测量血压时,要求被测量者测量前没有进行剧烈的运动,周围环境尽量保持安静,袖带的捆绑松紧度及听诊器放置的位置要适当。此外,条件许可的情况下还应在不同的时间段测量血压3次以上取其平均值,等等,这样才能保证血压测量的准确度较高,否则就会对测得血压值产生误差。

2. 对获取的数据进行逐级审核

审核的内容主要是资料的完整性和衔接的正确性。一般情况下,除跳转项目外,所有项目都不能有空项。常见的错误是:漏掉一部分内容;只对阳性事件进行记录(如"父母是否患有以下疾病?1=高血压,2=糖尿病,3=脑卒中,4=心肌梗死"为多选题,如果只记录了"高血压",其他疾病未做任何标记,则分析时会很难判断是缺失还是"无")。跳转时常见的错误是:本应该跳转略过的问题仍有记录,分不清楚是判断跳转的主题有错误,还是后面内容误填。

3. 手工审查原始资料,数据获取的质量控制应在数据录入前完成

现在临床试验广泛采用了电子化的数据处理,但是原始性的记录,例如法定传染病报表、常规健康档案、实验记录册等,仍然需要手工书写,对原始记录的数据的获取应注意以下几点。

(1)原始资料应全面、准确 实验中的项目数据能够在原始资料中获取,实验项目确定有意义。

(2)原始资料的填写应翔实 科学研究中的数据大致可以分为两类:一类是结构化数据,这类信息能用数据或统一的结构准确的表达。例如:身高、体温、血压的高低等;还有一类信息叫非结构化信息,这类信息通常无法用准确的数据或结构来表达,如临床实验中获得的图像、某些患者的主观感觉等。如第一种实验信息只需准确填写即可,第二种信息应详细填写说明。

(3)原始数据的修改 原始数据在记录或者审核中发生或发现错误时,需要对原始数据进行修改,修改时不应覆盖原信息,以便随时复查。修改时,应以特定形式(细线,括号等)标识出原数据,写出正确数据,在其后注明修改日期、修改人签名等详细信息。

(4)原始数据的目视检查 对于原始数据初步的检查,例如数据是否有缺失(漏填)、字迹不清或用错单位的、有无超出范围及不合逻辑的。

数据获取阶段的常见问题还包括问卷丢失、同一对象的数据重复采集、项目漏选或漏填、超出允许的选项数(如单选题多选了)、答案填错位置、答案字迹不清、笔误、答案超出容许范围等。调查结束后,在数据上报前还需要对调查问卷进行复核,以便及早发现问题。

二、数据录入过程中的质量控制

数据获取后,应由数据输入人员将数据输入计算机。在数据录入过程中为更好保证录入数据质量，避免产生录入错误，还应注意以下几点。

1. 数据输入人员的培训

首先应对数据输入人员进行有针对性的培训及指导，对试验研究的变量基本含义有一定程度的了解。

2. 数据的双份输入

为避免输入错误，由两名或两名以上输入员独立地对同一批数据输入，由此应该形成两个或两个以上相同的数据文件。如果不相同，须核实原始记录，保证两份数据文件最终完全一致。

3. 数据的计算机检查

当两份或两份以上数据完全一致后，应当再进行数据的计算机检查，即由数据管理人员编写检查程序并检查，检查内容主要是范围检查和逻辑检查。运行检查程序可以检查出在目视检查时没有查出的超出范围、不合逻辑和各变量数据间互相矛盾的数据。对于检查出来的错误，需由研究者进行改正。数据管理人员以改正后的数据再次更正数据文件，如此反复，直至再也找不出错误。

三、数据整理过程中的质量控制

数据经过获取及录入过程，大多数的数据错误得以发现和纠正，但是很难完全避免，还需要在数据录入之后对数据进行整理。数据整理是对数据录入后的资料可能存在的错误数据进行反复查找、识别和处理的过程。

1. 数据整理过程中的问题数据的分类

问题数据分类包括错误数据和缺失数据。

（1）错误数据 包括以下3种情况。

① 超出取值范围：主要见于分类变量。例如，性别取值为1（男）和2（女），如出现取值3或4即认定为错误。

② 错误的极端值：主要见于连续变量。单个变量取值的极端情况，如收缩压的取值范围一般在90~220mmHg，如果出现280mmHg的极端情况，且经核实定为错误的极端值；两个或多个变量的相对不一致性，如某研究对象的身高是153cm，体重为93kg，单独看每个值都不极端，但对身高为153cm的个体来说，93kg的体重很极端。

③ 错误的非极端值：例如，一个人的身高是168cm，但在复核时发现他的真实身高应该为160cm，这种非极端情况下的错误取值即为错误的非极端值。这种错误研究中最难发现。

（2）缺失数据 包括不该缺失的缺失（不完整数据）和应该缺失的不缺失。不该缺失的信息有缺失比较容易理解，即应该记录内容的地方没有记录。最常见的错误是对于有"无"或"否"选项的问题，答卷人习惯不做任何记录。如："您是否曾被诊断患有高血压？0＝否，1＝是"，如果被调查者未曾诊断过高血压，则应该选"0"，如果缺失不选，则数据处理者和统计软件会认为"没有对此问题进行询问"，也就是不知道被调查者是否曾被诊断患有高血压。应该缺失的信息不缺失多见于该跳转的问题仍有记录的情况。如以下问题："①您是否吸烟？0＝否（跳转至3），1＝是；②您每天吸多少支香烟；③您是否饮酒？0＝否，1＝是"。如果被调查者确实不吸烟，且第一个问题选"0＝否"，而第2个问题又填了"每天2支"，则后者即为该缺失的不缺失。这种情况多见于现场质量控制极差、调查表胡乱填写的情况。

问题数据的取值与诊断超出取值范围（如性别的取值为1和2，0就超出了取值范围），或一些数据在生理上或逻辑上是不可能的，可以直接判断为错误。这些逻辑验证需要很强的专业知识，应尽量考虑周全。

2. 问题数据的处理方法

问题数据的处理方法有三：纠正、删掉（按缺失值处理，不用于统计分析）、不变。但具体选择哪种处理方式并不容易，有以下原则。

① 在生理上或逻辑上不可能出现的数据必须改正或删掉。改正的前提是能够找回正确结果。有些情况需要在抽样核实的基础上进行整体判断，如舒张压大于收缩压的情况很可能是前后颠倒、身高175m更可能是175cm等。删掉问题数据，使其变为缺失，是万不得已的选择。

② 对真实的极端值或无法处理的可疑值，研究者可借助同归分析等手段判断其对结果影响的大小。影响小时可保留，影响大时要删除（需声明）。

③ 对缺失数据的处理要区分3种情况：合理的缺失，如跳转项目，可以不更改；漏查或漏问导致的缺失，需要区别对待，重要分析变量（如性别）必须补查，不太重要的变量在不得已情况下可以保留缺失状态；人为省略造成的缺失，认为"无"的情况就不用选择了。这是现场调查的常见错误，这在培训不到位、现场质量控制不严格的调查中经常见到，必须尽量避免。

此外，数据整理的过程中还可能发生的错误有：部分资料丢失或重复导入、输入时部分问卷或项目遗漏、数据清理前将数据改错、数据转换或程序错误等。数据整理需要很好的专业知识背景，数据清理人员必须清楚所有变量的取值范围和变异大小，明白哪些误差可以接受，哪些问题必须修正。

第三节　数据库与数据管理软件

随着计算机技术的蓬勃发展，计算机技术已经成为医院管理、临床医学、医院信息管理的得力助手。医院信息系统的核心技术——数据库为医院管理工作走向规范化、电子化提供了极大的方便和保障。

一、数据库的产生、应用及其优越性

1. 数据库的产生

（1）信息　信息是数据处理的基本对象，是生产活动、经济活动和社会活动必不可少的基本资源。随着医学科技信息资源急剧增大，以往信息管理中烦琐、低效、信息不准确、不规范的模式已不能适应时代发展的需要，计算机在信息加工方面的能力得以显示，计算机信息存储量大、处理速度快、传输速度快、逻辑推理严密、重复性高，且不会疲劳。

（2）数据　数据是记录现实世界中各种信息并可以识别的符号，是信息的载体，是信息的具体表现形式。数据的表现形式不仅仅只是数字，还包括字符（文字和符号）、图表（图形、图像和表格）及声音等形式。数据以格式化的形式来表示事实和概念，这种形式有助于通信、解释和处理。

（3）数据库　数据与信息是密切关联的。为了获取有价值的信息用于决策，就需要对信息和用于表示信息的数据进行处理和管理。利用计算机技术、网络通信技术对医疗单位及其

所属部门的人流、物流、财流进行综合管理，对在医疗及其科研活动各阶段中产生的数据进行采集、存储、处理、提取、传输、汇总、加工生成各种信息从而为医疗机构的整体运行提供数字化的管理及各种服务，这就是医院的信息系统，其核心就是数据库。

2. 数据库的构成

数据库是指存储和管理数据并负责向用户提供所需数据的设施，是为实现有组织地、动态地存储大量关联数据、支持多用户访问计算机软、硬件资源的系统。

3. 数据库的应用

充分地开发与利用数据库系统，可以从大量原始数据中抽取、推导出有价值的信息，作为行动和决策的依据。

4. 数据库的优越性

数据库具有诸多优越性：①数据具有独立性；②可进行数据的集中控制管理；③具有更强的数据抽象能力；④支持多视图；⑤提供对完整性、安全性、并发和恢复四个方面的数据控制能力；⑥数据共享，数据的冗余度小，避免了数据的不一致性、有利于实施标准化；⑦为用户提供了方便的用户接口，平衡用户需求。

总之，良好的数据库资源能为科技人员提供准确的信息，为科研人员提供全方位的各类信息，制订正确的试验决策，使科学研究更加科学化、规范化。

二、常用的数据管理软件

数据库管理软件主要用于维护数据集，降低数据维护的复杂度，并提高数据获取、更新的效率，常见的数据库系统有 Oracle、db2、SQL Server、MySQL、PostgreSQL、SQLite、Firebird 等。这里仅简单介绍在医学统计分析中常用的数据管理软件。

1. EpiData

EpiData 是由丹麦的 Jens M、Michael B 和英国的 Mark M 设计，编程者为丹麦的 Michael B。其开发思路和原理基于 Dean AG、Dean JA、Coulombier D 等编写的 Epi Info 6.0（CDC，Atlanta，Georgia，U. S. A.，1995）软件。EpiData 软件可以从互联网上免费下载。用户可使用 EpiData 软件的帮助菜单/在线登记，登录 www.epidata.dk 网站后填写登记表进行注册。注册用户将收到反馈信息，包括版本更新、软件错误纠正情况等。它的基本设计思想是帮助用户生成较好的原始数据供以后分析使用，暂不具有统计分析功能，因此建立的数据库可导出成 dBase、Excel 文件以及 SAS、SPSS 和 Stata 统计分析软件的数据格式。但缺点是单用户程序，无网络版；记录数限制 20 万条左右；字段数限制 999 行内写完。

2. 统计分析软件

所有统计分析软件均可以进行数据管理，常用的统计软件有：SAS（Statistical Analysis System）统计分析系统，美国 SAS 公司于 1966 年开始研制，1976 年推出第 1 版，现在最新版为 9 版。SAS 软件的特点：功能强大，内容丰富。SAS 系统具有十分完备的数据访问、数据管理、数据分析功能，操作相对简单，适用性强，适用于大中型计算机，且对计算机的硬件和软件环境很低，应用广泛。

SPSS（Statistics Product and Service Solutions，统计产品和服务解决方案，www.spss.com）是国际权威统计分析软件之一，它包含了比较全面的统计分析方法，容易操作，结果输出管理也很有特色，使得其很快流行起来。尽管 SPSS 在不断升级（目前是 24 版），但其基本统计分析功能和操作无太大变化。

3. Microsoft SQL Server

Microsoft SQL Server 是由美国微软（Microsoft）公司开发和推广的关系数据库管理系统（DBMS），它于 20 世纪 90 年代初推出了第一个版本，是在 SQL Server 的平台基础上创建应用程序，功能强大且价格低。目前新版的 Microsoft SQL Server 还具备简单的数据加密功能，保证了数据的安全性。Microsoft SQL Server 的网址：http：//www.Microsoft.com。

4. Oracle 数据库

Oracle 数据库是由美国 Oracle 公司发布的信息管理软件，也是最早商品化的关系型数据库系统。Oracle 占有较大的市场份额，被广泛用于各个领域，可以满足一系列的存储需求。它具备存储大量数据、数据库管理控制、完整性控制、安全控制以及能与多种计算机语言接口等功能。此外，Oracle 数据库还提供了新的分布式数据库功能。可通过网络较方便地读写远端数据库里的数据，并有对称复制的技术。网址：http：//www.oracle.com.cn/。

5. Access 数据库

Access 数据库是由微软发布的关联式数据库管理系统，是 Microsoft Office 的组件之一。Microsoft Access 在很多方面得到广泛使用，它使用方便和常常被用来开发简单的 Web 应用程序。Access 提供了可视化的开发工具，无须编程就可完成大部分的数据管理任务。此外，Access 还可用于快速应用开发，Access 的功能（表单、报告、序列和 VB 代码）可以用作其他数据库的后期应用，还可以通过 ODBC（Open Data Base Connection）与其他数据库进行数据共享和交换。网址：http：//www.microsoft.com./china/office/Access。

6. Excel 电子表格

Excel 电子表格是 Microsoft 公司的 Microsoft office 组件之一，具有数据管理、图形制作、数据处理的多种功能，优点是简单易学，操作方便，易于和其他办公软件交换数据，所以对小样本的数据管理可以采用 Excel 电子表格。

三、EpiData 数据管理过程及实例

例 2-1 某医生为监测某地区四所学校的一、二年级 7～8 岁少年儿童的生长发育情况，使用表 2-1 所示体检监测表按计划进行少年儿童体检检测。某学期的检测时间是 2007 年 1 月 1 日，已知监测学生的学号范围是 011001～042047，共检测 106 名学生。

某地区 7～8 岁少年儿童体检检测表

学校(1 保农小学,2 陈家桥镇小学,3 二塘小学,4 凤凰镇小学) □
学号：_____ □□□□□□
姓名：_____ □□□□□
性别：1 男,2 女 □
年级（1 一年级,2 二年级） □
出生日期：_____年____月____日 □□□□/□□/□□
体检结果：
 身　高：_____厘米 □□□.□□
 体　重：_____公斤 □□□.□
 肺活量：_____毫升 □□□□

【问题】 如何建立数据库结构，并录入数据？

【分析】

采用 EpiData 进行数据录入的主要步骤是：定义数据库结构，设计用户录入界面→建立数据库文件→建立数据核查程序→数据录入→输入完成后数据再核查→数据归档备份。下面只给出主要步骤界面，详细操作方法请参考有关书籍。

1. 按例 2-1 中的资料和设计的监测调查表，编制编码表（见表 2-1）

表 2-1 某地区 7～8 岁少年儿童体检表对应的编码表

变量名字	项目名(变量含义)	变量类型	编码或者取值范围	输入格式
X_0	机器编号	数字型	自动	<IDNUM>
X_1	学校	数字型	1 保农小学 2 陈家桥镇小学 3 二塘小学 4 凤凰镇小学	#
X_2	学号	字符型	011001～042047	_____
X_3	姓名	字符型	最多任意四个汉字	_____
X_4	性别	数字型	1 男 2 女	#
Y_1	年级	数字型	1 一年级 2 二年级	#
Y_2	出生日期	日期型		<yyyy/mm/dd>
Y_3	身高	数字型	999.9 没测	###.#
Y_4	体重	数字型	99.9 没测	##.#
Y_5	肺活量	数字型	9999.9 没测	####.#

2. 编写例 2-1 调查问卷的 EpiData 数据结构文件

运行 EpiData 3.1 后，界面包括菜单项、工具栏和显示窗口（图 2-1）。

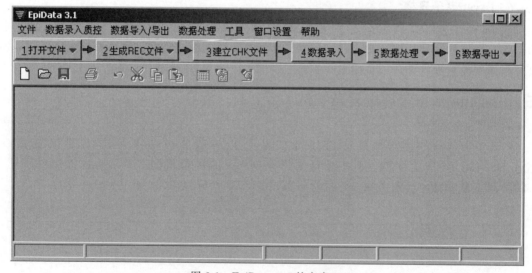

图 2-1 EpiData 3.1 的主窗口

（1）菜单项 菜单项包括文件、数据录入质控、数据导入/导出、数据处理、工具、窗口设置和帮助。每个菜单在下拉菜单中包括若干个子菜单。

（2）工具栏 工具栏包括工作过程工具条和编辑工具栏。该工具栏显示 EpiData 软件的工作流程，非常直观，使操作更加简便。而编辑工具栏和其他软件的编辑工具栏类似。

（3）显示窗口 运行软件后，显示窗口呈灰色，处于未激活状态。当新建立或打开调查表文件后，窗口激活，成为 EpiData 编辑器，可在光标处输入字符或显示程序运行结果。

EpiData 操作步骤：文件→生成调查表文件→按图 2-2 编写问卷文件内容→文件→存盘→键入 2-1.qes→保存。

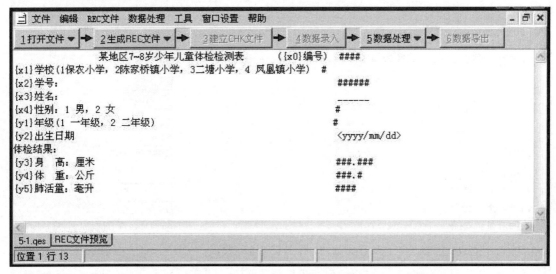

图 2-2　问卷文件的基本结构和内容

3. EpiData 数据核查方法

医学研究一般通过调查表或登记表来收集数据，其后将调查表数据录入计算机，建立数据库，以供统计分析。如何更好地将调查表数据快捷、方便、准确地录入计算机并进行必要的整理，对完成下一步的数据统计分析工作至关重要。

EpiData 软件可根据调查表的格式建立调查表文件，并根据调查表文件格式生成数据文件结构，从调查表文字中产生变量名，并按调查表中插入的空格或特殊符号自动定义变量类型及长度，用于数据的录入和核对，既能进行输入时输入数据值限制（实时核查），也能进行输入完成后的数据检查（可靠性检查）。它主要采用了下列方法来进行数据输入核查：字段强制输入限制、字段输入值限制、字段输入条件限制、逻辑检查和重复性检查。

数据合理性检查即检查输入信息的有效性，对输入数码进行幅度范围检查，也称幅度检查。幅度检查就是把超越幅度的错误值找出来，从而防止和限制输入错误。

数据一致性检查是检查调查问卷的输入数据信息相互之间的逻辑一致性，简称逻辑检查，其目的是检查同一份问卷中不同问题的回答是否相互矛盾。

4. EpiData 数据输入界面

打开输入数据界面，操作顺序：文件→打开→EpiData 文件→选择文件类型：EpiData 数据库文件（.rec）→REC 数据库文件名→打开（图 2-3）。

5. 数据双录

对同一组问卷数据采用多人次重复输入数据库，然后利用计算机程序对输入的数据进行核查和比对，以消除和避免输入错误，称为数据重复录入。如果重复录入的次数是两次就称为数据双录或者数据双输。数据双录有两种实施方法：实时双录和独立双录。

EpiData 操作步骤：首先完成一次全部数据录入；创建实时双录数据库，操作顺序是：选择工具→准备双录实时校正→选择已经全部完成数据录入的数据库→点击"按字段匹配记录"选项→双击字段→选择"双录时忽略文本字段"→确定。

也可以采用 EpiData 独立双录，EpiData 操作步骤：完成第一个录入数据库创建（数据

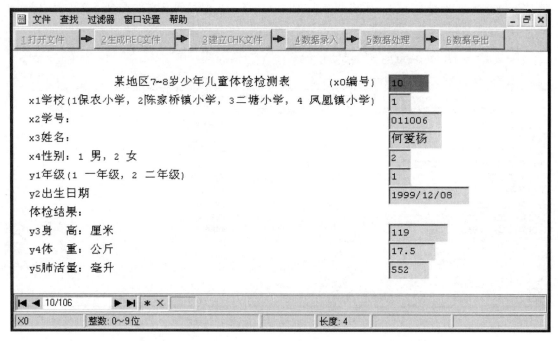

图 2-3 EpiData 数据输入界面

库文件 A）；根据第一个录入数据库创建第二个录入数据库（数据库文件 B）；分别完成两个数据库的数据录入；最后进行两次录入一致性检查。

6.注意事项

① 编写过程中及时保存文件，文件类型为.qes 文件，本例调查表文件名为"某地区 7～8 岁少年儿童体检表"，在编辑器的左下方显示。

② 系统只会根据"特殊符号"来定义一个输入字段（包括类型和长度），并根据符号前的字符给字段命名。建议在编写过程中利用"字段快速清单"插入"特殊符号"，即：选择字段类型，定义好长度后，按"插入"图标，可避免由于"特殊符号"输入错误而不能产生有效的输入字段。

③ 调查表用中文编写时，可用定界符（"{}"）将字段名定义为英文字符（英文字母或英文字母+阿拉伯数字），有利于数据库的管理和其他软件的统计分析。注意："{}"必须为半角型，而不能是全角型（"｛｝"）。

④ 尽可能把字段（变量）定义数值型，有利于统计分析。如成人糖尿病史"dmhis"可定义为数值型字段，"1"表示"有"，"0"表示"无"。

⑤ 调查表文件的格式（即录入界面）尽可能和原调查表一致，有利于直观地录入数据。

⑥ 如果用其他文本编辑器编写 QES 文件，在运行 EpiData 后，打开该 QES 文件即可编辑。特别应该注意的是：在使用 EpiData 编辑器或其他文本编辑器编辑 QES 文件时，文本中的字符都应该是半角型字符，而不能是全角型字符。

⑦ 调查表文件的编写是否符合要求，可通过"数据表预览"来查看（图 2-4）。

7.数据导出

EpiData 3.1 软件只能输出数据简单分析表，不具有其他统计分析功能，建立好的数据文件可转成其他类型数据文件，以供其他统计分析软件对数据的读取。

点击工作过程工具条中的"数据导出"图标可实现数据文件的导出（图 2-5）。

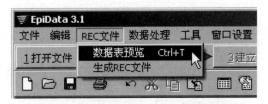

图 2-4　REC 文件数据表预览选项菜单

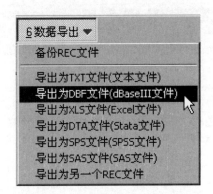

图 2-5　工具栏数据导出菜单

（1）备份 REC 文件　用以备份、保存 EpiData 软件录入的数据文件，即 REC 文件。

（2）导出为文本文件　EpiData 可以将数据文件导出为标准的文本文件（TXT 文件），每行一条记录，可以通过选择分割符号将字段分割开。选择转出的文件后缀必须是.txt。选择项包括：选择字段分割符、选择文本"标记"（如果选择此项，所有非数字字段将被双引号标记）和不转换已被删除的记录（如果选择该项，只有未被删除的记录被转换）。

（3）导出为 dBaseⅢ文件　EpiData 可以将数据文件导出为 dBaseⅢ文件（DBF 文件）。DBF 数据文件是目前最常用的一种数据文件类型，可被 SAS、SPSS、Stata、Excel 等多种数据管理和分析软件直接读取，兼容性最好。建议一般用户选择将 REC 文件导出为.DBF 文件，以方便其他统计分析软件读取。值得注意的是：导出为 dBaseⅢ文件时，限制字段数为 128 个，同时不导出已被删除的记录。

（4）导出为 Excel 文件　可以将一个数据文件导出成 Excel 2.1 版本，因为它相对简单，2.1 版本的 Excel 文件（.xls）可以被其他版本的 Excel 软件读取。注意：Excel 软件对电子表格的行、列数有一定的限制。限制程度则随 Excel 的版本而不同，应注意仔细检查转出的文件，确认所有数据正确转出。

（5）导出为 Stata 数据文件　可以将一个数据文件转换成一个 Stata 文件（.dta）；可在选择项中选择版本 4、版本 5 或版本 6，且一并导出数据文件标记、变量标记和数值标记。（注意：Stata 第 4~5 版的标记不能超过 8 个字符）。

（6）导出为 SPSS 文件　导出数据库到 SPSS 命令文件（*.sps）和原始的数据文件（*.txt）。在 SPSS 中运行命令文件，将数据载入 SPSS 程序，然后将打开的数据库另存为一个真正的 SPSS 数据库。注意，在产生的 SPSS *.sps 文件中，"RECORDS="的含义不同于其在 EpiData 中的意义。在 EpiData 中，records（记录）表示的是记录数；而在 SPSS 中，records 表示写下所有记录所需的行数。选择项设置类似于"输出到文本文件"中的设置。

（7）导出为 SAS 文件　导出数据库到 SAS 命令文件（*.sas）和原始的数据文件（*.txt）。在 SAS 程序中提交命令文件，装载数据库。选择项设置类似于"输出到文本文件"中的设置。

8. 数据导入

EpiData 软件可以将三种格式的数据文件导入为 REC 文件：从文本文件导入；从 DBF 文件导入和从 SAS 文件导入（图 2-6）。具体用法可自行体会。

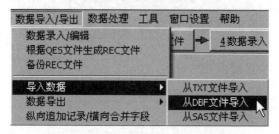

图 2-6　数据文件导入菜单

9. 数据库的纵向追加与横向合并

EpiData 软件可以对两个数据文件进行合并，形成一个新的数据文件。纵向追加（Append）是将两个数据结构完全一样或基本上一样的数据文件合并起来，两个数据库是"头对尾"（from top to bottom）连接，又称串联。横向合并（Merge）是将两个结构不同、但至少有 1 个共同的标识字段（ID 字段或关键字段）的数据库合并。例如，一个数据库中录入的是问卷调查结果，而另一个数据库中录入的是同一批调查对象的实验室检查结果。两个数据库都含有一个可以确定调查对象的 ID 号。这样的两个数据库的合并是"肩并肩"或"边对边"（from side to side）连接，又称并联。

在"数据导入/导出"菜单中点击"纵向追加记录/横向合并字段"（图 2-7），弹出文件选择对话框，选择确定所要追加或合并的 REC 文件后，弹出"纵向追加记录/横向合并字段"对话框。

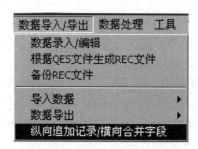

图 2-7　纵向追加记录/横向合并字段对话框

【本章小结】

（1）数据质量是医学科研工作的基础，没有严格的数据管理，研究的真实性、准确性和科学性就难以保证，研究也会得出错误或者虚假的结论，甚至导致研究的失败，造成人力、物力和财力的损失。因此，数据管理是科学研究中一项十分重要的工作。

（2）根据数据管理的过程将其分为数据获取过程中的质量控制、数据录入过程中的质量控制、数据核查过程中的质量控制等几个部分。

（3）医学统计学常用的数据管理软件有：EpiData、SAS 统计分析软件、SPSS 统计分析软件、Microsoft SQL Server Oracle 数据库、Access 数据库、Excel 电子表格等。

（4）运用 EpiData 进行数据管理需要注意的问题。

思考题

一、单项选择题

1. 数据获取尤其是原始数据的获取，是数据录入及数据整理的基础和前提，是进行数质量控制的前提，数据的获取首先要保证（   ）。
   A. 数据准确　　　　　B. 数据库先进　　　　　C. 操作规范
   D. 数据整理的质量　　E. 数据完整

2. 手工审查原始资料，数据获取的质量控制应在（   ）完成。
   A. 数据录入前　　　　B. 数据录入过程中　　　C. 数据录入之后
   D. 研究设计之前　　　E. 研究设计之后

3. 问题数据的处理过程中，在生理上或逻辑上不可能出现的数据必须（   ）。
   A. 维持原数据不变　　B. 重新核实　　　　　　C. 删除，使其变为缺失
   D. 改正或删掉　　　　E. 由管理人员讨论处理

4. EpiData 软件可根据调查表的格式建立调查表文件，并根据调查表文件格式生成数据文件结构，从（   ）中产生变量名。
   A. 数据库　　　　　　B. 录入数据　　　　　　C. 分析数据
   D. 调查表文字　　　　E. 特殊符号

5. EpiData 软件可以对两个数据文件进行合并，形成一个新的数据文件。（   ）是将两个数据结构完全一样或基本上一样的数据文件合并起来。
   A. 数据库叠加　　　　B. 纵向追加　　　　　　C. 横向追加
   D. 纵向导入　　　　　E. 横向导入

二、简答题

1. 简述 EpiData 软件进行数据管理的操作流程。
2. 科研工作中数据管理的目的与组成包含哪些内容？
3. 数据管理过程中有哪些质量控制问题？有哪些注意事项？
4. 常用的数据管理软件有哪些？分别有什么特点？

（彭志行）

第三章 统计表与统计图

【学习目标】
- **掌握**：统计表的结构与要求；常用统计图的结构与要求。
- **熟悉**：常用统计图的适用条件；绘制统计图和统计表的注意事项。
- **了解**：根据资料的性质和分析目的，正确选择并绘制统计图。

统计表（statistical table）是将统计分析资料及其指标用表格形式列出。统计图（statistical graph）是以各种几何图形把资料的数量特征、内部构成、相互关系等形象地表达出来。作为统计描述的重要工具，统计图表在科研论文中经常会用到。适当地运用图表可以代替冗长的文字叙述，可以准确传达资料的信息，使人印象清晰。统计表能够简明扼要地表达资料特点，便于计算、分析和对比，统计图有利于直观分析。因此，统计图表的制作合理与否，对统计分析的质量有着重要影响。

第一节 统计表

例3-1 某医生观察了"圣骨颗粒"治疗增生性脊椎炎和颈椎病两组患者的疗效，见表3-1。

表3-1 两个组的疗效观察

分型		增生性脊椎炎				颈椎病			
	指标	治愈	显效	好转	无效	治愈	显效	好转	无效
疗效	例数	70	98	68	32	50	82	76	22
	合计	236			32	208			22
	%	88.1				90.4			

【问题】
1. 该统计表的绘制是否合理？请指出所存在的问题。
2. 请修改该统计表。

【分析】
1. 该统计表的绘制是不合理的，要修改错误统计表，除了要看它是否满足制表原则外，更要看它的各部分结构是否都满足要求。

统计表一般由标题、标目、线条、数字和备注5个部分组成。

(1) 标题　位于统计表的上方中央，概括表的主要内容包括研究的时间、地点和内容。标题是统计表的总名称，不可缺少。统计表的标题不能过于简单，也不能过于复杂。如果整个表的指标统一时，可以将研究指标的单位标在标题后面。以表3-1为例，其标题"表3-1　两个组的疗效观察"，它既没有说明药物名称，也没有说明接受治疗的两组试验对象是谁，这使读者不能很快从标题中获取有用的信息去了解此表的内容。

(2) 标目　用于说明表格内的项目。根据其位置与作用可分为横标目、纵标目和总标目。横标目位于表的左侧，用来说明左边各横行数字的"主语"，纵标目说明各纵栏数字的含义，相当于"谓语"。必要时，可在横标目和纵标目上面冠以总标目。表3-1中，主谓语安排不当，层次不清；横纵标目的设计不符合一般的逻辑规范，即按照"主语–谓语–数字"的顺序阅读，感觉不通顺，从而也影响了对表内容的理解。

(3) 线条　至少包括三条基本线，表格的顶线和底线将表格与文章的其他部分分割开来，纵标目下标目线将标目的文字区与表格的数字区分隔开，故有时把统计表也称为"三线表"。部分表格可再用横线将合计分隔开来，或用横线将两重纵标目分隔开。统计表的左右两侧不应有边线，表内不应有竖线、斜线。表3-1中线条繁杂，统计表中除顶线、底线、标目线和合计线等基本线条外，没有多余线条存在。

(4) 数字　表内的数字必须准确无误，用阿拉伯数字表示。数字按小数位数要一致，上下要对齐。数字为零时记为"0"，无数字时用"—"表示，暂缺数字用"…"表示。表内不应留空格。

(5) 备注　表内数字区域不要插入文字，如需对某个数字或指标加以说明，可在该数字或指标右上方用"*"之类的符号标注，并在统计表的下方用文字加以说明。备注一般不属于统计表的固有组成部分。

2.依据对统计表各部分结构的具体要求，表3-1经重新整理可改为表3-2的形式。

表3-2　"圣骨颗粒"治疗两种骨质增生病的疗效比较

类型	例数	疗效			
		治愈	显效	好转	无效
增生性脊椎炎	268	70	98	68	32
颈椎病	230	50	82	76	22

例3-2　某科研机构汇总分析了2014年某城区老年人的死亡率和死亡百分比，见表3-3。

表3-3　2014年某城区老年人的死亡率和死亡百分比

年龄组(岁)	男性		女性	
	死亡率(‰)	死亡百分比(%)	死亡率(‰)	死亡百分比(%)
60~	21.34	18.34	15.37	14.76
65~	26.30	19.15	17.45	15.38
70~	61.15	20.81	40.19	20.33
75~	184.19	20.22	60.27	23.73
80~	379.27	21.48	100.23	25.80

【问题】
1.表3-3为哪种统计表？
2.编制统计表应注意哪些问题？

【分析】

1. 统计表分为简单表和复合表。表 3-3 为复合表。

（1）简单表（simple table） 只按单一变量分组，由一组横标目和一组纵标目组成，如表 3-4 仅按性别进行分组。

表 3-4　2014 年某地不同性别居民的糖尿病患病率

性别	调查人数	患病人数	患病率（%）
男	4673	1321	28.27
女	5384	1346	25.00
合计	10057	2667	26.52

（2）复合表　又称组合表（combinative table），将两个或两个以上变量结合起来分组，即由一组横标目和两组以上纵标目结合起来作为"主语"。如表 3-3 中将居民的性别变量与年龄变量结合起来分组，可以分析不同年龄、性别居民的死亡率和死亡百分比。

2. 编制统计表应注意的问题

（1）简明扼要，重点突出　如果篇幅允许，每张表最好只表现一个中心内容（如表 3-4），不要将许多内容同时放在一张表格中。若内容过多，都要在一张表中表达，就会臃肿庞杂，往往使应该表达的主题被淹没在其中，使人阅后不知所云，这时可分别制成若干张表，以表达要说明的不同主题，使人一目了然。即使是复合表，要说明的问题比简单表多而细，为便于理解，分组标志也不应多于 3 个。

（2）合理安排主语和谓语的位置　从内容上看，每张统计表都有主语和谓语。主语指被研究的事物，谓语说明主语的各项指标。一般横标目代表主语，纵标目代表谓语，两者结合起来可以表达一个完整的意思。如表 3-4 中的主语是"性别"，谓语是"调查人数、患病人数、患病率"等。将主、谓语连起来，可读成一句话，例如，男性，检查人数为 4673，患病人数为 1321，患病率为 28.27%。主谓语的位置准确，标目的安排及分组要层次清楚，符合逻辑，便于比较分析，这是一个统计表质量优劣的关键所在。简单表只有一个分组标志，一般用作横标目，而纵标目为统计指标名称（见表 3-4）。复合表有两个或三个分组标志，一般把其中主要的一个作为横标目，而其余的则安排在总标目与纵标目上（见表 3-3）。

（3）数据准确、可靠　这是统计工作的根本，自然也是统计表编制时必须遵循的，表内数据要认真核对，而且小数位一定要对齐。

（4）统计表不一定是唯一的　同一份数据经过标目重排或分解组合，可以根据需要转换成不同形式的统计表，如表 3-3 也可以转换成表 3-5，便于将男女的死亡率、死亡百分比放在一起对比。也可以把复合表分解为多个简单表。

表 3-5　2014 年某城区老年人的死亡率和死亡百分比

年龄组（岁）	死亡率（‰）		死亡百分比（%）	
	男性	女性	男性	女性
60～	21.34	15.37	18.34	14.76
65～	26.30	17.45	19.15	15.38
70～	61.15	40.19	20.81	20.33
75～	184.19	60.27	20.22	23.73
80～	379.27	100.23	21.48	25.80

例 3-3　某医院用新研药物 A 治疗急性肝炎 161 例，治疗效果见表 3-6。

表 3-6　新研药物 A 治疗急性肝炎疗效观察（原表）

总例数	疗效	有效			无效
		小计	显效	好转	
161	例数	108	70	38	53

【问题】
1. 此统计表的绘制是否合理？
2. 如不合理，请指出该表存在的问题并作改进。

【分析】
1. 该表的主要分析目的是表达新研药物 A 治疗急性肝炎疗效。此统计表绘制不合理。
2. 表格存在的问题有：标目混乱，层次不清，分不清横纵标目；线条不应有竖线；主谓语不分明；条理不清楚。表格可修改为表 3-7。

表 3-7　新研药物 A 治疗急性肝炎疗效观察（修改表）

疗效	例数	疗效构成比(%)
无效	53	32.9
好转	38	23.6
显效	70	43.5
合计	161	100.0

例 3-4　复方猪胆胶囊对 468 例不同类型老年慢性气管炎病例近期疗效观察情况，见表 3-8。

表 3-8　复方猪胆胶囊对 468 例不同类型老年慢性气管炎病例近期疗效观察（原表）

分度及治疗	分组	单纯性慢性气管炎				喘息性慢性支气管炎			
分度	度别	重	中	轻		重	中	轻	
	例数	156	64	40		101	65	42	
疗效	指标	治愈	显效	好转	无效	治愈	显效	好转	无效
	例数	80	121	48	11	38	91	65	14
	小计%	95.8%			4.2%	93.3%			6.7%
	合计	94.7%							

【问题】
1. 此统计表的绘制是否合理？
2. 如不合理，请指出该表存在的问题并作改进。

【分析】
1. 表 3-8 的主要目的在于表达两型老年慢性支气管炎患者的病情及疗效。该统计表绘制不合理。
2. 缺点是标题过于烦琐，主谓语安排不当；标目重复，层次太乱；小计与合计意义不够明确；表左上方的斜线不必要。可修改为表 3-9 和表 3-10。

表 3-9 老年慢性气管炎患者病情分级情况（修改表）

类型	重	中	轻	合计
单纯性	156	64	40	260
喘息性	101	65	42	208
合计	257	129	82	468

表 3-10 复方猪胆胶囊治疗老年慢性气管炎患者近期疗效情况（修改表）

类型	治愈	显效	好转	无效
单纯性	80	121	48	11
喘息性	38	91	65	14
合计	118	212	113	25

第二节 统计图

例 3-5 表 3-11 为 2015 年某地区细菌性痢疾与甲型肝炎的发病人数统计。

表 3-11 2015 年某地区细菌性痢疾与甲型肝炎的发病人数

病种	甲地区	乙地区	丙地区	丁地区
细菌性痢疾	81	165	145	134
甲型肝炎	25	36	37	20

【问题】
1. 统计图的基本结构是什么？
2. 医学中常用的统计图有哪些？
3. 本资料适宜绘制成哪种统计图？

【分析】

1. 统计图（statistical chart）是用点的位置、线段的升降、直条的长短、面积的大小等来表达统计数据的一种形式。与统计表相比，统计图更能直观地表达资料的特征，给读者留下深刻的印象，所以在科研论文中常常被采用。

统计图通常由标题、图域、标目、图例和刻度 5 部分组成。

（1）标题 其作用是简明扼要地说明资料的内容、时间和地点，一般位于图的下方中央位置并编号，以便引用和说明。

（2）图域 即制图的空间，除圆图外，一般用直角坐标系的第一象限位置表示图域，或者用长方形的框架表示图域。

（3）标目 分为横标目和纵标目，表示横轴和纵轴数字刻度的意义，一般带有度量衡单位。

（4）图例 对图中不同颜色或图案代表的指标进行注释。图例通常放在横标目与标题之间，如果图域部分有较大的空间，也可以放在图域当中。

（5）刻度 即纵轴与横轴上的坐标。刻度数值按从小到大的顺序，横轴由左向右，纵轴由下向上。绘图时按照统计指标值的大小，适当选择坐标原点和刻度的间隔。

2. 医学中常用的统计图有直条图、圆图、百分条图、线图、半对数线图、散点图、直方图和箱式图等。应根据资料性质和分析目的选择适当的图形。

3. 本资料是 2015 年某地区细菌性痢疾与甲型肝炎的发病人数统计，各地区是相互独立的，因此可绘制成直条图（图 3-1）。

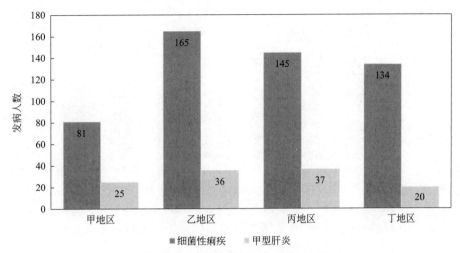

图 3-1　2015 年某地区细菌性痢疾与甲型肝炎的发病人数统计

条图（bar chart）又称直条图，用等宽直条的长短来表示相互独立的各指标数值的大小。指标可以是绝对数字，也可以是相对数。主要适用于无连续关系，各自独立的分类资料的对比。

（1）种类　常用的条图可分为单式条图和复式条图两种。按一个统计指标，一个因素分组的条图称为单式条图。如根据表 3-12 绘制的图 3-2。其中统计指标是死亡率，因素指的是不同死因。按一个统计指标、两个因素分组的条图称为复式条图，如根据表 3-11 绘制成的图 3-1，用以比较"细菌性痢疾"与"甲型肝炎"在各个地区的发病情况，属于复式条图。

表 3-12　某地 2014 年主要死因的死亡率

主要死因	死亡率(1/10 万)
呼吸系统疾病	135.87
恶性肿瘤	110.22
脑血管病	98.99
心脏病	63.33
传染病	57.35
消化系统疾病	56.94
损伤中毒	55.12

（2）条图的绘制要点　①一般以横轴为基线，表示各种被研究的事物或特征，纵轴表示各种被研究事物的相应指标的数值，若直条是横向的，则应以纵轴为基线表示各种被研究的事物，横轴表示相应指标的数值。②表示指标数值大小的坐标尺度必须从 0 点开始，一般为等间距，中间不能折断，否则会改变各直条长短的比例，使人产生错觉。③各直条的宽度应相等，间隔宽度也应一致。间隔宽度一般与直条的宽度相同或为直条宽度的一半。④复式条图的绘制方法与单式条图的绘制方法基本相似，不同的是复式条图是以组为单位。每组内应包括两个或两个以上的直条，同一组内的直条间不留间隔，直条所表示的类别也应有图例加以说明，如图 3-1。⑤如果有个别数据相差悬殊，需作折断处理时，要特别慎重，以避免给读者造成各直条比例失调的误解。一张图中至多允许有一次折断。

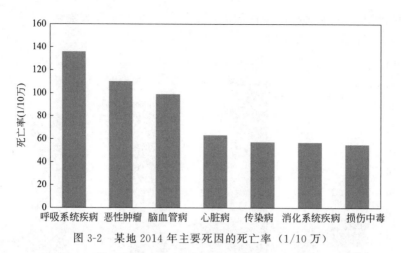

图 3-2 某地 2014 年主要死因的死亡率（1/10 万）

例 3-6 某医院统计了 2015 年全年各科室的门诊患者人数，见表 3-13。

表 3-13 2015 年全年各科室的门诊患者人数

科室	门诊人数	构成比（%）
内科	15890	26.68
外科	8942	15.02
妇产科	9016	15.14
口腔科	6733	11.31
耳鼻喉科	6893	11.58
中医科	7730	12.98
其他	4341	7.29
合计	59545	100.00

【问题】
1. 该资料应绘制成哪种统计图？
2. 绘制该统计图的要点是什么？

【分析】

1. 表 3-13 是 2015 年某地区全年各科室的门诊患者人数统计，欲分析各科室全年的患者人数构成，因此可绘制构成图。构成图常用于描述构成比的资料。常用的构成图包括圆图（pie chart）和百分条图（percent bar chart）。

圆图（pie chart）是一种构成图，适用于构成比资料。在圆图中，圆的面积表示事物的全部，用各扇形的面积表示各个组成部分所占的比例。如表 3-13 可绘制成圆图，见图 3-3。

百分条图（percent bar chart），用于表示事物内部的各部分比重或所占的比例。如表 3-13 可绘制成图 3-4 表示 2015 年全年各科室的门诊患者构成情况。

2. 构成图的绘制要点

（1）圆图的绘制要点

① 先绘制一个圆形，因为圆周为 360°，即每 1% 相当于 3.6°，将百分比乘以 3.6 便得到各构成部分应占的圆周角度数。

② 圆内各部分按照事物的自然顺序或构成百分比的大小顺序排列，一般以时钟 9 点或 12 点位置作为始点，按顺时针方向排列。图 3-3 是以时钟 12 点位置作为始点，按数据输入时的顺序顺时针排列。

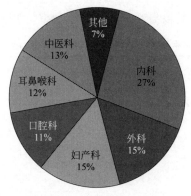

图 3-3 2015 年全年各科室的门诊患者构成（%）

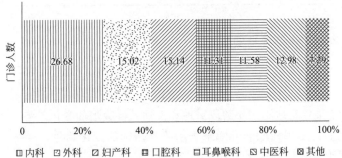

图 3-4 2015 年全年各科室的门诊患者构成（%）

③ 圆中各部分用线分开，各部分可注明简要文字和百分比，也可以用不同颜色或线条表示，必要时可用图例加以说明。

(2) 百分条图的绘制要点

① 先绘制一个标尺，尺度为 0~100（%）。标尺可绘制在直条图的上方或下方。

② 绘制一个直条，长度与标尺一致，以直条的长度表示数量的百分比。

③ 直条的各部分用线分开，各段需用不同颜色或图形表示，并标出所占的百分比，必要时需要用图例加以说明。

④ 若有两种或两种以上性质相同的资料，在同一标尺上可绘制两个或两个以上的直条，以方便分析比较。如根据表 3-3 的部分资料绘制的图 3-5。

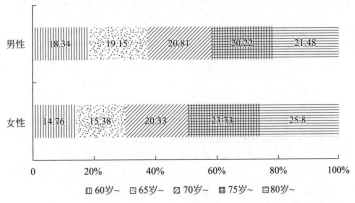

图 3-5 2014 年某城区老年人口不同年龄组性别死亡百分比情况

例 3-7 某年某地不同年龄段男性和女性的吸烟率，见表 3-14。

表 3-14　某年某地不同年龄段男性和女性的吸烟率（%）

年龄（岁）	男性	女性
25～	51.2	1.2
30～	54.6	2.4
35～	63.6	2.2
40～	65.6	2.8
45～	64.2	2.6
50～	61.8	3.8
55～	54.3	5.0
60～	44.3	7.7
65～	37.7	9.9
70～75	29.2	8.6

【问题】
1. 该资料应绘制成哪种统计图？
2. 绘制该统计图的要点是什么？

【分析】
1. 该资料表达了某年某地不同年龄段男性和女性人群吸烟的变化趋势，适宜绘制成线图。

线图（line chart）是用线段的升降来表示统计指标的变化趋势，或某一现象随另一现象的变迁情况，适用于连续型的变量资料。

2. 线图的绘制要点

① 普通线图的横、纵轴都是算术尺度。横轴表示动态的事物，如时间、年龄、浓度等；纵轴表示频数或频率等。纵、横轴尺度一般从 0 开始，也可不从 0 开始，纵、横轴长度的比例要适宜，避免给人以夸大或缩小的印象。一般纵横比例为 5∶7 左右。

② 坐标内点的位置要适当，并用线段依次将相邻的点连接起来。一般情况下，不应将折线绘制成平滑的曲线。

③ 线图中只有一条折线时为单式线图，若有两条及以上折线时称为复式线图。图中的线条不宜过多，以免影响观察分析。若有两条以上的折线条，可用不同颜色或线型（如实线、虚线、点线等）加以区别，必要时用图例加以说明。

根据表 3-14 绘制的图 3-6 的横坐标表示年龄，纵坐标表示吸烟率（%）。此图直观地显示，各个年龄段男性的吸烟率均高于女性，在 40 岁之前，男性吸烟率随年龄增长而增加，

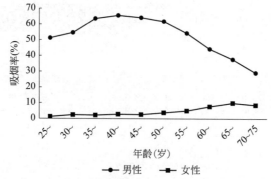

图 3-6　某年某地不同年龄段男性和女性的吸烟率（%）

40岁以后有所下降,而女性吸烟率50岁以前趋于稳定,50岁以后随年龄增长有上升趋势。

半对数线图(semi-logarithmic line chart)用于表示事物的发展速度(相对比),其横轴为算术尺度,纵轴为对数尺度,使线图上的数量关系变换成对数关系。

将表3-15中数据绘制成半对数线图,得到图3-7。此图显示,不同性别随年龄变化吸烟率变化快慢程度不同。在比较几组数据的变化速度(相对比)时,特别是两组数据相差悬殊时,选用半对数线图比较合适。

表3-15 某年某地不同年龄段男、女性吸烟率(%)对数值

年龄(岁)	男性	女性
25~	1.709	0.079
30~	1.737	0.380
35~	1.803	0.342
40~	1.817	0.447
45~	1.808	0.415
50~	1.791	0.580
55~	1.735	0.699
60~	1.646	0.886
65~	1.576	0.996
70~75	1.465	0.934

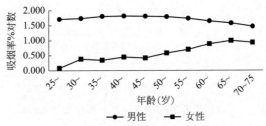

图3-7 某年某地不同年龄段男性和女性的吸烟率对数比较

例3-8 某体检中心收集了15名高血脂患者的载脂蛋白B与低密度脂蛋白的资料,见表3-16。

表3-16 高血脂患者的载脂蛋白B与低密度脂蛋白的关系

编号	载脂蛋白B(g/L)	低密度脂蛋白(mmol/L)
1	0.78	2.98
2	0.60	2.77
3	0.92	3.35
4	0.80	3.61
5	0.92	3.15
6	0.90	4.17
7	0.70	2.01
8	0.81	3.13
9	1.23	5.21
10	0.67	2.31
11	1.14	4.92
12	0.98	3.45
13	0.78	2.02
14	0.79	3.23
15	0.92	3.52

【问题】
1. 该资料应绘制成哪种统计图？
2. 绘制该统计图需要注意哪些问题？

【分析】
1. 该资料分析高血脂患者的载脂蛋白 B 与低密度脂蛋白的关系，应绘制散点图。

散点图（scatter diagram）是用点的密集程度和变化趋势来表示两变量间的直线相关关系。散点图的绘制方法与线图类似，只是点与点之间不再用线段连接。

2. 绘制散点图时应注意：横轴和纵轴各代表一种事物，横轴代表自变量，纵轴代表因变量；横轴和纵轴的起点不一定从"0"开始。

根据表 3-16 数据资料绘制散点图即图 3-8，横坐标表示载脂蛋白，纵坐标表示低密度脂蛋白，图形中的 15 个点对应于 15 组数据。从散点的趋势中可以看出，载脂蛋白越高，低密度脂蛋白也越高，低密度脂蛋白依载脂蛋白的变化而变化，说明载脂蛋白和低密度脂蛋白之间存在关联。

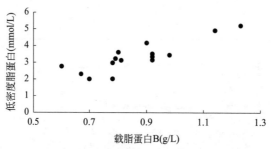

图 3-8 高血脂患者的载脂蛋白 B 与低密度脂蛋白的关系

例 3-9 某地 2013 年 178 名健康女性血红蛋白（g/L）的分布情况，见表 3-17。

表 3-17 某地 2013 年 178 名健康女性血红蛋白（g/L）的分布情况

分组（g/L）	频数
80~	3
85~	7
90~	15
95~	25
100~	32
105~	42
110~	30
115~	14
120~	6
125~130	4
合计	178

【问题】
1. 该资料应绘制成哪种统计图？
2. 绘制该统计图需要注意哪些问题？

【分析】
1. 该资料反映了某地 178 名健康女性血红蛋白（g/L）的分布情况，应绘制直方图。

直方图（histogram）常用于表示连续型变量的频数或频率分布。常用横轴表示被观察的对象，用纵轴表示频数或频率。通常根据频数分布表绘制直方图，以横轴表示各组段，以纵轴表示频数或频率。例如，根据表 3-17 绘制的直方图（图 3-9）反映了 178 名健康女性血红蛋白（g/L）分布情况，横轴表示血红蛋白，纵轴表示频数（即人数）。

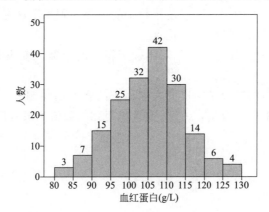

图 3-9　某地 2013 年 178 名健康女性血红蛋白（g/L）的分布情况

2.绘制直方图的注意事项

① 纵轴的刻度必须从 0 点开始，而横轴刻度只需表示出被观察变量取值的实际范围。

② 普通直方图各矩形直条的高度代表频数或频率，宽度为组距。各组段的组距应该相等，如果各组段的组距不等，要折合成等距离。

③ 各直条之间不留空隙，可用直线分隔，也可不绘制分隔直线。

根据表 3-17，也可绘制简单式箱式图（图 3-10）。

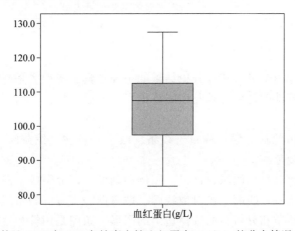

图 3-10　某地 2013 年 178 名健康女性血红蛋白（g/L）的分布情况（箱式图）

箱式图（box plot）用于描述连续型变量的分布特征，比较两组或多组资料的集中趋势和离散趋势。它表示连续型变量的 5 个特征值，即最小值、下四分位数（P_{25}）、中位数（P_{50}）、上四分位数（P_{75}）和最大值（这些指标详见第四章数值变量的统计描述）。由 P_{25} 和 P_{75} 构成箱式图的"箱体"部分，最大值、最小值之间分别构成"箱子"的上下两条"触须"。箱式图可分为简单式和复式两种。简单式箱式图只包含了一个"箱子"。复式箱式图包含多个"箱子"，分别表示不同类别的某项指标的分布特征。

箱式图的绘制要点如下。

① 首先计算各组的 P_{50} 和 P_{25}、P_{75}。

② "箱子"下端为 P_{25}，上端为 P_{75}，最大值和最小值为"箱子"两个柄，即上下两条"触须"，中间横线表示中位数的位置。

箱式图通过 5 个特征数值直观地表示了连续型变量的分布特点。箱子越长表示数据离散程度越大。如果代表中位数的"—"不位于箱子的中部，则提示该变量的分布是偏态的。能够显示数据中的异常值是箱式图的一个优点。

从图 3-10 看出代表中位数的"—"大体位于箱子的中部，说明健康女性血红蛋白的分布是接近正态的。

根据研究不同剂量组的钙离子对肥胖大鼠体重的影响而绘制的箱式图（图 3-11），此图是复式箱式图。从该图中可以看出，0.5%剂量组得到的数值离散程度最大，1.0%剂量组得到的数值离散程度最小。

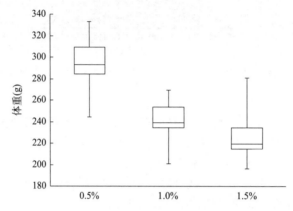

图 3-11　三组大鼠体重变化箱式图

【本章小结】

（1）统计表和统计图是呈现统计分析结果的重要工具。统计表是将统计分析资料及其指标用表格形式列出，统计图是以各种几何图形把资料的数量特征、内部构成、相互关系等形象地表达出来。

（2）统计表的结构包括标题、标目、线条、数字和备注。编制统计表时要注意内容清晰、层次分明、列表规范。

（3）统计图通常由标题、图域、标目、图例和刻度 5 部分组成。医学中常用的统计图有直条图、圆图、百分条图、线图、半对数线图、散点图、直方图和箱式图等。

（4）应根据资料性质和分析目的选择适当的图形。条图是用等宽直条的长短来表示相互独立的各指标数值的大小，主要适用于无连续关系，各自独立的分类资料的对比。构成图（包括圆图和百分条图）常用于描述构成比的资料。线图是用线段的升降来表示统计指标的变化趋势，或某一现象随另一现象的变迁情况，适用于连续型的变量资料。半对数线图用于表示事物的发展速度，其横轴为算术尺度，纵轴为对数尺度，使线图上的数量关系变换成对数关系。散点图用点的密集程度和变化趋势来表示两变量间的直线相关关系。直方图常用于表示连续型变量的频数或频率分布。箱式图用于描述连续型变量的分布特征，比较两组或多组资料的集中趋势和离散趋势。

思考题

一、单项选择题

1. 下列统计表适用于表示构成关系的是（　　）。
   A. 直方图　　　B. 散点图、线图　C. 直条图　　　D. 圆图、百分条图　E. 箱式图

2. 对有些资料构造统计表时，下列哪一项可以省略（　　）。
   A. 标题　　　　B. 标目　　　　C. 备注　　　　D. 线条　　　　　E. 数字

3. 对比某种清热解毒药物和对照药物的疗效，其单项指标为口渴、身痛、头痛、咳嗽、流涕、鼻塞、咽痛和发热的有效率，应选用的统计图是（　　）。
   A. 箱式图　　　B. 圆图　　　　C. 直方图　　　D. 百分条图　　　E. 复式条图

4. 半对数线图的特点是（　　）。
   A. 纵横轴都必须为对数尺度　　　　B. 纵轴为对数尺度，横轴为算术尺度
   C. 横轴为对数尺度，纵轴为算术尺度　D. 纵横轴都必须为算术尺度
   E. 以对数的 1/2 值作纵横轴尺度

5. 要反映某市连续 5 年甲型肝炎发病率的变化情况，宜选用（　　）。
   A. 直条图　　　B. 直方图　　　C. 线图　　　　D. 百分条图　　　E. 散点图

二、简答题

1. 列表的原则和基本要求是什么？
2. 常用的统计图有哪些？它们的适用条件是什么？
3. 线图和半对数线图的主要区别是什么？

三、计算与分析题

1. 某市疾病预防控制中心为了解预防接种的效果，2012 年 5 月观察了 725 人的锡克试验反应，其中：幼儿园儿童 211 人，阳性 44 人；小学生 278 人，阳性 36 人；中学生 236 人，阳性 47 人。相比起来，2011 年为：幼儿园儿童 244 人，阳性 57 人；小学生 907 人，阳性 277 人；中学生 359 人，阳性 141 人。试用适当的统计表和统计图描述上述结果，并作简要分析。

2. 某医生分析了中小学生近视性眼底改变（弧形斑眼底）与年龄大小、视力不良程度的关系，结果见下表。请问此表是否符合列表原则？若不符合，请做修改。

视力不良程度	轻			中			重		
年龄段	近视眼眼数	弧形斑眼数	%	近视眼眼数	弧形斑眼数	%	近视眼眼数	弧形斑眼数	%
6～12 岁	222	33	30.84	138	40	24.24	69	41	23.70
13～15 岁	165	38	35.52	189	67	40.61	132	65	37.57
15～18 岁	87	36	33.64	87	58	35.15	75	67	38.73

（王　媛）

数值变量资料的统计描述

【学习目标】
- **掌握**：集中趋势和离散趋势统计指标的计算方法及应用条件；医学参考值范围的计算方法。
- **熟悉**：频数分布表的编制方法；正态分布的概念和特点。
- **了解**：频数分布表的用途；医学参考值范围的概念。

在医学实践中，数值变量资料的特点是能够用数值大小衡量其水平的高低，一般有计量单位。为了揭示数据的分布类型和特征，可以使用频数表和直方图，而统计指标则可以概括性地描述一组数据的集中趋势或离散程度，从而有效地组织、整理和表达数据信息。

第一节 频数分布表与频数分布图

一、频数表的编制

通过实验或者观察等各种方式得到的原始数据，如果是数值变量资料并且样本例数较多时，我们通常会对数据进行分组，然后制作频数表和绘制直方图，用以说明数据的分布规律和便于统计指标的计算。

当汇总大量的原始数据时，把数据按类型进行分组，其中每个组的数据个数，称为该组的频数。频数表则是将分组标志及其在各区间内出现的频数列入表格中，属于统计表的一种。由于这种数据表达方式较完整地体现了数据分布规律，所以也称作频数分布表。

下面结合实例说明频数表的编制方法和应注意的问题。

例 4-1 某市 120 名 6 岁女孩的身高（cm）资料见表 4-1。

表 4-1 某市 120 名 6 岁女孩的身高（cm）资料

行号	身高(cm)									
1	105.4	113.2	118.7	119.0	107.0	106.8	114.2	101.2	114.9	114.1
2	119.5	104.3	113.3	112.2	110.7	112.7	110.8	115.6	109.2	116.0
3	105.7	127.8	115.8	118.5	115.7	116.7	110.3	118.0	113.0	118.5
4	105.8	118.9	124.0	117.8	123.1	113.7	124.1	125.3	117.8	108.7
5	106.2	103.8	122.6	104.0	126.5	116.0	117.5	110.3	120.1	113.2

续表

行号	身高(cm)									
6	123.4	112.4	115.0	128.1	110.9	125.1	114.4	110.2	112.0	116.4
7	108.3	110.9	120.4	108.2	121.2	112.3	121.8	117.0	111.4	117.2
8	113.9	116.1	114.4	118.8	116.1	108.4	114.5	109.0	116.8	110.8
9	119.8	114.1	118.8	116.7	113.4	122.2	118.1	121.2	114.0	116.7
10	112.3	121.1	116.5	110.3	119.1	118.4	106.3	115.3	121.0	107.5
11	112.8	121.6	119.2	113.5	112.5	123.1	116.6	129.5	112.3	126.8
12	122.8	121.1	124.6	125.7	122.5	121.0	124.4	120.9	111.3	112.5

【问题】如何编制频数表和绘制直方图？

【分析】

(1) 求全距 找出数据中的最大值和最小值，然后计算最大值与最小值之差即为全距（或称极差，range），用 R 表示。本例 $R=129.5-101.2=28.3$（cm）。

(2) 确定组数 组段数一般用 k 表示，分组过多计算繁杂且不能显示出数据的分布规律性，分组过少信息损失严重误差较大。一般取 8～15 个组段，以能显示分布特征为原则。

(3) 确定组距 相邻两组段的下限之差称为组距，用 i 表示，一般应取相同的组距，组距＝全距/组数，即 $i=R/k$。组距通常为极差的十分之一，再略加调整。本例拟分 11 个组段，则组距 $i=$ 全距/组数 $=R/k=28.3/11=2.57≈3$。

(4) 确定组限 一个频数表应包含整个资料的全部数据，每个数据都归属于某一组，且只能归属于某一组，不能兼属。如第一组为"99～"、第二组为"102～"，凡小于 102 者均应分入第一组，达到 102 者，则在第二组。每个组段的起点为该组的下限，终点为上限（上限一般不列出），上限＝下限＋组距。第一组段包含最小值，最后组段包含最大值。注意最后一个组段应同时标明下限和上限。

(5) 列表划记，编制频数表 将原始资料用划记法得各个组段的频数，如表 4-2 所示。

表 4-2 某市 120 名 6 岁女孩身高的频数分布表

身高(cm) (1)	划记 (2)	频数 (3)	累计频数 (4)	频率(%) (5)	累计频率(%) (6)
99～	一	1	1	0.83	0.83
102～	下	3	4	2.50	3.33
105～	正下	8	13	6.67	10.00
108～	正正正	15	27	12.50	22.50
111～	正正正正	20	47	16.67	39.17
114～	正正正正下	24	71	20.00	59.17
117～	正正正下	19	90	15.83	75.00
120～	正正正	15	105	12.50	87.50
123～	正正	10	115	8.33	95.83
126～	正	4	119	3.33	99.17
129～132	一	1	120	0.83	100.00

二、绘制直方图

将上述表 4-2 某市 120 名 6 岁女孩身高的频数表资料，以横轴表示变量值（身高），纵轴表示频数（人数），可以绘制成频数分布图（直方图），见图 4-1。

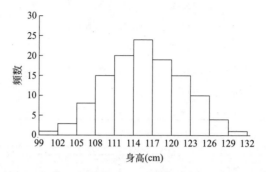

图 4-1　某市 120 名 6 岁女孩身高分布的直方图

从图 4-1 可见某市 120 名 6 岁女孩身高的频数多集中于 114cm 附近，两侧对称下降，最小值不低于 99cm，最大值不超过 132cm。越靠近中间，频数越多；离中间越远，频数越少，形成一个中间多、左右两侧逐渐减少且基本对称的频数分布。

三、频数表的用途

1. 作为陈述资料的形式

频数表可作为陈述资料的形式，便于进一步计算指标和进行统计分析。

2. 揭示资料分布特征

频数分布有两个重要特征：集中趋势（central tendency）和离散趋势（dispersion）。

（1）从表 4-2 某市 120 名 6 岁女孩身高的频数分布表可见，身高有高有矮，但中等身高居多（114cm～组段），此为集中趋势。

（2）越靠近中间（114cm～组段），频数越多；离中间越远，频数越少，即由中等身高到较矮或较高的频数分布逐渐减少，反映了身高的离散趋势。

数值变量资料，可用集中趋势和离散趋势分析其分布规律。

3. 便于观察数据分布类型

频数分布有两种类型：对称分布和偏态分布。

（1）对称分布　是指中间组段的频数最多，两侧的频数分布大体对称，并按一定的规律下降。在对称分布中最常见的是正态分布，表 4-2 的频数分布即近似呈正态分布（图 4-1）。

（2）偏态分布　是指频数分布不对称，集中位置偏向一侧。当高峰偏左侧，集中位置偏向数值小的一侧时，称为正偏态分布，如食物中毒事件的潜伏期频数分布、正常人体中某些非必须微量元素的频数分布为正偏态分布。当高峰偏右侧，集中位置偏向数值大的一侧时，称为负偏态分布，如恶性肿瘤患者发病的年龄分布为负偏态分布。

4. 便于发现某些特大或特小的可疑值

如在频数表中连续出现 0 的频数后，又出现一些频数，就值得怀疑，应该及时进行资料的核查，必要时可通过统计检验决定取舍。

5. 当样本含量比较大时，可用各组段的频率作为概率的估计值

如表 4-2 第（3）栏的频数除以总例数即为第（5）栏的频率，由此可推测 6 岁女孩的身高值出现在各组段的概率分别为 0.0083，0.0250，…，0.0083。

总之，通过频数表和直方图可以大致看出资料的形态和特征，如果需要进一步用数字明确地说明频数分布的特征，则需要使用统计指标描述的方法。

第二节　集中趋势的描述

平均数（average）是描述数值变量资料集中趋势最常用的指标。它用于描述一组同质计量资料的集中位置或反映一组观察值的平均水平，常作为一组数据的代表值用于分析和进行组间的比较。医学上常用的平均数有算术均数、几何均数和中位数三种。

一、算术均数

算术均数（arithmetic mean），反映一组数据在数量上的平均水平和在分布图上的集中位置，最为常用。适用于描述对称分布、正态分布（或接近正态分布）资料的集中趋势。样本均数用 $\overline{X}$ 表示，总体均数用希腊字母 μ 表示。其计算方法有两种。

（一）直接法

当观察值例数较少时，可将各观察值直接相加，再除以观察值的例数。公式为

$$\overline{X}=\frac{X_1+X_2+\cdots+X_n}{n}=\frac{\sum X}{n} \tag{4-1}$$

式中，Σ 是希腊字母（读作 sigma），为求和符号；n 为总例数；X_1、$X_2\cdots X_n$ 为变量值。

> **例 4-2**　现有 10 名 6 岁女孩的身高（cm）的测量值分别为：110.9，120.4，108.2，121.2，112.3，121.8，117.0，111.4，117.2，108.3。
>
> 【问题】
> 如何求其平均身高？

【分析】

将例 4-2 的数据用上面公式计算，可算得

$$\overline{X}=\frac{110.9+120.4+\cdots+108.3}{10}=114.87(\text{cm})$$

故 10 名 6 岁女孩身高的均数为 114.87cm。

（二）加权法

当资料中观察值个数较多时，通常要将数据编成频数分布表，再用加权法计算其均数。公式为

$$\overline{X}=\frac{f_1X_1+f_2X_2+\cdots+f_kX_k}{n}=\frac{\sum fX}{\sum f} \tag{4-2}$$

式中，k 表示频数表的组段数；f_1，f_2，$\cdots f_k$ 及 X_1，X_2，$\cdots X_k$ 分别表示 1 至 k 组的

频数及组中值。

> **例 4-3**　某市 120 名 6 岁女孩的身高（cm）资料，见表 4-2。
> 【问题】
> 如何求其平均身高？

【分析】

首先求出各组的组中值 X_i，$X_i=$（本组段下限＋下组段下限）/2。本例 $X_1=(99+102)/2=100.5$；$X_2=(102+105)/2=103.5$，…，以此类推，得表 4-3 的第（3）栏，将第（2）栏频数 $f \times$ 第（3）栏组中值 X_i 即得第（4）栏 fX_i，再将各组 fX_i 相加又可得 $\sum fX$。

表 4-3　某市 120 名 6 岁女孩身高（cm）均数的计算表（加权法）

身高组段 (1)	频数 f (2)	组中值 X_i (3)	fX_i (4)=(2)×(3)	fX^2 (5)=(3)×(4)
99~	1	100.5	100.5	10100.25
102~	3	103.5	310.5	32136.75
105~	8	106.5	852.0	90738.00
108~	15	109.5	1642.5	179853.75
111~	20	112.5	2250.0	253125.00
114~	24	115.5	2772.0	320166.00
117~	19	118.5	2251.5	266802.75
120~	15	121.5	1822.5	221433.75
123~	10	124.5	1245.0	155002.50
126~	4	127.5	510.0	65025.00
129~132	1	130.5	130.5	17030.25
合计	120($\sum f$)		13887($\sum fX$)	1611414($\sum fX^2$)

将表 4-3 中数据代入公式(4-2)

$$\overline{X}=\frac{1\times 100.5+3\times 103.5+\cdots+1\times 130.5}{120}=\frac{13887}{120}=115.7(\text{cm})$$

即某市 120 名 6 岁女孩的平均身高为 115.7cm。

算术均数的意义容易理解，而且结果也比较稳定，因而应用广泛。但是，由于算术均数计算时用到了每一个观察值，在偏态较大的情况下，会受到频数分布尾端极大或极小值的影响，算出的均值不能真正反映集中位置，这时可以考虑改用其他均数。

二、几何均数

在医学研究中，如抗体滴度、细菌计数、血清凝集效价、某些物质浓度等，这些资料的数据特点是观察值间呈倍数关系；或者数据呈正偏态分布，取对数后呈正态分布的资料（称原始观察值服从对数正态分布），如某些传染病的潜伏期、食品中某些农药的残留量等。如用算术均数表示其平均水平，受极端值的影响偏大，代表性差。

这时可以使用几何均数（geometric mean，G）描述其平均水平，计算公式为

$$G=\sqrt[n]{X_1 X_2 \cdots X_n} \tag{4-3}$$

即将 n 个观察值连乘后开 n 次方。为了计算方便，常采用对数的形式计算，即

$$G=\lg^{-1}\left(\frac{\lg X_1+\lg X_2+\cdots+\lg X_n}{n}\right)=\lg^{-1}\left(\frac{\sum \lg X}{n}\right) \tag{4-4}$$

式中，$\sum \lg X$ 为各观察值的对数值之和；$\lg^{-1}$ 为反对数；n 为观察值个数。

可以看出，几何均数相当于各观察值对数的均值再取反对数。

（一）计算方法

1. 直接法

当观察值个数较少时，可用公式(4-4)直接计算。

> **例 4-4** 有 8 份血清的某种抗体效价分别为 1∶200，1∶25，1∶400，1∶800，1∶50，1∶100，1∶50，1∶25。
> 【问题】
> 如何求其平均血清抗体效价？

【分析】

按公式(4-4)计算得

$$G=\lg^{-1}\left(\frac{\lg200+\lg25+\lg400+\lg800+\lg50+\lg100+\lg50+\lg25}{8}\right)=100$$

故 8 份血清抗体效价的平均水平为 1∶100。

2. 加权法

当资料中相同观察值较多时，可先编成频数表资料，再用加权法计算，公式为

$$G=\lg^{-1}\left(\frac{f_1\lg X_1+f_2\lg X_2+\cdots+f_k\lg X_k}{n}\right)=\lg^{-1}\left(\frac{\sum f\lg X}{\sum f}\right) \tag{4-5}$$

式中，$\sum f\lg X$ 为各组频数 f 与观察值对数 $\lg X$ 积的和。

> **例 4-5** 某地对 112 名儿童接种某种疫苗 1 个月后，测定了各儿童血清抗体滴度，结果见表 4-4。
>
> 表 4-4 某地 112 名儿童接种某种疫苗 1 个月后血清抗体滴度计算表
>
> | 抗体滴度
(1) | 频数 f
(2) | 滴度倒数 X
(3) | $\lg X$
(4) | $f\lg X$
(5)=(2)×(4) |
> | --- | --- | --- | --- | --- |
> | 1∶4 | 1 | 4 | 0.602 | 0.60206 |
> | 1∶8 | 3 | 8 | 0.903 | 2.70927 |
> | 1∶16 | 15 | 16 | 1.204 | 18.0618 |
> | 1∶32 | 32 | 32 | 1.505 | 48.1648 |
> | 1∶64 | 43 | 64 | 1.806 | 77.66574 |
> | 1∶128 | 11 | 128 | 2.107 | 23.17931 |
> | 1∶256 | 5 | 256 | 2.408 | 12.0412 |
> | 1∶512 | 2 | 512 | 2.709 | 5.41854 |
> | 合计 | 112($\sum f$) | | | 187.8415($\sum f\lg X$) |
>
> 【问题】
> 如何求血清抗体的平均滴度？

【分析】

将表 4-4 中数字代入公式(4-5)

$$G=\lg^{-1}\left(\frac{187.8415}{112}\right)=47.55$$

故 112 人的血清抗体平均滴度为 1∶48。

(二) 注意事项

① 观察值不能有 0，因为 0 不能取对数，否则在作对数变换之前需加一个常数。
② 一组观察值中不能同时有正值和负值。若全部是负值，计算时可先把负号去掉，得出结果后再加上负号。
③ 同一组资料求得的几何均数总是小于它的算数均数。

三、中位数和百分位数

(一) 中位数

1. 中位数的概念

中位数在实际工作中有着很强的应用价值，适用于各种分布资料，尤其适用于偏态分布、资料一端或两端无确定数值以及资料分布不明确的情况。中位数（median, M）是将一组观察值按从小到大的顺序排列，居中心位置的数值。因而全部观察值中，大于或小于 M 的观察值个数相等。

2. 中位数的计算

中位数计算方法有两种。

(1) 直接法 适用于变量值个数较小的资料。当观察值个数 n 是奇数时，居中位次对应的观察值即为中位数 M。公式为

$$M = X_{(\frac{n+1}{2})} \tag{4-6}$$

> **例 4-6** 某病患者 7 人的潜伏期（天）从小到大排列为：1, 3, 4, 7, 8, 15, 19 天。
> 【问题】
> 如何求其平均潜伏期？

【分析】

本例 $n=7$，为奇数，按公式(4-6) 计算得

$$M = X_{(\frac{n+1}{2})} = X_4 = 7(天)$$

当观察值个数 n 为偶数时，两个居中位次对应的观察值之和除以 2 即为中位数 M。公式为

$$M = [X_{(\frac{n}{2})} + X_{(\frac{n}{2}+1)}]/2 \tag{4-7}$$

> **例 4-7** 8 名中学生甲型肝炎的潜伏期分别为 12, 13, 14, 14, 15, 15, 15, 17 天。
> 【问题】
> 如何求其平均潜伏期？

【分析】

$$M = [X_{(\frac{n}{2})} + X_{(\frac{n}{2}+1)}]/2 = (X_4 + X_5)/2 = (14+15)/2 = 14.5(天)$$

(2) 频数表法 当变量值个数 n 较多时，可将资料编成频数表，再求中位数。公式为

$$M = L + \left(\frac{0.5n - f_L}{f_M}\right) i_M \tag{4-8}$$

式中，L 为 M 所在组段的下限；i_M 为组距；f_M 为频数；f_L 为之前各组段的累计频数。

例 4-8 为了解本地儿童体内铅负荷的现状，某市儿保所 2006 年以随机抽样的方法调查了该市 340 名 7 岁以下儿童的血铅含量，血铅含量资料见表 4-5。

表 4-5 某市 340 名 7 岁以下儿童的血铅含量频数表

血铅(μmol/L) （1）	例数 （2）	累计频数 （3）	累计频率(%) （4）
0～	22	22	6.47
0.25～	36	58	17.06
0.50～	23	81	23.82
0.75～	42	123	36.18
1.00～	41	164	48.24
1.25～	55	219	64.41
1.50～	36	255	75.00
1.75～	28	283	83.24
2.00～	15	298	87.65
2.25～	24	322	94.71
2.50～	6	328	96.47
2.75～	9	337	99.12
3.00～3.25	3	340	100.00

【问题】

如何求 340 名 7 岁以下儿童的平均血铅含量？

【分析】

计算频数分布中位数的第一步是找出它所在组段，其方法是按所分组段，从小到大计算累计频数和累计频率。资料总例数是 340，其 50% 是 170，当观察值按顺序排列时，第 170 个观察值就是中位数 M（近似值）。从累计频数分布可以看出，第 170 个观察值处于"1.25～"这一组段之内，或者从第（4）栏的累计频率则更清楚地显示了它所在的组段。假定该组段内的观察值呈均匀分布，因为在此组段之前有 164 例，在组段内共有 55 例，所以可推测，中位数位于该组段离下限的距离为该组段宽度的 (170－164)/55 处。为了得出中位数的值，可将 (170－164)/55 乘以组段宽度 0.25，再将此乘积项加上所属组段的下限，代入公式(4-8)可得

$$M = 1.25 + (340 \times 0.5 - 164)/55 \times 0.25 = 1.28(\mu mol/L)$$

即 340 名 7 岁以下儿童的平均血铅含量为 $1.28\mu mol/L$。

（二）百分位数

1. 百分位数的概念

百分位数（percentile）是一种位置指标，用符号 P_x 表示，x 表示百分位，即把一组数据从小到大顺序排列，分为 100 等份，各等份含 1% 的观察值，分割界限上的数值就是百分位数。

一个百分位数 P_x 将全部数据分为两部分，有 $x\%$ 的数据比 P_x 小，有 $(100-x)\%$ 的数据比 P_x 大。如 P_{25} 表示资料在 P_{25} 位置左侧的累计频数占总数的 25%，右侧占 75%。P_{50} 实际上就是中位数 M，是百分位数的一个特例。P_{25}、P_{50}、P_{75} 分别被称作下四分位数、中位数、上四分位数。

2. 百分位数的计算

百分位数的计算公式为

$$P_x = L + \left(\frac{n \cdot x\% - f_L}{f_x}\right) i_x \tag{4-9}$$

式中，L、f_x、i_x 分别为 P_x 所在组段的下限、频数及组距；f_L 为小于 P_x 所在组段的各组段的累计频数。

由公式(4-9)可见，计算百分位数的方法与中位数相似，只是公式(4-8)中的 $0.5n$ 以 $nx\%$ 代替，f_M 以 f_x 代替。

> **例 4-9** 某市 340 名 7 岁以下儿童的血铅含量，血铅含量频数表资料见表 4-5，前面已求得 M。
>
> 【问题】
> 如何求该市 340 名 7 岁以下儿童血铅含量的 P_{25}、P_{75}、P_{95}？

【分析】

由公式(4-9)可见，首先要找 P_x 所在组段，其方法是按所分组段，从小到大计算累计频数和累计频率。从表 4-5 第（4）栏累计频率可知，P_x 所在组应在累计频率≥$x\%$时的组段。

(1) 求 P_{25}　P_{25} 应在 "0.75～" 这一组段之内，即 "0.75～" 这一组段为 P_{25} 所在组段。

本例 $n=340$，$L=0.75$，$i_x=0.25$，$f_x=42$，$f_L=81$，将数据代入公式(4-9)

$$P_{25} = 0.75 + \left(\frac{340 \times 25\% - 81}{42}\right) \times 0.25 = 0.77(\mu mol/L)$$

(2) 求 P_{75}　P_{75} 应在 "1.50～" 这一组段之内，即 "1.50～" 这一组段为 P_{75} 所在组段。

本例 $n=340$，$L=1.50$，$i_x=0.25$，$f_x=36$，$f_L=219$，将数据代入公式(4-9)

$$P_{75} = 1.50 + \left(\frac{340 \times 75\% - 219}{36}\right) \times 0.25 = 1.75(\mu mol/L)$$

(3) 求 P_{95}　P_{95} 应在 "2.50～" 这一组段之内，即 "2.50～" 这一组段为 P_{95} 所在组段。

本例 $n=340$，$L=2.50$，$i_x=0.25$，$f_x=6$，$f_L=322$，将数据代入公式(4-9)

$$P_{95} = 2.50 + \left(\frac{340 \times 95\% - 322}{6}\right) \times 0.25 = 2.54(\mu mol/L)$$

3. 百分位数的应用

(1) 百分位数用于描述一组资料在某百分位置上的水平，如中位数是一个特定的百分位数，即 $P_{50}=M$。多个百分位数结合使用，可以用来说明某一特定问题。如用 $P_{2.5}$ 和 $P_{97.5}$ 规定医学 95%的参考值范围；在研究青少年生长发育时用百分位数（P_5，P_{25}，P_{75}，P_{95}）划分等级等。

(2) 计算四分位数间距。四分位数间距（quartile）是一组数值变量值中，上四分数（即 P_{75}）与下四分数（即 P_{25}）之差，它一般和中位数一起描述偏态分布资料的分布特征（详见本章第三节）。

(3) 百分位数可用于任何频数分布的资料，但靠近两端的百分位数仅在样本例数较大时才比较稳定（如 $n>100$）。

第三节　离散趋势的描述

> **例 4-10**　现对甲、乙两名高血压患者连续观察 7 天，测得的收缩压（mmHg）分别如下：
> 甲患者　　148　　162　　145　　178　　142　　186　　175
> 乙患者　　162　　164　　160　　163　　159　　166　　161
> 【问题】
> 甲、乙两名高血压患者收缩压的平均水平是多少？离散趋势大小如何？

【分析】

从列出的数据可以得知，$\overline{X}_甲=162.3$，$\overline{X}_乙=162.1$，两人收缩压的均数几乎没有差别，这说明他们的收缩压平均水平基本相同。但甲患者的血压波动比较大，而乙患者相对比较稳定，说明分布情况不同，甲患者血压值较分散，离散程度大；而乙患者血压值较集中，离散程度小。

因此，描述一组观察值，除需要说明它们的平均水平外，还要描述其离散程度即变异程度大小。描述变量值离散程度的指标大体可分为两类：一类是按间距计算，有极差和四分位数间距；另一类则按平均差距计算，有方差、标准差和变异系数等。其中标准差最常用。

一、极差

极差（range，R）又称全距，可表示一组变量值的变异程度的大小。极差大说明变异程度大，反之说明变异程度小。

$$R = 最大值 - 最小值 \tag{4-10}$$

如例 4-10 中甲乙两患者收缩压的极差分别为

$$R_甲 = 186 - 142 = 44(\text{mmHg})$$
$$R_乙 = 166 - 159 = 7(\text{mmHg})$$

可见甲患者收缩压的波动大，乙患者波动小。

极差虽然计算方法简单，但在医学中有着一定的应用价值，如说明传染病、食物中毒等的最短、最长潜伏期等。极差只考虑最大值与最小值之差，而没有考虑每个变量值的变异程度，也就是说，这组变量值所提供的信息没有充分利用。特别是样本较大时，受特大或特小值影响，极差也变大。尤其当资料明显呈偏态分布时，会更加不稳定，因此极差仅用于粗略地说明变量的波动范围。

二、四分位数间距

四分位数是特定的百分位数，把数列分为 100 等份，前四分之一变量值比第 25 百分位数（P_{25}）小，称下四分位数，记作 Q_L；后四分之一变量值比第 75 百分位数（P_{75}）大，称上四分位数，记作 Q_U。

四分位数间距（quartile range，Q）是一组数值变量值中，上四分位数（即 P_{75}）与下四分位数（即 P_{25}）之差，一般用于描述偏态分布或两端无确定数据资料的离散趋势。

$$Q = Q_U - Q_L = P_{75} - P_{25} \tag{4-11}$$

> **例 4-11** 某市 340 名 7 岁以下儿童的血铅含量，血铅含量资料见表 4-5。
> 【问题】
> 这 340 名 7 岁以下儿童血铅含量的变异程度如何？

【分析】

由表 4-5 可见，该资料呈偏态分布，故宜用四位数间距表示其变异程度。

$$P_{25} = 0.75 + \left(\frac{340 \times 25\% - 81}{42}\right) \times 0.25 = 0.77(\mu mol/L)$$

$$P_{75} = 1.50 + \left(\frac{340 \times 75\% - 219}{36}\right) \times 0.25 = 1.75(\mu mol/L)$$

$$Q = P_{75} - P_{25} = 1.75 - 0.77 = 0.98(\mu mol/L)$$

故 340 名 7 岁以下儿童血铅含量的四分位数间距是 $0.98 \mu mol/L$。

虽然四分位间距将所有数据中，两端的数据去掉一定比例，与极差相比不易受极端值的影响，结果比较稳定。但是和极差一样，四分位间距也没有考虑每个变量值的变异程度，没有充分利用变量值所提供的信息，只考虑 P_{75} 与 P_{25} 之差，所以在统计分析中，应用不广泛。

三、方差

极差和四分位数间距都未全面考虑观察值的变异情况，为了克服该缺点，需计算总体中每个观察值 X 与总体均数 μ 的差值 $(X-\mu)$，称为离均差。为了避免正负抵消，将每个观察值与均数之差的绝对值相加，然后取平均，即计算 $\sum |(X-\mu)|/n$，由于用到了绝对值，数学上不便于处理，为此可以取平方来避免正负抵消，用 $\sum(X-\mu)^2$（sum of deviation from mean）反映。同时还要考虑到观察值个数 N 的影响，用其均数，即得到总体的方差（variance），用 σ^2 表示。公式为

$$\sigma^2 = \frac{\sum(X-\mu)^2}{N} \tag{4-12}$$

由于在实际工作中，往往得到样本资料，总体均数 μ 是未知的，所以常用样本均数 $\overline{X}$ 作为 μ 的估计值，用样本例数 n 代替 N 得到样本方差。

$$s^2 = \frac{\sum(X-\overline{X})^2}{n-1} \tag{4-13}$$

公式（4-13）的分子 $\sum(X-\overline{X})^2$ 称为离均差平方和（sum of squares），它表示每个观测值相对于集中位置 $\overline{X}$ 的分散程度。分母 $n-1$ 称为自由度（degree of freedom，简写为 df），它表示在所有的 n 个离均差平方项中，由于样本均数 $\overline{X}$ 的限制，只有 $n-1$ 个离均差平方和是独立的。s^2 越大，说明变异程度越大。

四、标准差

方差是用取平方后的单位来表示的，统计学中为了方便，通常将方差取平方根，还原成与原始观察值单位相同的变异量度，即标准差（standard deviation），可克服极差和四分位数间距的缺点，反映资料中每个变量值的变异程度。计算公式为

$$\sigma = \sqrt{\frac{\sum(X-\mu)^2}{N}} \tag{4-14}$$

由公式(4-14)可知,总体标准差是离均差平方和的平均值的算术平方根。但一般总体均数 μ 是未知的,故常用样本均数 $\overline{X}$ 来估计。数学上证明用 $\sum(X-\overline{X})^2$ 代替 $\sum(X-\mu)^2$,用 n(n 为样本含量)代替 N,按公式(4-14)算出的样本标准差 s 比实际 σ 小,英国统计学家 W. S. Gosset 建议用 $n-1$ 代替 n 来校正,于是计算样本标准差 s 的公式为

$$s = \sqrt{\frac{\sum(X-\overline{X})^2}{n-1}} \tag{4-15}$$

当两组或多组观察值单位相同、均数相近时,标准差越小,说明该组观察值分布得越集中,变异程度越小;标准差越大,说明该组观察值分布得越分散,各变量值的大小参差不齐,变异程度越大。

(一) 标准差的计算

用公式(4-15)计算标准差要先求出均数,计算较繁。为方便计算,可将公式(4-15)进行数学整理后得

$$s = \sqrt{\frac{\sum X^2 - (\sum X)^2/n}{n-1}} \tag{4-16}$$

式中,$\sum X^2$ 是各观察值平方和;$\sum X$ 是观察值之和;$n-1$ 是自由度。

1. 直接法

当观察值个数不多时,直接计算出 $\sum X$ 和 $\sum X^2$ 后代入公式(4-16)即可。

> **例 4-12** 测得 7 名外感风寒女性的体温(℃)如下:
> 37.8,38.0,38.1,38.2,38.3,38.5,39.4。
> 【问题】
> 该体温资料的标准差是多少?

【分析】
本例 $n=7$,$\sum X = 37.8 + 38.0 + \cdots + 39.4 = 268.3$
$\sum X^2 = 37.2^2 + 38.0^2 + \cdots + 39.4^2 = 10285.19$

将数据代入公式(4-16)

$$s = \sqrt{\frac{10285.19 - (268.3)^2/7}{7-1}} = 0.52(℃)$$

所以这 7 名外感风寒女性体温的标准差为 0.52℃。

2. 加权法

当观察值个数较多时,可用加权法计算标准差。公式为

$$s = \sqrt{\frac{\sum fX^2 - (\sum fX)^2/n}{n-1}} \tag{4-17}$$

式中,X 和 f 分别为各组段的组中值及出现的频数;$\sum fX$ 为各观察值和的近似值;$\sum fX^2$ 为各观察值平方和的近似值。

例 4-13 由表 4-3 可知某市 120 名 6 岁女孩身高的资料。
【问题】
如何求 120 名 6 岁女孩身高的标准差？

【分析】
由表 4-3 已知
$\sum f = 120$ $\sum fX = 13887$ $\sum fX^2 = 1611414$ 代入公式(4-17)

$$s = \sqrt{\frac{1611414 - (13887)^2/120}{120 - 1}} = 6.04 \text{(cm)}$$

即 120 名 6 岁女孩身高的标准差为 6.04cm。

(二) 标准差的应用

① 表示一组观察值的变异程度，适用于正态分布或近似正态分布资料。
② 衡量样本均数对该组观察值的代表性，两组或多组观察值在单位相同、均数相近的条件下，标准差越大，表示变量值离均数较远，均数的代表性越差。反之，标准差越小，说明变量值密集于均数两侧，均数的代表性好。
③ 标准差能够直接用于代数运算，如来自同一总体的几个样本标准差，可直接求得合并样本的标准差，而不必根据合并样本重新计算。
④ 标准差与均数结合能够完整地概括一个正态分布（见本章第四节）。
⑤ 计算变异系数与标准误（见第五章）。

五、变异系数

当两组或多组资料的度量单位不同或两均数相差悬殊时，可用变异系数（coefficient of variation，CV）比较其变异程度。其公式为

$$CV = \frac{S}{\overline{X}} \times 100\% \tag{4-18}$$

由公式(4-18)可看出变异系数是标准差与均数之比的百分数，实质上是一种相对数，无单位，从而消除了单位不同或均数相差较大的影响，便于资料间的比较。变异系数越大，说明观察值的变异程度越大；反之，说明观察值的变异程度越小。

例 4-14 某年某地 10 名小学生，胸围均数为 67.1cm，标准差为 3.0cm；背肌力均数为 37.0kg，标准差为 2.5 kg。
【问题】
10 名小学生胸围与背肌力哪个变异程度大？

【分析】
本例胸围和背肌力是两个不同的指标，单位不同，不能直接比较，应该使用变异系数。将上述数据代入公式(4-18) 得

胸围 $CV = 3.0/67.1 \times 100\% = 4.5\%$
背肌力 $CV = 2.5/37.0 \times 100\% = 6.8\%$

计算出变异系数后可见 10 名小学生背肌力的变异度大于胸围的变异度。

第四节 正态分布及其应用

一、概念

(一) 正态曲线

在本章第一节计算均数时曾将例 4-1 某市 120 名 6 岁女孩身高（cm）的资料编成了频数表，并根据该频数表资料绘制成直方图，图的横轴表示变量值（身高），纵轴表示频数（人数），见图 4-1 所示。

从图 4-1 可见某市 120 名 6 岁女孩身高（cm）的频数多集中于均数附近，以均数为中心，越靠近均数两侧，频数越多；离均数越远，频数越少，形成一个中间多、左右两侧逐渐减少且基本对称的频数分布。设想当原始数据的频数分布图的观察人数逐渐增加且组段不断细分时，图 4-1 的直条就不断变窄，将直方图各直条顶端中点连成一线，最终发现它是一条光滑的曲线（图 4-2）。这条曲线与数学上的正态曲线（normal curve）近似，即高峰位于中央，两侧逐渐下降并完全对称，形态呈钟形的曲线。

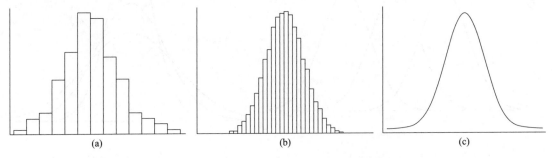

图 4-2 频数分布逐渐接近正态分布示意图

(二) 正态分布

正态曲线所对应的分布称为正态分布（normal distribution）。

如果随机变量 X 的分布服从概率密度函数

$$f(X) = \frac{1}{\sigma\sqrt{2\pi}} e^{\frac{-(X-\mu)^2}{2\sigma^2}} \quad -\infty < X < +\infty \tag{4-19}$$

其中 π 及 $e > 0$ 是常数，则称 X 服从参数为 μ 与 σ 的正态分布，记为 $X \sim N(\mu, \sigma^2)$。

分布函数为

$$F(X) = \frac{1}{\sigma\sqrt{2\pi}} \int_{-\infty}^{X} e^{-\frac{1}{2}\left(\frac{X-\mu}{\sigma}\right)^2} dx \quad -\infty < X < +\infty \tag{4-20}$$

式中，π 和 e 是两个常数，分别为圆周率（$\pi = 3.141592\cdots\cdots$）和自然对数的底值（$e$ 近似等于 2.71828）；μ 和 σ 是正态分布的两个参数，其中 μ 为 X 的总体均数，σ^2 为 X 的总体方差。X 的取值范围理论上没有边界（$-\infty < X < +\infty$），X 离 μ 越远，函数 $f(X)$ 值越接近于 0，但不会等于 0。

二、特点和应用

正态分布又称高斯分布（Gaussian distribution），是一个重要的连续型概率分布。在医学和生物学研究中有着广泛的应用，如正常人的生理生化指标：身高、体重、红细胞数、血红蛋白等。很多统计方法是建立在正态分布基础上的，在变量服从正态分布的情况下，可以很容易确定其数值出现在任意指定范围内概率，尤其是医学参考值范围的估计。

正态分布曲线是一条钟形曲线，有以下特点。

（1）单峰分布，以 μ 为中心；两侧逐渐降低，左右完全对称；两端永不与横轴相交。

（2）在 $X=\mu$ 处，$f(X)$ 取最大值，其值为 $f(\mu)=1/\sigma\sqrt{2\pi}$；$X$ 越远离 μ，$f(X)$ 值越小。

（3）正态分布有两个参数决定其曲线的位置和形状。μ 决定分布曲线在横轴的偏移位置，在 σ 一定时，μ 增大，曲线沿横轴向右移动；反之 μ 减小，曲线沿横轴向左移动（图 4-3）。σ 决定其形状（曲线的"胖"或"瘦"）。μ 不变时，σ 越大，曲线越平坦；σ 越小，曲线越陡峭（图 4-4）。

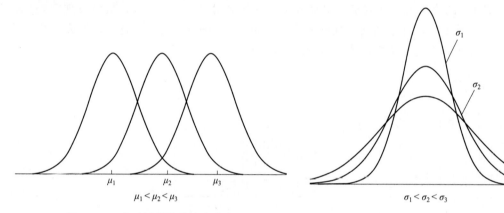

图 4-3　三种不同均值的正态分布　　　　图 4-4　三种不同标准差的正态分布

（4）正态曲线下面积分布有一定的规律，假定曲线下的总面积为 1 或 100%。见图 4-5，图中 μ 为总体均数，σ 为总体标准差。若以正态曲线下总面积为 100% 计算，则曲线下：$\mu\pm\sigma$ 的面积占总面积的 68.27%；$\mu\pm 1.96\sigma$ 的面积占总面积的 95.00%；$\mu\pm 2.58\sigma$ 的面积占总面积的 99.00%。

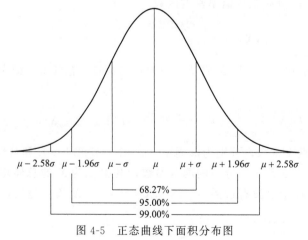

图 4-5　正态曲线下面积分布图

这些规律是有数学理论推导作保证的固定不变的常数。在实际工作中，我们常常需要了解观察值围绕均数分布的情况。当资料呈正态分布且观察值个数较多时，可用 $\overline{X}$ 估计 μ，s 估计 σ，对观察值的频数分布作出估计。如前已算得 120 名 6 岁女孩身高的 $\overline{X}=115.7$，$s=6.04$，且从图 4-1 中可见其身高分布近似正态，故可利用正态曲线下面积分布的规律来估计其频数分布情况，计算结果见表 4-6，表中的理论范围是分别按 $\overline{X}\pm s$，$\overline{X}\pm 1.96s$，$\overline{X}\pm 2.58s$ 计算出来的。实际分布是在第 2 栏身高范围内的实际人数与相对频率，从这里可见 120 名 6 岁女孩身高的实际分布与理论分布是非常接近的。

表 4-6　120 名 6 岁女孩身高的实际分布与理论分布比较

$\overline{X}\pm s$	身高范围(cm)		实际分布		理论分布	
			人数	百分比(%)	人数	百分比(%)
$\overline{X}\pm s$	115.7 ± 6.04	$109.66\sim 121.74$	82	68.33	82	68.27
$\overline{X}\pm 1.96s$	$115.7\pm 1.96\times 6.04$	$103.86\sim 127.54$	115	95.83	114	95.00
$\overline{X}\pm 2.58s$	$115.7\pm 2.58\times 6.04$	$100.12\sim 131.28$	119	99.17	119	99.00

上已述及，正态分布有两个参数（μ，σ）决定其曲线位置和形状。为方便应用，可对变量 X 进行标准变换

$$Z=\frac{(X-\mu)}{\sigma} \tag{4-21}$$

则 Z 称为标准正态变量，服从总体均数为 0，总体标准差为 1 的标准正态分布（standard normal distribution），亦称 Z 分布，记为 $Z\sim N(0,1)$。此时公式为

$$\Phi(z)=\frac{1}{\sqrt{2\pi}}e^{\frac{-z^2}{2}} \quad -\infty<z<+\infty \tag{4-22}$$

在医学实际应用中，经 Z 变换可以将任意一个正态曲线下面积的问题，转化成求解标准正态曲线下面积的问题（标准正态分布曲线下面积关系如图 4-6 所示）。

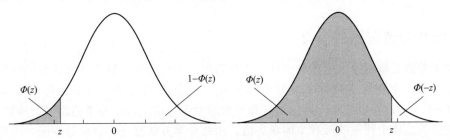

图 4-6　标准正态分布曲线下面积示意图

附表 3-1 给出了标准正态分布曲线下 Z 值左侧尾部面积，利用标准正态分布可以求出原始变量 X 在任意区间的概率值。由于标准正态曲线以 0 为中心，完全对称，故表中只给出了 Z 值的负数部分，当 $Z>0$ 时，可用公式(4-23) 计算

$$\Phi(z)=1-\Phi(-z) \tag{4-23}$$

Z 在区间 (Z_1,Z_2) 上的概率（曲线下的面积）计算公式为

$$P(z_1<z<z_2)=\Phi(z_2)-\Phi(z_1) \tag{4-24}$$

当 μ 和 σ 未知时，可以利用样本均数 $\overline{X}$ 和标准差 S 计算 Z，即

$$Z=\frac{X-\overline{X}}{S} \tag{4-25}$$

例 4-15 已知某市 120 名 6 岁女孩身高资料近似服从正态分布，$\bar{X}=115.7\text{cm}$，$S=6.04\text{cm}$。

【问题】
1. 请计算身高在 100.12cm 以下者占该市 120 名 6 岁女孩身高的百分比。
2. 试估计身高在 100.12～131.28cm 者占该市 120 名 6 岁女孩身高的百分比。

【分析】
1. 将 $X=100.12$ 代入公式(4-25) 得

$$Z=\frac{X-\bar{X}}{S}=\frac{100.12-115.7}{6.04}=-2.58$$

于是问题转换成了求标准正态分布 Z 值小于 -2.58 的概率，查附表 3-1 得 $\Phi(-2.58)=0.0049$，表明身高在 100.12cm 以下者占该市 120 名 6 岁女孩身高的 0.49%。

2. 分别计算 $X_1=100.12$ 和 $X_2=131.28$ 所对应的 Z 值，即代入公式(4-25)、(4-24) 和 (4-23) 得

$$\begin{aligned}P(100.12<X<131.28)&=P\left(\frac{100.12-115.7}{6.04}<\frac{X-\mu}{\sigma}<\frac{131.28-115.7}{6.04}\right)\\&=P(-2.58<Z<2.58)\\&=[1-\Phi(-2.58)]-\Phi(-2.58)\\&=(1-0.0049)-0.0049=0.9902\end{aligned}$$

即身高在 100.12～131.28cm 者占该地 120 名 6 岁女孩身高的 99.02%。

第五节　医学参考值范围

一、医学参考值范围的意义

医学参考值是指正常人的各种生理、生化数据、组织或排泄物中各种成分的含量。由于存在个体差异，生物医学数据并非常数而是在一定范围内波动，故采用医学参考值范围（medical reference range）作为判定正常和异常的参考标准。医学参考值范围的确切含义是，从选择的参照总体中获得的所有个体观察值，用统计学方法建立百分位数界限，由此得出个体观察值的波动范围，经常使用 95% 的医学参考值范围。

二、确定医学参考值范围的步骤

1. 确定"正常人"的样本

首先要对"正常人"的同质性作出规定。所谓"正常人"不是指任何组织与器官的形态及机能都无异常的人，而是指排除了影响被研究指标的疾病及有关因素的人，绝对健康是不存在的。对"正常人"的规定要根据研究目的、技术力量与水平等条件来考虑，往往牵涉到多方面的专业知识。一般可从地区、民族、性别、年龄、时间（季节与昼夜）妊娠等因素来考虑。例如正常成人每微升血液中红细胞数的平均值，男性 400 万～500 万个，女性 350 万～450 万个，男女各异，高原居民与平原居民不同。人体血清胆固醇含量随年龄的增长而增加，妊娠期高于非妊娠期，冬季高于夏季，且受饮食影响。

在使用或制定临床参考值范围时,"正常人"的健康水平应有明确的界定,主要是排除了对研究指标有影响的疾病或有关因素的同质人群。如研究某年某地正常人的血清丙氨酸氨基转移酶（ALT）活性的医学参考值范围,选择研究对象时应考虑：①无肝、肾、心、脑、肌肉等器质性疾病；②近期没有服用过氯丙嗪、异烟肼等影响 ALT 活性的药物；③测定前不能做剧烈的运动。

2. 确定样本量

样本含量的确定没有统一的标准,它与总体分布有关,若是接近正态分布且变异度不是很大,样本含量可以少一些；反之,若是明显偏态分布或数据分散,样本含量就大一些。同时,例数过少,代表性差；通常确定参考值范围需要大样本,例数过少会不够准确。

3. 统一测定方法,控制检测误差

除上述要求外,还应对检测人员（医生、检验人员等）进行培训,控制检测条件、重复测定等措施,严格控制检测误差,建立质量控制,防止记录差错等。同时要尽量与应用医学参考值范围时的实际情况相一致,例如临床实验室每一个标本只作一次,那么确定医学参考值的检验每个标本亦只作一次,而不能作两个平行样本算平均数后再估计医学参考值。

4. 单侧与双侧界值

医学参考值范围涉及采用单侧界值还是双侧界值的问题,通常依据专业知识和指标的实际用途来确定。例如血清总胆固醇过高或过低都属异常,应采用双侧参考值范围；血清转氨酶仅过高异常,应确定其高侧的界值；过低属异常的指标如肺活量,应确定其低侧的界值。

5. 确定适当的百分数范围

参考值范围是指绝大多数"正常人"的变量值都在这个范围内。这个绝大多数,应根据研究目的、研究指标的性质、数据分布特征等情况综合考虑百分界值的选择。它的意义是习惯上指正常人的 80%、90%、95%、99%,95% 最常用。

这样,若按单侧计算,相应地将有 20%、10%、5% 或 1% 的正常人该指标值在医学参考值范围以外；若按双侧计算,相应地,过高、过低者各有 10%、5%、2.5% 或 0.5%。这些指标值在医学参考值范围以外的正常人,将被错判为不正常。这种错误,称为 I 型错误,或假阳性,其假阳性率即误诊率用 α 表示。但亦有些患者的指标值,可能落在医学参考值范围以内,这时就会将患者错判为正常人,这种错误为 II 型错误,或假阴性,假阴性率即漏诊率用 β 表示。确定合适的百分范围应根据研究目的,结合正常人和患者的数值分布,同时考虑 α 及 β,一般有下列两种情况：①正常人和患者的某指标数据分布无重叠 [图 4-7(a)]。这时只考虑减少 α；②正常人和患者的某指标数据分布有重叠 [图 4-7(b)]。这时两分布重叠部分内既有患者亦有正常人,若欲减少 α,界值向右移,那么 β 将加大；若欲减少 β,界值向左移,那么 α 将加大。通常兼顾 α 及 β,取两曲线交点的横坐标为界值,这时 α 与 β 之和为最小。但实用时还要考虑该医学参考值范围的主要用途,若用以普查初筛患者,则要减少假阴性,参考值的百分数范围要小一些（如 80% 或 90%）；若用以确诊患者,则要避免假阳性,参考值的百分数范围要大一些（如 95% 或 99%）。

6. 确定估计方法

估计医学参考值范围的方法较多,主要根据频数的分布类型,指标的性质和样本含量和研究的目的等选用。近似服从正态分布或通过变量变换转化为正态分布的资料,可以用正态分布；不服从正态分布的资料,可采用百分位数法。

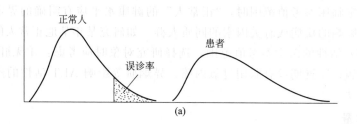

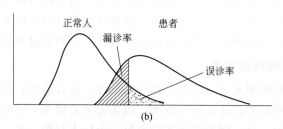

图 4-7 正常人和患者某指标数据分布示意图

三、确定医学参考值范围的方法

计算医学参考值范围的方法最常用的有两种：正态分布法和百分位数法。表 4-7 给出了两种方法 90%、95% 和 99% 百分数范围的计算公式。

表 4-7 医学参考值范围的正态分布法和百分位数法计算公式

概率(%)	正态分布法			百分位数法		
	双侧	单侧		双侧	单侧	
		下限	上限		下限	上限
90	$\overline{X} \pm 1.64S$	$\overline{X} - 1.28S$	$\overline{X} + 1.28S$	$P_5 \sim P_{95}$	P_{10}	P_{90}
95	$\overline{X} \pm 1.96S$	$\overline{X} - 1.64S$	$\overline{X} + 1.64S$	$P_{2.5} \sim P_{97.5}$	P_5	P_{95}
99	$\overline{X} \pm 2.58S$	$\overline{X} - 2.33S$	$\overline{X} + 2.33S$	$P_{0.5} \sim P_{99.5}$	P_1	P_{99}

1. 正态分布法

正态分布法的适用条件是要求资料必须服从或近似服从正态分布，其优点是结果稳定，受两端尾部数据影响较小，也不受样本数据极差的限制，在样本含量不是很大的情况下仍然能够进行处理。若偏态分布资料经变量变换（取对数、倒数等）能转换为正态分布或近似正态分布，仍可用正态分布法。正态分布法的缺点是适用范围较窄，只适用于正态分布资料。

运用正态曲线下面积规律来估计医学参考值范围。在图 4-5 中曾提到 $\mu \pm 1.96\sigma$ 的范围内包含了曲线下总面积的 95%，即总例数的 95% 在此范围。在此范围外两侧各有 2.5% 的例数，即其数据值大于 $\mu + 1.96\sigma$ 占 2.5%，小于 $\mu - 1.96\sigma$ 占 2.5%。因此，就可用 $\mu \pm 1.96\sigma$ 来估计双侧 95% 的正常值范围。但在实际应用中，μ 与 σ 常常不知道，只能用它们的估计值 $\overline{X}$ 与 S。

许多生物医学数据都服从或近似服从正态分布，如同年龄、同性别儿童的身高和体重，同性别健康成人的红细胞数、血红蛋白含量、脉搏数等。对于这些服从正态分布的指标，就可根据正态曲线下面积的分布规律进行参考值范围的计算，具体步骤如下。

（1）对原始数据进行正态性检验。

（2）若资料服从正态分布或近似正态分布，需计算均数 $\overline{X}$ 和标准差 S。

(3) 按表 4-7 中的公式计算参考值范围。

例 4-16 已知前例 4-1，某市 120 名 6 岁女孩的身高（cm）资料近似服从正态分布，$\bar{X}=115.7cm$，$S=6.04cm$。

【问题】
如何估计该地 6 岁女孩身高的 95% 参考值范围？

【分析】
从表 4-2 来看，身高的频数分布近似正态分布。因此可以用正态分布法，求其身高 95% 的参考值范围。

双侧 95% 正常值范围：查表 4-7，正态分布法双侧，应求 $\bar{X}\pm1.96S$。

$$\bar{X}\pm1.96S=115.7\pm1.96\times6.04=103.86\sim127.54(cm)$$

即该地 6 岁女孩的身高 95% 医学参考值范围为 103.86～127.54cm。

2. 百分位数法

百分位数法适合任何分布的资料，尤其是偏态分布的资料，其优点是不受资料的分布类型的影响，计算简便，样本含量较大时，结果稳定，实际中较为常用。但是参考值范围所涉及的常常是波动较大的两端数据，应用百分位数法需要较大的样本含量，要不然结果不稳定。因此对于呈正态分布或近似正态分布的资料，还是用正态分布法比较合适。

当分析指标例数较大且分布趋于稳定时，若不满足正态分布可采用百分位数法计算参考值范围。即将一群正常人某项指标的数据，按照选定的百分范围计算相应的百分位数作为医学参考值范围的界值。可根据原始数据制作成频数表再进行计算。具体步骤如下。

(1) 按已确定的百分范围从表 4-7 查得应计算的百分位数。
(2) 计算出各百分位数的所在位置。
(3) 代入公式计算界限 P_x。

例 4-17 某年某地测得 282 名正常人的尿汞值（μg/L）得频数分布如表 4-8。

表 4-8 某年某地 282 名正常人尿汞值测量结果频数表

尿汞值(μg/L)	频数	累计频数	累计频率(%)
0～	45	45	16.0
8.0～	64	109	38.6
16.0～	96	205	72.7
24.0～	38	243	86.2
32.0～	20	263	93.3
40.0～	11	274	97.2
48.0～	5	279	98.9
56.0～	2	281	99.6
64.0～72.0	1	282	100.0

【问题】
如何估计正常人尿汞值 95% 的参考值范围？

【分析】
(1) 资料中显示尿汞值偏小的人数居多，呈正偏态分布，可采用百分位数法计算参考值范围。

(2) 依据专业知识，正常人的尿汞值仅过高为异常，故应计算单侧参考值范围，求 95% 的上限值。

(3) 求 P_{95} 的位置，由表 4-8，可知 P_{95} 应该在 40~组段。因此知 $f_L=263$，$L=40$，$f_x=11$，$i_x=8$。

代入公式 (4-9)

$$P_{95}=40.0+[(282\times 95\%-263)/11]\times 8=43.6(\mu g/L)$$

故该地正常人尿汞值的 95% 医学参考值范围为小于 43.6μg/L。

应用正态分布法或百分位数法估计医学参考值范围时要防止绝对化，因为在 $\bar{X}\pm 1.96S$ 的范围内只包括了 95% 的正常人群，还会有 5% 的健康者被遗漏；用 $\bar{X}\pm 2.58S$ 确定的医学参考值只包括了 99% 的人群，仍有 1% 健康者被遗漏。因此在临床实践中应根据各方面情况综合考虑，防止漏诊或误诊。

【本章小结】

(1) 数值变量资料的统计描述方法　应用频数表、直方图和统计指标能够有效地组织、整理和表达计量资料的信息。频数表和直方图可以揭示数据的分布类型和特征，统计指标则可以描述一组数据的集中趋势或离散程度。

(2) 频数分布　频数分布的两种类型：对称分布和偏态分布。

① 对称分布：是指中间组段的频数最多，两侧的频数分布大体对称，并按一定的规律下降。在对称分布中最常见的是正态分布。

② 偏态分布：是指频数分布不对称，集中位置偏向一侧。当高峰偏左侧，集中位置偏向数值小的一侧时，称为正偏态分布。当高峰偏右侧，集中位置偏向数值大的一侧时，称为负偏态分布。

(3) 集中趋势的指标和离散趋势的指标　资料分布的两个特征：集中趋势和离散趋势。

① 描述集中趋势的指标：平均数是描述一组观察值集中位置或平均水平的统计指标，常用的有算术均数、几何均数和中位数。它们的应用条件不同，其中算术均数最常用，几何均数则多用于血清学和微生物学中，中位数主要用于偏态或无两端观测值的数据分布资料。

② 描述离散趋势的指标：描述离散趋势的指标有多种：极差、四分位数间距、方差、标准差和变异系数，它们的应用条件也不同。其中应用最多的是标准差和变异系数。

(4) 百分位数　百分位数可用来描述资料的观察值序列在某百分位置的水平，中位数是其中的一个特例。多个百分位数结合使用可以用来说明某一特定问题。百分位数适用于任何分布的资料，但靠近两端的百分位数仅在样本例数较大时才稳定。

(5) 正态分布

① 正态分布是许多统计分析方法的理论基础，是医学研究应用中重要的一种连续型分布。

② 正态分布由两个参数决定其曲线位置和形状。总体均数 μ 是位置参数，决定着正态曲线在横轴上的位置；总体标准差 σ 是形状参数，决定着正态曲线的分布形状。

③ 正态曲线下面积分布有一定的规律，若以正态曲线下总面积为 100% 计算，则曲线下，$\mu\pm 1.96\sigma$ 的面积占总面积的 95%；$\mu\pm 2.58\sigma$ 的面积占总面积的 99%。利用其面积分布规律可以估计频数分布和确定医学参考值范围。

④ $\mu=0$、$\sigma=1$ 的正态分布称作标准正态分布，即 $Z\sim N(0,1)$。对服从 $N(\mu,\sigma^2)$

的任意随机变量 X，都可经 Z 变换转化成标准正态分布，$Z=\dfrac{(X-\mu)}{\sigma}$。

（6）医学参考值范围　医学参考值范围通常指正常人的解剖、生理、生化指标及代谢产物数据的波动范围。确定医学参考值范围的方法通常有两种：①正态分布法，适用于资料服从正态分布或经过转换后服从正态分布的资料。②百分位数法，适用于偏态资料，要求样本含量较大。医学参考值范围可以是 80%、90%、95%、99% 的范围，95% 的参考值范围最常用。

思考题

一、单项选择题

1. 某医学资料数据大的一端没有确定数值，描述其集中趋势适用的统计指标是（　　）。
A. 均数　　　B. 中位数　　　C. 几何均数　　　D. 频数分布　　　E. P_{95} 百分位数
2. 接种流感疫苗 1 个月后测定抗体滴度为 1∶20、1∶40、1∶80、1∶160、1∶320，求平均滴度应选用的指标是（　　）。
A. 均数　　　B. 中位数　　　C. 几何均数　　　D. 百分位数　　　E. 频数分布
3. 正态分布曲线下，横轴上从均数 μ 到 $\mu+1.96\sigma$ 的面积为（　　）。
A. 95%　　　B. 45%　　　C. 97.5%　　　D. 47.5%　　　E. 48.8%
4. 均数为 0，标准差为 1 的分布是（　　）。
A. 正态分布　　B. 正偏态分布　　C. 负偏态分布　　D. 标准正态分布　　E. 均不是
5. 比较身高和体重两组数据变异度的大小宜用（　　）。
A. 方差　　　B. 极差　　　C. 标准差　　　D. 变异系数　　　E. 四分位数间距

二、简答题

1. 简述频数分布表的用途。
2. 变异系数的用途是什么？
3. 试述正态分布的面积分布规律。

三、计算与分析题

1. 某校教研室随机抽取 102 名健康女大学生测试体温，结果见表 4-9。

表 4-9　102 名健康女大学生体温

行号	体温（℃）									
1	37.0	36.9	37.2	37.1	37.0	36.8	36.8	37.4	37.0	36.8
2	37.2	37.0	37.0	36.9	36.8	37.1	37.1	36.8	37.4	37.4
3	37.3	37.4	37.2	37.1	37.1	36.8	36.8	37.0	37.0	36.9
4	37.3	37.2	36.9	37.0	36.8	37.1	37.0	37.1	37.1	37.2
5	37.5	37.0	37.3	37.0	37.1	37.0	37.0	37.3	37.1	37.1
6	37.2	37.2	36.9	37.0	37.1	37.0	36.9	37.0	37.0	36.9
7	36.5	36.8	37.0	36.6	37.0	37.2	36.7	37.0	36.9	37.3
8	36.8	36.7	37.1	37.1	37.0	36.9	37.2	36.9	37.0	36.7
9	36.9	36.8	36.7	36.9	37.1	36.9	36.9	37.3	37.3	37.0
10	37.0	37.0	37.3	37.1	37.2	36.6	36.6	36.9	36.9	36.9
11	36.7	36.8								

请回答：
（1）将以上资料编制频数表并绘制直方图。
（2）根据频数表计算均数和中位数。

2. 现测得 10 名乳腺癌患者化疗后血液尿素氮的含量（mmol/L）分别为 3.43，2.96，

4.43,3.03,4.53,5.25,5.64,3.82,4.28,5.25,试计算其均数和中位数。

3. 已知某地 108 名 12 岁健康男孩的身高均数为 143.24cm，标准差为 5.67，体重的均数为 37.2kg，标准差为 5.63kg，试比较身高与体重的变异程度。

4. 某市某年 121 名 12 岁健康男孩身高资料，已求得身高均数为 143.07cm，标准差为 5.70cm，试估计该市 12 岁男孩身高均数 95%、99% 正常值范围？

5. 100 名健康成年男子进行血钙测定，均数为 10mg/100ml，标准差为 2mg/100ml，现在另有一成年男子血钙值为 8mg/100ml，问此人血钙是否正常？

（哈恩宁）

第五章 总体均数的估计

【学习目标】
- ◆ **掌握**：均数的抽样误差与标准误的概念以及总体均数的区间估计。
- ◆ **熟悉**：t 分布的概念。
- ◆ **了解**：t 分布的基本特征。

常用的统计推断方法有参数估计和假设检验。本章将通过讨论样本统计量的分布规律，介绍参数估计的基本概念，以及总体均数的估计方法。

第一节 抽样误差与标准误

一、抽样误差

抽样是从总体中获得样本，并通过样本信息推断总体。抽样必须遵循随机化原则，有抽样就必然有抽样误差。由于抽样而带来的样本指标与总体指标间的误差叫抽样误差（sampling error）。若由于抽样而带来的样本均数与总体均数间的误差可称为均数的抽样误差。

抽样误差和系统误差不一样，系统误差可能找到产生原因而采取一定措施加以纠正的，抽样误差则无法避免。因为客观上既然存在个体差异，在随机抽样中刚巧这一样本中多抽到几例数值大些的个体，所求样本均数就会稍大，另一样本多抽到几例数值小些的个体，该样本均数就会稍小。

抽样误差小就表示从样本算得的平均数或样本率与总体指标较接近，由样本代表总体说明其特征的可靠性亦大。通常总体均数或总体率我们并不知道，所以抽样误差的数量大小，不能直观地加以说明，只能通过抽样实验来了解抽样误差的规律性。

二、标准误的计算

例 5-1 将 100 名正常人的红细胞数（$\times 10^{12}/L$）写在 100 个大小均匀的小球上。这些红细胞数见表 5-1，其均数为 $5.0 \times 10^{12}/L$，标准差为 $0.43 \times 10^{12}/L$。把这些小球放在一个口袋里，彻底混匀后取出一个，记下红细胞数，放回袋内，混匀后再取出一个，记下数字后再放回去，如此继续下去，这是一个取不完的总体，这样每取 10 个数字作为一个样本，共抽取了 100 个样本，并计算每一样本的均数与标准差，见表 5-2。

表 5-1 红细胞数抽样实验用的正态总体（$\mu=5.0\times10^{12}/L$，$\sigma=0.43\times10^{12}/L$）

行号	红细胞数($10^{12}/L$)									
1	3.73	4.00	4.12	4.19	4.20	4.21	4.25	4.32	4.32	4.34
2	4.35	4.39	4.40	4.42	4.45	4.46	4.49	4.51	4.52	4.53
3	4.55	4.56	4.58	4.59	4.60	4.61	4.62	4.63	4.66	4.67
4	4.68	4.69	4.70	4.71	4.72	4.74	4.75	4.76	4.77	4.78
5	4.79	4.81	4.82	4.83	4.84	4.85	4.86	4.87	4.88	4.89
6	4.90	4.91	4.92	4.93	4.94	4.95	4.96	4.97	4.98	4.99
7	5.01	5.02	5.03	5.04	5.05	5.06	5.08	5.09	5.10	5.11
8	5.12	5.13	5.14	5.17	5.18	5.19	5.20	5.21	5.22	5.24
9	5.25	5.27	5.28	5.29	5.31	5.34	5.35	5.38	5.40	5.41
10	5.45	5.46	5.48	5.55	5.59	5.68	5.80	5.89	5.90	6.07

表 5-2 红细胞数抽样实验中的样本举例

样本号	红细胞数($10^{12}/L$)										$\overline{X}$	S
1	3.73	5.89	5.24	4.32	4.25	4.76	4.68	4.66	4.99	5.34	4.786	0.6165
2	4.93	4.96	5.10	4.93	4.79	4.00	5.18	4.78	4.99	5.17	4.883	0.3397
3	4.68	4.53	6.07	5.34	4.88	4.75	4.86	4.52	4.72	5.59	4.994	0.5096
4	5.19	4.55	5.25	4.63	5.21	5.22	5.46	5.11	4.49	3.73	4.884	0.5263
5	4.32	4.83	4.52	5.17	5.10	5.09	5.11	5.02	4.72	4.61	4.849	0.2951
⋮	⋮	⋮	⋮	⋮	⋮	⋮	⋮	⋮	⋮	⋮	⋮	⋮
100	5.10	5.17	5.59	4.60	4.12	4.71	4.95	5.90	5.48	5.13	5.075	0.5174

将100个样本均数看成一批资料或为一个新样本，我们可以计算其均数与标准差，均数值为 $4.9097\times10^{12}/L$，标准差为 $0.1350\times10^{12}/L$。

【问题】

1. 如何估计抽样误差的大小（标准误）？
2. 标准差与标准误的联系如何？
3. 使标准误变小的方法有哪些？

【分析】

1. 为了表示个体差异的大小，或者说表示某一变量变异程度的大小，可计算标准差等变异指标。现在我们要表示抽样误差的大小，如要从同一总体抽取类似的许多样本，各样本均数之间的变异程度如何表示？当然也可用变异指标来说明，这种指标就是标准误（standard error）。我们以样本均数为变量，求出它们的标准差即可表示其变异程度，所以将样本均数的"标准差"定名为均数的标准误，简称标准误，以区别于通常所说的标准差。标准差表示个体值的变异程度，而标准误则说明样本均数的变异程度，两者不能混淆。

理论上标准误的计算公式为

$$\sigma_{\overline{X}}=\frac{\sigma}{\sqrt{n}} \tag{5-1}$$

标准误大，说明各样本均数 $\overline{X}$ 间差异程度大，样本均数的精确性低。反之，$\sigma_{\overline{X}}$ 小，说明 $\overline{X}$ 间的差异程度小，样本均数的精确性高。$\sigma_{\overline{X}}$ 的大小与总体的标准差 σ 成正比，与样本含量 n 的平方根成反比。从某特定总体抽样，因为 σ 是一常数，所以只有增大样本含量才能降低样本平均数 $\overline{X}$ 的抽样误差。

2. 实际上总体标准差 σ 往往是未知的，因而无法求得 $\sigma_{\overline{X}}$。此时，可用样本标准差 S 估

计 σ，即以 $S/\sqrt{n}$ 估计 $\sigma_{\bar{X}}$，一般记 $S/\sqrt{n}$ 为 $S_{\bar{X}}$，称作样本标准误或均数标准误。若样本中各观测值为 X_1，X_2，…，X_n，则

$$S_{\bar{X}} = \frac{S}{\sqrt{n}} \tag{5-2}$$

表 5-1 抽样实验用的总体标准差是 $0.43\times10^{12}/L$，每个样本的例数是 10，代入公式(5-1) 得：$\sigma/\sqrt{n}=0.43/\sqrt{10}=0.136\times10^{12}/L$，可见由 100 个样本均数求得的标准差 $0.135\times10^{12}/L$ 与理论的标准误 $0.136\times10^{12}/L$ 比较接近。

将第 1 号样本的标准差及例数代入公式(5-2)，得 $S_{\bar{X}} = \frac{S}{\sqrt{n}} = \frac{0.6165}{\sqrt{10}} = 0.1950\times10^{12}/L$

若将第 2 号样本的数字代入，$S_{\bar{X}}$ 将成为 $0.1074\times10^{12}/L$，余类推。由于不同样本的标准差并不相等，可见 $S_{\bar{X}}$ 也有抽样波动，这一点是值得注意的，但它仍不失为 $\sigma_{\bar{X}}$ 的较好估计值。

3. 因为标准误的大小与总体标准差 σ（一般只能用 S 估计）成正比，而与样本含量 n 的平方根成反比，因此若标准差小或样本含量大时，求出的标准误就小（标准误小表示样本均数与总体均数较接近），$\bar{X}$ 代表 μ 较可靠，所以若资料中观察值的变异程度较大（S 大）时，为了保证样本代表总体比较可靠，就得适当增大样本含量（n）。

三、样本均数的分布

例 5-2 若正常人红细胞数服从 $\mu=5.0\times10^{12}/L$，$\sigma=0.43\times10^{12}/L$ 的正态分布。从该正态分布 $N(5.0,0.43^2)$ 总体中随机抽样，抽取 100 个样本，每个样本含量 $n=8$ 人，计算得到 100 个样本均数及标准差见表 5-3。该 100 个样本均数的频数分布表见表 5-4。

表 5-3 100 个样本的均数和标准差

样本号	均数	标准差	样本号	均数	标准差	样本号	均数	标准差	样本号	均数	标准差
1	4.886	0.6165	26	4.983	0.3397	51	5.033	0.5154	76	4.910	0.5847
2	5.094	0.5096	27	4.984	0.5263	52	5.223	0.6501	77	4.903	0.4992
3	4.949	0.2951	28	5.467	0.4323	53	5.167	0.3726	78	4.896	0.3141
4	5.245	0.3360	29	4.883	0.4104	54	4.900	0.6290	79	4.892	0.3091
5	4.853	0.5514	30	5.026	0.4855	55	5.091	0.4051	80	5.135	0.2918
6	4.951	0.4063	31	5.247	0.3781	56	4.764	0.4206	81	5.115	0.2846
7	5.127	0.5318	32	4.948	0.3724	57	4.807	0.4483	82	5.014	0.2900
8	4.936	0.3994	33	4.953	0.2947	58	4.811	0.5065	83	4.960	0.3653
9	4.910	0.1932	34	5.065	0.5383	59	4.892	0.4420	84	4.948	0.2973
10	4.875	0.3939	35	4.959	0.3270	60	4.972	0.6849	85	5.041	0.3513
11	5.048	0.3476	36	5.122	0.4476	61	5.079	0.3435	86	4.653	0.2556
12	4.965	0.4065	37	4.998	0.3704	62	5.026	0.4554	87	4.864	0.4851
13	5.057	0.3721	38	4.877	0.3450	63	5.266	0.3268	88	5.032	0.4718
14	5.015	0.3735	39	4.761	0.2964	64	4.967	0.3345	89	5.048	0.4352
15	5.232	0.5157	40	5.095	0.3361	65	4.902	0.5807	90	4.866	0.2660
16	4.942	0.2860	41	5.062	0.2529	66	5.061	0.2848	91	5.137	0.2928
17	5.011	0.2788	42	5.206	0.3023	67	4.815	0.2978	92	4.912	0.4473
18	4.920	0.4218	43	5.096	0.1917	68	5.157	0.2578	93	5.139	0.6462
19	4.886	0.4229	44	5.109	0.4755	69	4.964	0.2382	94	5.074	0.4514
20	5.164	0.3996	45	5.188	0.4643	70	4.791	0.4415	95	4.989	0.3016
21	4.959	0.3689	46	5.264	0.4278	71	5.037	0.5390	96	4.959	0.3086

续表

样本号	均数	标准差	样本号	均数	标准差	样本号	均数	标准差	样本号	均数	标准差
22	5.058	0.5384	47	5.030	0.4733	72	4.946	0.5848	97	5.071	0.4244
23	5.048	0.4777	48	4.924	0.2920	73	4.885	0.3615	98	4.891	0.6801
24	5.055	0.3832	49	4.865	0.5298	74	5.301	0.5872	99	5.187	0.4510
25	5.152	0.3869	50	4.870	0.5375	75	5.078	0.4187	100	5.406	0.5517

表 5-4 红细胞抽样实验中 100 个样本均数的分布

组段	4.60~	4.70~	4.80~	4.90~	5.00~	5.10~	5.20~	5.30~	5.40~	合计
样本数	1	3	18	28	28	13	7	1	1	100

【问题】

1. 表 5-3 和表 5-4 是什么资料？表 5-4 是等级资料吗？
2. 样本均数的抽样分布有何特点？

【分析】

1. 表 5-3 和表 5-4 均是计量资料，表 5-4 是计量资料频数表形式。

2. 正常人红细胞数的抽样实验中所求得 100 个样本均数，其中多数与总体均数 μ 比较接近而集中分布在其周围，且左右基本对称，见表 5-4。已知按正态分布，理论上有 95% 的变量值分布在 $\bar{X} \pm 1.96\sigma_{\bar{X}}$ 范围内，即上述 100 个样本均数中大约有 95 个分布在 $5.0 - 1.96 \times 0.1360 = 4.7334$ 至 $5.0 + 1.96 \times 0.1360 = 5.2666$ 的范围内。现看表 5-3，在 100 个样本均数中，第 28 号（5.467）、第 86 号（4.653）、第 74 号（5.301）、第 100 号（5.406）在上述范围之外，第 46 号（5.264）及第 63 号（5.266）就在临界值附近，其余 94 个（若将第 46 及 63 号计算在内则为 96 个）样本均数在此范围之内。

我们知道，由总体中随机地抽取若干个体组成样本，即使每次抽取的样本含量相等，其统计量（如 $\bar{X}$、S）也将随样本的不同而有所不同，因而样本统计量也是随机变量，也有其概率分布。我们把统计量的概率分布称为抽样分布。这里仅讲述样本均数的抽样分布。

设有一个总体，总体均数为 μ，方差为 σ^2，总体中的变量记为 X。现从这个总体中随机抽取含量为 n 的样本，样本均数记为 $\bar{X}$。可以设想，我们可以从总体中，抽出很多甚至无穷多个含量为 n 的样本。由这些样本算得的均数有大有小，不尽相同，与总体均数 μ 相比往往表现出不同程度的差异。这种差异是由随机抽样造成的，即均数的抽样误差。显然，样本均数 $\bar{X}$ 也是一个随机变量，其概率分布叫做样本均数的抽样分布。

四、变量 X 与变量 $\bar{X}$ 的概率分布之间的性质

可以证明，变量 X 与变量 $\bar{X}$ 的概率分布之间有下面两条性质。

(1) 若随机变量 X 服从正态分布 $N(\mu, \sigma^2)$，$X_1, X_2, \cdots, X_n$ 是由 X 总体得来的随机样本，则统计量 $\bar{X} = \sum X / n$ 的概率分布服从正态分布 $N(\mu, \sigma^2/n)$。

(2) 若随机变量 X 服从均数是 μ，方差是 σ^2 的非正态分布；$X_1, X_2, \cdots, X_n$ 是由此总体得来的随机样本，则当样本 n 相当大时，统计量 $\bar{X} = \sum X / n$ 的概率分布，逼近正态分布 $N(\mu, \sigma^2/n)$，这就是中心极限定理。

上述两个性质保证了样本均数的抽样分布服从或者逼近正态分布。

中心极限定理告诉我们：不论 X 变量是连续型还是离散型，也无论 X 服从何种分布，

一般只要 $n \geq 30$，就可认为 $\bar{X}$ 的分布是正态的。若 X 的分布不很偏倚，在 $n \geq 20$ 时，$\bar{X}$ 的分布就近似于正态分布了，这就是为什么正态分布较之其他分布应用更为广泛的原因。

第二节　t 分布

一、t 分布的概念

英国统计学家 Gosset 于 1908 年以笔名"Student"发表了一篇论文，提出了 t 分布（t distribution）的理论，因此 t 分布又称为 Student t 分布，其分布密度函数是

$$f(t) = \frac{\Gamma[(\nu+1)/2]}{\sqrt{\pi\nu}\,\Gamma(\nu/2)}\left(1+\frac{t^2}{\nu}\right)^{-\frac{(\nu+1)}{2}}, \quad -\infty < t < \infty \tag{5-3}$$

式中，$\Gamma(\cdot)$ 为伽马函数符号，它是已知函数；π 为圆周率；ν 表示自由度。如果以 t 为横坐标，$f(t)$ 为纵坐标，可绘制出 t 分布的密度曲线，见图 5-1。

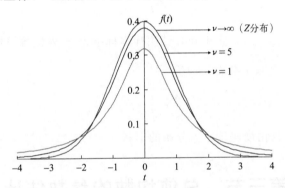

图 5-1　不同自由度 t 分布的概率密度曲线

二、t 分布概率密度曲线的特点

由图 5-1 可见，对于不同的自由度，t 分布有不同的概率密度曲线，其特点如下。

1. t 分布的密度曲线的形状

t 分布的密度曲线呈单峰，曲线在 $t=0$ 处最高，并以 $t=0$ 为中心左右对称。t 值可以是正数，也可以是负数；与标准正态分布相比，曲线最高处较矮，两尾部较高。

2. t 分布曲线逐渐逼近标准正态分布曲线

t 分布的概率密度曲线是一簇曲线，其形态变化与自由度的大小有关，自由度一旦确定，则其概率密度曲线的形状也就确定。自由度越小，则 t 值越分散，曲线越低平，尾部越高；随着自由度的增大，t 分布曲线逐渐逼近标准正态分布曲线，t 分布的极限分布为 Z 分布（即标准正态分布）。

3. t 分布的概率密度曲线下面积有一定的规律性

例如，自由度 $\nu=9$ 时，$t \leq -1.833$ 或 $t \geq 1.833$（单侧）的曲线下面积为 0.05，见图 5-2(a)；$t \leq -2.262$ 和 $t \geq 2.262$（双侧）的曲线下面积之和也为 0.05（左右尾部面积各 0.025），见图 5-2(b)。

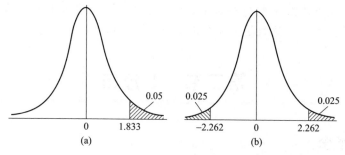

图 5-2　自由度 $\nu=9$ 时单侧（a）与双侧（b）t 分布曲线下尾部面积

令 α 为一个事先确定的小概率，通过查 t 界值表（见附表 3-2），可以得到不同自由度 ν 的单侧或双侧 α 值对应的 t 界值，分别记为 $t_{\alpha,\nu}$ 或 $t_{\alpha/2,\nu}$。α 是样本统计量 t 的数值大于等于 $t_{\alpha,\nu}$ 或小于等于 $-t_{\alpha,\nu}$ 的曲线下面积，即

$$\alpha = P(t \geq t_{\alpha,\nu})$$

也等于 t 的绝对值大于等于 $t_{\alpha/2,\nu}$ 的曲线下面积，即

$$\alpha = P(|t| \geq t_{\alpha/2,\nu})$$

在实际研究中总体标准差通常未知，若用样本标准差 S 来代替总体标准差，则有 $\dfrac{\overline{X}-\mu}{S/\sqrt{n}}$ 不再服从 Z 分布，而是服从 t 分布，记为

$$\frac{\overline{X}-\mu}{S/\sqrt{n}} \sim t(\nu) \tag{5-4}$$

其中 ν 为自由度，自由度决定了 t 分布的形状。

第三节　总体均数的参数估计

例 5-3　随机抽取某地 100 名 16 岁男孩，测得其体重均数为 48.65kg，标准差为 15.23kg，试估计该地 16 岁男孩体重的总体均数。

【问题】
如何估计总体均数？

【分析】
因许多研究采用随机抽样的方法对样本资料进行分析，但目的是通过对样本的研究推断总体特征，即统计推断（statistical inference）。统计推断包括两个重要的内容：参数估计（parameter estimation）和假设检验（hypothesis testing）。参数估计是指用样本统计量推断总体参数。参数估计有点估计和区间估计两种。本例随机抽取含量为 100 的样本，算得样本均数及标准差，目的是由样本均数推断总体均数，属于统计推断。

一、点估计

用样本统计量直接作为总体参数的估计值就是点估计（point estimation），如直接用随机样本的样本均数 $\overline{X}$ 作为总体均数 μ 的点估计值。点估计方法简单，但未考虑抽样误差的影响，估计的正确程度很难评价。即认为48.65kg为该地16岁男孩体重的总体均数。

二、区间估计

区间估计（interval estimation）是按事先给定的（1-α），估计包含未知总体参数的一个区间范围，该范围称为参数的置信区间（confidence interval，CI）。（1-α）称为置信度（confidence level），也可表示为100(1-α)%，常取95%（也可取90%、99%）。置信区间通常由两个数值即两个置信限（confidence limit，CL）表示，较小者称为置信下限（lower limit，L），较大者称为置信上限（upper limit，U）。

总体均数的95%置信区间的实际含义是：如果从同一总体中重复抽取100份样本含量相同的独立样本，每份样本分别计算1个置信区间，在100个置信区间中，将大约有95个置信区间覆盖总体均数，大约有5个置信区间并不覆盖总体均数。对于某一次估计的置信区间，置信度为95%，那么总体均数有95%的可能在我们求得的区间内。

如果总体标准差σ已知，或σ未知但样本含量足够大，可按标准正态分布估计总体均数μ的置信区间；如果总体标准差σ未知，采用样本标准差S取代总体标准差σ，样本含量较小，则可按t分布估计总体均数μ的置信区间。

1. σ 已知

当σ已知时，在一般正态分布曲线下，(1-α)置信区间的范围可表示为图5-3的中间部分。

总体均数μ的（1-α）置信区间计算公式为

$$(\bar{X}-Z_{\alpha/2}\sigma_{\bar{X}}, \quad \bar{X}+Z_{\alpha/2}\sigma_{\bar{X}}) \quad (5\text{-}5)$$

或简写为

$$\bar{X}\pm Z_{\alpha/2}\sigma_{\bar{X}}$$

式中，$\bar{X}$为样本均数；$Z_{\alpha/2}$为标准正态分布曲线下两侧尾部面积各占$\alpha/2$的右侧临界值（正数）；$\sigma_{\bar{X}}=\sigma/\sqrt{n}$；$n$为样本含量。

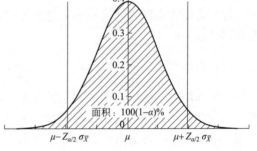

图5-3 总体均数μ的双侧（1-α）置信区间

令$\alpha=0.05$，$Z_{0.05/2}=1.96$，总体均数μ的95%置信区间为

$$(\bar{X}-1.96\sigma_{\bar{X}}, \quad \bar{X}+1.96\sigma_{\bar{X}})$$

其中，$\sigma_{\bar{X}}=\sigma/\sqrt{n}$。

σ未知但n足够大（如$n>30$）时，公式(5-5)中的$\sigma_{\bar{X}}$可近似用$S_{\bar{X}}$代替。

2. σ 未知

当σ未知，采用样本标准差S替代σ时，由于样本均数的分布不再服从Z分布，而是服从t分布，总体均数μ的（1-α）置信区间的计算公式应修改为

$$(\bar{X}-t_{\alpha/2,\nu}S_{\bar{X}}, \quad \bar{X}+t_{\alpha/2,\nu}S_{\bar{X}}) \quad (5\text{-}6)$$

或简写为

$$\bar{X}\pm t_{\alpha/2,\nu}S_{\bar{X}}$$

其中$\bar{X}$服从自由度$\nu=n-1$的t分布，样本标准误为$S_{\bar{X}}=S/\sqrt{n}$，$t_{\alpha/2,\nu}$是自由度为ν的t分布曲线下，两侧尾部面积各占$\alpha/2$所对应的右尾临界值。$t_{\alpha/2,\nu}S_{\bar{X}}$可称为置信区间的

精确度，它等于置信区间宽度的一半，意指置信区间的两端点离样本均数 $\overline{X}$ 有多远。样本含量 n 越大，$t_{\alpha/2,\nu}S_{\overline{X}}$ 越小，置信区间宽度越小，其估计精确度越高。

通常的情况是 σ 未知，因此公式（5-6）比公式（5-5）更常用。

当总体标准差 σ 未知时，无论样本含量 n 是否足够大，总体均数 μ 的置信区间估计可采用公式（5-6），即应该采用 t 分布的 t 界值。实际上，如果总体标准差 σ 未知，则其抽样分布为 t 分布，即使样本含量 n 足够大，采用 t 界值计算置信区间应更加确切。

对于例5-3，因为总体标准差未知，所以采用公式（5-6）计算总体均数的95%置信区间为

$$\overline{X} \pm t_{\alpha/2,\nu} S_{\overline{X}} = 48.65 \pm t_{0.05/2,99} \frac{15.23}{\sqrt{100}} = 48.65 \pm 1.984 \times 1.523 = 48.65 \pm 3.02 (\text{kg})$$

其中，$\nu = 100 - 1 = 99$，α 取双侧0.05，查 t 界值表，得 $t_{0.05/2,99} = 1.984$。得该地16岁男孩体重均数的95%置信区间为（45.63，51.67）kg。

因为本例样本含量较大，$n = 100$，所以也可近似采用公式（5-5）计算置信区间，将 $Z_{0.05/2} = 1.96$ 替换 $t_{0.05/2,99} = 1.984$，得到95%置信区间为（45.66，51.64）kg。计算所得两个区间十分接近，后者区间范围更窄，但后者的计算结果只是近似的结果。

【本章小结】

（1）由抽样资料计算样本均数或样本率，不能直接代替总体均数或总体率，而应该计算标准误，然后对总体均数或总体率进行估计。

（2）若样本资料为计量资料则对总体均数进行估计；若样本资料为计数资料则对总体率进行估计。

（3）标准误理论上计算公式：$\sigma_{\overline{X}} = \frac{\sigma}{\sqrt{n}}$；实际上计算公式为：$S_{\overline{X}} = \frac{S}{\sqrt{n}}$

（4）标准差与标准误的区别 标准差表示个体差异的大小；标准误描述样本均数的变异程度，说明抽样误差的大小。两个指标在应用上也不同：标准差描述资料的频数分布状况，可用于制定医学参考值范围；而标准误用于总体均数的区间估计和两个均数之间差异的假设检验等。

（5）若资料中观察值的变异程度 S 较大时，为了保证样本代表总体比较可靠，就得适当增大样本含量 n。

（6）总体均数的估计方法 点估计时利用样本均数直接代替总体均数；区间估计时，总体均数置信区间的基本公式是 $\overline{X} \pm t_{\alpha/2,\nu} S_{\overline{X}}$。样本量较大时，可以是 $\overline{X} \pm Z_{\alpha/2} S_{\overline{X}}$ 或 $\overline{X} \pm Z_{\alpha/2} \sigma_{\overline{X}}$（若总体标准差已知）。

思考题

一、单项选择题

1. $S_{\overline{X}}$ 表示的含义是（　　）。
   A. 样本均数标准误　　　　B. 样本均数标准误的估计值
   C. 总体均数标准误　　　　D. 总体均数标准误的估计值
   E. 总体均数改变情况

2. 描述均数抽样误差大小的统计指标是（　　）。
   A. 标准差　　　　　　　B. 方差　　　　　　　C. 均数的标准误

D. 变异系数　　　　　　　E. 离均差平方和

3. 减少均数的抽样误差的可行方法之一是（　　）。

A. 严格执行随机抽样　　　B. 增大样本含量

C. 设立对照　　　　　　　D. 选一些处于中间状态的个体

E. 选一些处于极端状态的个体

4. 在标准差与标准误的关系中，说法正确的是（　　）。

A. 样本例数增大时，样本差减小，标准差不变

B. 置信区间大小与标准差有关，而正常值范围与标准误有关

C. 样本例数增大时，标准差增大，标准误也增大

D. 样本的例数增大时，标准差与标准误均减小

E. 总体标准差一定时，增大样本例数会减小标准误

5. 关于 t 分布的图形，下述哪项是错误的（　　）。

A. 当自由度 ν 趋于 ∞ 时，t 分布趋于标准正态分布

B. 无论自由度 ν 为多少，t 分布曲线下的面积都为 1

C. ν 越小，则 t 分布的尾部越高

D. t 分布是一条以 ν 为中心左右对称的曲线

E. t 分布是一簇曲线，故临界值因自由度的不同而不同

6. 某地成年男子红细胞数普查结果为：均数为 $4.80 \times 10^{12}/L$，标准差为 $0.41 \times 10^{12}/L$，那么标准差反映的是（　　）。

A. 抽样误差　　　　　　B. 总体均数不同　　　　C. 随机误差

D. 个体差异　　　　　　E. 以上均不正确

7. 测定某地 100 名正常成年男子的血红蛋白量，要估计该地正常男子血红蛋白均数，95% 置信限范围为（　　）。

A. $\mu \pm 1.96\sigma_{\bar{X}}$　　　　B. $\bar{X} \pm 1.96\sigma_{\bar{X}}$　　　　C. $\bar{X} \pm 2.58 S_{\bar{X}}$

D. $\bar{X} \pm 1.96 S_{\bar{X}}$　　　　E. $\mu \pm 2.58 S_{\bar{X}}$

8. 某地成年男子红细胞普查结果为：均数为 $4.80 \times 10^{12}/L$，标准差为 $0.41 \times 10^{12}/L$，随机抽取 10 名男子，测得红细胞均数为 $4.00 \times 10^{12}/L$，标准误 $0.50 \times 10^{12}/L$，那么标准误反映的是（　　）。

A. 抽样误差　　　　　　B. 总体均数不同　　　　C. 随机误差

D. 个体差异　　　　　　E. 以上均不正确

二、简答题

1. 样本均数标准误的意义是什么？

2. 标准误与标准差有何区别和联系？

3. 正常值范围和总体均数置信区间的区别有哪些？

4. 用同一个样本统计量分别估计总体参数的 95% 置信区间和 99% 置信区间，哪一个估计的精确度更高？

三、计算与分析题

1. 为了解某地区小学生血红蛋白含量的平均水平，现随机抽取该地小学生 450 人，算得其血红蛋白平均数为 101.4g/L，标准差为 1.5g/L，试计算该地小学生血红蛋白平均数的 95% 的置信区间。

2. 某地抽样调查了 360 名健康成年男子的红细胞和血红蛋白含量,结果见表 5-5。(1) 说明两项指标的变异程度何者为大;(2) 分别计算出两项指标的抽样误差;(3) 作红细胞总体均数的点估计和 95% 的区间估计。

表 5-5　360 名健康成年男子的红细胞和血红蛋白含量

项目	均数	标准差
红细胞数(10^{12}/L)	4.66	0.58
血红蛋白(g/L)	134.50	7.10

(孟维静)

第六章

t 检验

【学习目标】
- **掌握**：假设检验的基本思想和步骤；单样本 t 检验、配对设计 t 检验、两独立样本 t 检验的适用条件。
- **熟悉**：假设检验需要注意的问题。
- **了解**：t 检验的计算方法。

由样本信息对相应总体的特征进行推断称为统计推断（statistical inference）。统计推断包括参数估计和假设检验，参数估计在上一章总体均数的估计已经介绍过了。常用的假设检验方法有 t 检验（t-test）、方差分析（F 检验）、χ^2 检验和非参数检验等。t 检验是计量资料的假设检验中最简单、最常用的方法，它是一种以 t 分布为基础，以 t 值为检验统计量的假设检验方法，本章主要介绍 t 检验。

第一节 假设检验基础

一、假设检验的概念

> **例 6-1** 为探索静脉留置针穿刺的最佳部位，某研究者将收治的 40 例患者作为研究的对象，随机等分为两组，第一组静脉留置针穿刺部位是手背静脉，留置时间（h）分别为：99、65、72、123、129、61、50、108、78、118、135、93、54、96、120、77、102、98、69、117；第二组静脉留置针穿刺部位是头皮静脉，留置时间（h）分别为：161、145、122、149、98、138、88、120、102、117、87、167、151、113、143、121、99、164、81、128。两组留置时间有无差异？
>
> 【问题】
> 1.该数据属于哪种资料类型？该资料属于何种设计方案？
> 2.该资料的研究目的是什么？应该用何种统计方法？
> 3.何为假设检验？为什么进行假设检验？
>
> 【分析】
> 1.该研究中各观察对象的观察指标留置时间均通过定量的方法测得数据，且有度量衡单位，度量衡单位为 h，根据前面所学内容，可以判断该数据为计量资料。40 例患者随机等分为两组，属于完全随机设计方案。

2. 对于该问题，如果测量所有手背留置针和头皮留置针的留置时间，我们通过计算均数就可以进行大小的比较。可事实上，这两组属于无限总体，不可能对每个个体进行测量，因此，只能随机抽取样本，因此该资料的目的是通过比较两样本均数来推断它们分别代表的两个总体均数有无差别，应用完全随机设计两独立样本的 t 检验，该检验方法要求两样本来自的总体服从正态分布，且两总体方差齐。经正态性检验结果两总体均服从正态分布（$W_1=0.954$，$P_1=0.425$；$W_2=0.955$，$P_2=0.444$），且两组总体方差相等（$F=0.008$，$P=0.928$）。

3. 根据研究目的，首先对总体提出一个假设，然后根据样本数据的信息去推断是否拒绝这一假设，称为假设检验（hypothesis testing）。假设检验是统计学中非常重要的内容，为什么要进行假设检验？经计算 20 例手背留置针患者的留置时间均数为 93.2h，20 例头皮留置针患者的留置时间均数为 124.7h，显然二者不相等。造成这种差别的原因可能有两种，其一：手背留置针患者的确实不同于头皮留置针患者（本质上的差异，即系统误差）；其二：由于每个人的留置时间不尽相同，即使从手背留置针患者中另随机抽取 20 个人，所得的样本均数也不一定恰好等于 93.2h，从头皮留置针患者中另随机抽取 20 个人，所得的样本均数亦不一定恰好也等于 124.7h，这种差别称为抽样误差。只要个体之间存在差异，抽样误差就不可避免，但抽样误差是有规律的，这种规律是可以被认识和掌握的。欲想知道该 20 例手背留置针患者的平均留置时间 93.2h 与该 20 例头皮留置针患者的平均留置时间 124.7h 之间的差别，到底是本质上的差异还是抽样误差所致，需进行假设检验。

通过假设检验处理的问题一般具有两个特点：其一，需要从全局的角度，即从总体上对问题作出判断；其二，不可能或者不允许对所研究总体的每一个个体均做观察。例如：某药厂生产了一批安瓿封装的注射药物，检测它们的质量是否合格；某种治疗高血压的新药的疗效是否优于常规药物的疗效，等等。对于这类问题只能从研究总体中随机抽取大小合适的样本，应用假设检验的理论和方法，依据该随机样本提供的有限信息对总体作出推断。

二、假设检验的基本步骤

例 6-2 已知北方地区一般儿童前囟门闭合月龄的均值为 14.1 个月。某研究人员从东北某县（缺钙地区）随机抽取 30 名儿童，得前囟门闭合月龄分别为 16、19、20、14、15、14、18、16、13、13、14、15、13、14、17、16、18、12、12、15、15、10、11、14、17、13、10、9、11、12。问该县儿童前囟门闭合月龄是否大于一般儿童？

【问题】
1. 这是什么资料？该资料属于何种设计方案？
2. 该资料应该用何种统计方法？
3. 假设检验的步骤是什么？

【分析】
1. 该研究中各观察对象均通过定量的方法测得数据，且有度量衡单位，根据前面所学内容，可以判断该数据为计量资料。这 30 名儿童是从东北某县（缺钙地区）随机抽取的一份样本，为单样本设计。

2. 对于单样本设计的计量资料，首先考虑单样本 t 检验，该检验方法要求样本来自正态分布的总体。本例经正态性检验服从正态分布（$W=0.983$，$P=0.896$），故采用单样本 t 检验。

3. 假设检验的步骤一般分为三步

(1) 建立检验假设，确定检验水准　假设检验的假设有两个：一个称为零假设（null hypoth-

esis），又称为原假设、无效假设，记为 H_0，即样本均数 $\overline{X}$ 所代表的总体均数与假设的总体均数相等（$\mu=\mu_0$）。另一个称为对立假设（alternative hypothesis），又称为备择假设，记为 H_1，是在拒绝 H_0 的情况下被接受的假设，即样本均数 $\overline{X}$ 所代表的总体均数与假设的总体均数不相等（$\mu\neq\mu_0$）。H_1 和 H_0 应该既有联系又相互对立。两个检验假设应该包括两种（也是所有）可能的推断。研究者要按照假设检验的规则在两个假设（即两种对立的判断）之间做出抉择。这种假设有单、双侧之分。例如，对立假设为两个总体均数不相等，因为 $\mu\neq\mu_0$ 包含 $\mu>\mu_0$ 和 $\mu<\mu_0$ 两种情形，故称为双侧检验；如果凭借专业知识有充分把握可以排除某一侧，对立假设为 $\mu>\mu_0$ 或 $\mu<\mu_0$，就称为单侧检验。为了稳妥起见，一般多采用双侧检验。

对例 6-2 的问题，建立的零假设为 H_0：$\mu=\mu_0=14.1$（个月），μ 为该县儿童前囟门闭合月龄的总体均数，意为"就总体而言，该县儿童前囟门闭合月龄的均数与一般儿童前囟门闭合月龄的均数相同"。因为该县是缺钙地区，研究人员认为，当地儿童前囟门闭合月龄不可能反而低于一般儿童前囟门闭合月龄的均数，故建立的对立假设为 H_1：$\mu>14.1$（个月），意为"该县儿童前囟门闭合月龄的均数高于一般儿童前囟门闭合月龄的均数"，属于单侧假设。

建立检验假设的同时，通常需要确定检验水准。检验水准（size of a test），用 α 表示，是预先人为规定的概率，表示拒绝实际上成立的 H_0 时，推断错误的最大允许概率。一般情况下常取检验水准为 $\alpha=0.05$ 或 $\alpha=0.01$。

（2）计算检验统计量 统计量是随机样本的函数，其计算公式中不应包含任何未知参数。例 6-2 所用 t 检验的统计量为

$$t=\frac{\overline{X}-\mu_0}{S_{\overline{X}}}=\frac{\overline{X}-\mu_0}{S/\sqrt{n}},\nu=n-1 \tag{6-1}$$

例 6-2 样本数据经计算得 30 儿童前囟门闭合平均月龄为 $\overline{X}=14.2$ 个月，$S=2.73$ 个月。其中 $\mu_0=14.1$。将数据代入公式(6-1) 得

$$t=\frac{\overline{X}-\mu_0}{S/\sqrt{n}}=\frac{14.2-14.1}{2.73/\sqrt{30}}=0.200$$
$$\nu=n-1=30-1=29$$

（3）确定 P 值，作出统计推断 P 值的定义是：在零假设 H_0 成立的条件下，出现统计量目前值及更不利于零假设数值的概率。其意义如下：当零假设 H_0：$\mu=\mu_0=14.1$ 成立时，我们凭借样本中所见的 $\overline{X}=14.2$ 去拒绝零假设（下阳性结论），那么相同情况下如果 $\overline{X}$ 与总体均数 μ_0 差别更大（绝对值 $\geqslant 14.2-14.1=0.1$）的事件为更不利于零假设的事件，此时更应拒绝零假设，可能犯假阳性错误，当前事件以及更不利于 H_0 的事件发生的概率就是 P，即为犯假阳性错误的概率。如果 P 值较小，表明"不大可能"犯假阳性错误，于是拒绝 H_0。反之，如果 P 值较大，表明"颇有可能"犯假阳性错误，故不能拒绝 H_0。怎样才算"P 值较小"和"P 值较大"？通常我们根据问题的背景，规定一个"小"的概率 α，若 P 值小于等于 α，就认为"P 值较小"，若 P 值大于 α，就认为"P 值较大"。通常取 $\alpha=0.05$ 或 0.01，医学统计学中通常规定事件发生的概率在 0.05 或 0.01 及以下为小概率事件，"小概率事件"的原理认为"小概率事件在一次随机试验中不（大）可能发生"。若 $P\leqslant\alpha$，即为小概率事件，我们就怀疑 H_0 的正确性，即现有样本信息不支持 H_0，统计推断为按 α 检验水准，拒绝 H_0，接受 H_1，结论为"差别具有统计学意义"；若 $P>\alpha$，则现有样本信息不足以拒绝 H_0，统计推断为不拒绝 H_0，结论为"差别无统计学意义"，但不拒绝 H_0 并不等于接受 H_0。

对于例 6-2，P 值等于自由度为 29 的 t 分布曲线下，小于或等于 $|t|=0.200$ 的单侧尾部面积，查 t 界值表得知 $P>0.25$，即 $P>\alpha$，这意味着，如果北方地区儿童前囟门闭合月龄均值确实是 14.1 个月，根据现有样本中前囟门闭合月龄均值为 14.2 个月而断言 μ 与 14.1 个月有差异，很有可能是假阳性，故我们决定不拒绝 H_0。

当进行双侧 t 检验时，P 值的大小等于 t 分布曲线下对应统计量的双侧尾部面积。

第二节 单样本资料的 t 检验

例 6-3 已知正常人血清低密度脂蛋白为 2.10mmol/L，今测得 25 名肝硬化肝功能 C 级患者血清低密度脂蛋白的均数为 1.06mmol/L，标准差为 0.44mmol/L，问肝硬化肝功能 C 级患者与正常人血清低密度脂蛋白含量是否不同？

【问题】
1. 该资料是什么资料？该研究是什么设计？
2. 统计分析的目的是什么？有什么条件？
3. 统计方法该如何选择？分析步骤是什么？

【分析】
1. 该研究中血清低密度脂蛋白通过定量的方法测得数据，且有度量衡单位，根据前面所学内容，可以判断该数据为计量资料。每名患者均测得血清低密度脂蛋白（mmol/L）。这 25 名患者是所有肝硬化肝功能 C 级患者的一份随机样本，为单样本设计。

2. 对于单样本设计的计量资料，首先考虑单样本 t 检验（one sample t-test），该方法适用于样本均数 $\overline{X}$ 与已知总体均数 μ_0 的比较，其比较目的是检验样本均数 $\overline{X}$ 所代表的总体均数 μ 与已知总体均数 μ_0 有无差别。已知总体均数 μ_0，通常为标准值、理论值或经大量观察得到的较稳定的指标值。该方法要求样本来自正态分布的总体（即正态性）。

3. 本例已知总体均数 $\mu_0=2.10$mmol/L，$\overline{X}=1.06$mmol/L，$S=0.44$mmol/L，经正态性检验服从正态分布（$W=0.964$，$P=0.492$），故选用单样本资料 t 检验。

假设检验的分析步骤如下：

(1) 建立检验假设，确定检验水准

H_0：$\mu=\mu_0$，肝硬化肝功能 C 级患者与正常人血清低密度脂蛋白相同

H_1：$\mu\neq\mu_0$，肝硬化肝功能 C 级患者与正常人血清低密度脂蛋白不同

$\alpha=0.05$

(2) 计算检验统计量 在 $\mu=\mu_0$ 成立的前提条件下，将已知数据代入公式(6-1) 计算统计量为

$$t=\frac{\overline{X}-\mu_0}{S_{\overline{X}}}=\frac{\overline{X}-\mu_0}{S/\sqrt{n}}=\frac{1.06-2.10}{0.44/\sqrt{25}}=-11.818$$

(3) 确定 P 值，作出统计推断 本例自由度 $\nu=n-1=25-1=24$，查 t 界值表，得 $t_{0.05/2,24}=2.064$，因 $|t|=11.818>t_{0.05/2,24}$，故 $P<0.05$。按 $\alpha=0.05$ 水准，拒绝 H_0，接受 H_1，差异有统计学意义，可以认为肝硬化肝功能 C 级患者与正常人血清低密度脂蛋白不同，肝硬化肝功能 C 级患者的低密度脂蛋白低于正常人。

第三节 配对设计资料的 t 检验

例 6-4 某高校护理学院教师为探讨慢性支气管炎与血中胆碱酯酶活性的关系,将 20 只大鼠按性别相同、月龄和体重相近的条件配成 10 对,再随机分入对照组和实验组,对照组在洁净空气中饲养,实验组在含有 $0.5mg/m^3$ 甲醛的空气环境中饲养,6 周后测量血中胆碱酯酶活性,结果见表 6-1。问两组大鼠血中胆碱酯酶活性有无差异?

表 6-1 两组大鼠血中胆碱酯酶活性测定（$\mu mol/ml$）

对子编号	实验组	对照组	差值
1	3.50	2.59	0.91
2	3.12	2.18	0.94
3	3.01	2.30	0.71
4	3.68	3.12	0.56
5	2.97	2.65	0.32
6	3.05	2.65	0.40
7	2.56	2.86	−0.30
8	2.78	3.25	−0.47
9	3.45	3.02	0.43
10	4.40	2.60	1.80

【问题】
1. 该数据为哪种资料类型?该研究是什么设计?
2. 统计方法该如何选择?有什么条件?其目的是什么?
3. 其分析步骤是什么?

【分析】
1. 该研究中观察指标为胆碱酯酶活性,通过定量的方法测得数据,且有度量衡单位,根据前面所学内容,可以判断该数据为计量资料。20 只大鼠按性别相同、月龄和体重相近的条件配成 10 对,此为配对设计。

配对设计（paired design）是一种比较特殊的设计方式,是将受试对象按某些重要特征相近的原则配成对子,每对中的两个个体随机地分别给予两种处理。应用配对设计能够很好地控制非实验因素对结果的影响,提高统计处理的效率。配对设计有自身配对和非自身配对（异体配对）之分。在医学科学研究中的配对设计主要适用于以下情况:第一,异体配对。为消除混杂因素的影响,将某些重要特征相似的每两个受试对象配成一对,同对中两个受试对象随机分别接受两种不同的处理。第二,自身配对。同一受试对象的两个部分分别接受两种不同处理,可视为自己和自己配对。

在实际应用中,同一受试对象接受某种处理之前和之后的数据,也可视为自身配对,但如果受试对象随时间变化,之前的"他"本来就不同于之后的"他",就不能视为自身配对了。例如对高血压的患者治疗前后某一生理指标进行比较,由于其前后的差别可能是处理因素的作用,也可能是其他因素的影响,因此不能随机分配处理,在实验研究中应设平行对照。

2.对于配对设计的计量资料,首先考虑采用配对设计资料的 t 检验,该检验方法要求各对子的差值来自正态分布的总体。本例差值经正态性检验服从正态分布($W=0.950$,$P=0.674$),故采用配对设计的 t 检验。

配对设计的 t 检验(paired t-test),其目的是检验两相关样本均数所代表的未知总体均数是否有差别。

配对设计资料的分析着眼于每一对受试个体两个观察值之差(d),这些差值构成一组资料,将 d 作为变量计算均数 $\bar{d}$。用 t 检验推断差值的总体均数 μ_d 是否为 0。

检验统计量的计算公式为

$$t = \frac{\bar{d}-\mu_d}{S_{\bar{d}}} = \frac{\bar{d}-0}{S_{\bar{d}}} = \frac{\bar{d}}{S_d/\sqrt{n}}, \nu = n-1 \qquad (6\text{-}2)$$

式中,$\bar{d}$ 为差值的均数;S_d 为差值的样本标准差;$S_{\bar{d}}$ 为差值样本均数的标准差;n 是对子数。同样,给定一个小概率 α 作为检验水准,如果与 t 值相应的 P 值小于等于给定的 α,拒绝 H_0;否则,不拒绝 H_0。

3.分析步骤

(1) 建立检验假设,确定检验水准

H_0:$\mu_d=0$,两组大鼠血中胆碱酯酶活性差值的总体均数等于 0

H_1:$\mu_d\neq 0$,两组大鼠血中胆碱酯酶活性差值的总体均数不等于 0

$\alpha=0.05$

(2) 计算检验统计量 本例 $n=10$,差值的均数 $\bar{d}$,差值的样本标准差 S_d,差值样本均数的标准差 $S_{\bar{d}}$ 分别为

$$\sum d = 5.3$$

$$\sum d^2 = 6.5276$$

$$\bar{d} = \sum d/n = 5.3/10 = 0.53$$

$$S_d = \sqrt{\frac{\sum d^2 - \frac{(\sum d)^2}{n}}{n-1}} = \sqrt{\frac{6.5276 - \frac{(5.3)^2}{10}}{10-1}} = 0.643$$

$$S_{\bar{d}} = \frac{S_d}{\sqrt{n}} = \frac{0.643}{\sqrt{10}} = 0.203$$

代入按公式(6-2)得

$$t = \frac{\bar{d}-\mu_d}{S_{\bar{d}}} = \frac{\bar{d}-0}{S_{\bar{d}}} = \frac{\bar{d}}{S_d/\sqrt{n}} = \frac{0.53}{0.643/\sqrt{10}} = 2.607$$

(3) 确定 P 值,作出统计推断 自由度 $\nu=n-1=10-1=9$,查 t 界值表,得 $t_{0.05/2,9}=2.262$,因 $t=2.607>t_{0.05/2,9}$,故 $P<0.05$。按 $\alpha=0.05$ 水准,拒绝 H_0,接受 H_1,差别有统计学意义,可以认为两组大鼠血中胆碱酯酶活性差值的总体均数不等于 0。因 $\bar{d}>0$,可以认为实验组大鼠血中胆碱酯酶活性高于对照组。

第四节 两独立样本设计的 t 检验

一、两样本所属总体方差相等

> **例 6-5** 资料数据见例 6-1，问手背留置针和头皮留置针的留置时间有无差别？
> 【问题】
> 1.统计方法该如何选择？分析目的是什么？有什么条件？
> 2.其分析步骤是什么？

【分析】
1.该数据资料类型与设计方案已在第一节中介绍，不再赘述。对于完全随机设计两独立样本的计量资料，首先考虑独立样本的 t 检验（independent samples t-test），该方法适用于两独立样本均数的比较，其比较目的是检验两样本均数所代表的两总体均数有无差别。该方法要求两样本均来自正态分布的总体（即正态性），并且两总体方差相等（方差齐）。

完全随机设计两独立样本的 t 检验是将受试对象随机分配成两个处理组，各组接受不同的处理。一般把这样获得的两组资料视为代表两个不同总体的两个独立样本，据以推断它们的总体均数是否相等。另外，从两个人群（例如某年龄组女性与男性）分别随机抽取一定数量的观察对象，测量某项指标进行比较，这也属于两独立样本资料。

检验统计量的计算公式为

$$t = \frac{\overline{X}_1 - \overline{X}_2}{\sqrt{S_c^2 \left(\dfrac{1}{n_1} + \dfrac{1}{n_2}\right)}} \tag{6-3}$$

其中，S_c^2 是利用两样本联合估计的方差

$$S_c^2 = \frac{(n_1-1)S_1^2 + (n_2-1)S_2^2}{n_1 + n_2 - 2} \tag{6-4}$$

2.本例 $n_1=20$，$\overline{X}_1=93.2$h，$S_1=26.098$h，$n_2=20$，$\overline{X}_2=124.7$h，$S_2=26.827$h，经正态性检验服从正态分布且两组总体方差相等（见前文），故选用两独立样本的 t 检验。

假设检验的步骤如下：
(1) 建立检验假设，确定检验水准
H_0：$\mu_1 = \mu_2$，即静脉留置针穿刺两种部位的留置时间的总体均数相等
H_1：$\mu_1 \neq \mu_2$，即静脉留置针穿刺两种部位的留置时间的总体均数不相等
$\alpha = 0.05$
(2) 计算检验统计量 将数据代入公式(6-4) 得

$$S_c^2 = \frac{(n_1-1)S_1^2 + (n_2-1)S_2^2}{n_1 + n_2 - 2} = \frac{(20-1) \times 26.1^2 + (20-1) \times 26.8^2}{20 + 20 - 2} = 699.725$$

将数据代入公式(6-3) 得

$$t = \frac{\overline{X}_1 - \overline{X}_2}{\sqrt{S_c^2 \left(\dfrac{1}{n_1} + \dfrac{1}{n_2}\right)}} = \frac{93.2 - 124.7}{\sqrt{699.725 \left(\dfrac{1}{20} + \dfrac{1}{20}\right)}} = -3.764$$

$$\nu = n_1 + n_2 - 2 = 20 + 20 - 2 = 38$$

(3) 确定 P 值，作出统计推断　查 t 界值表得 $t_{0.05/2,38} = 2.024$，因 $|t| = 3.764 > t_{0.05/2,38}$，故 $P < 0.05$。按照 $\alpha = 0.05$ 的水准，拒绝 H_0，接受 H_1，差异有统计学意义，可以认为手背留置针与头皮留置针的留置时间有差别，头皮留置针留置时间长。

二、两样本所属总体方差不等（Satterthwaite 近似法）

例 6-6　某医院观察骨质疏松患者骨折治疗后不同护理干预的效果，50 例因骨质疏松导致胸腰椎压缩性骨折患者均采用经皮椎体成形术治疗，随机等分为 2 组，实验组采用康复护理措施，对照组采用常规护理措施，术后 1 周对两组患者的关节功能进行 JOA 评分，JOA 评分总分 29 分，越低表明肢体功能障碍越明显。结果如下，两种护理方法对患者的关节功能的影响有无差别？

对照组：24、25、23、24、25、24、24、22、23、27、25、24、25、23、24、25、24、26、25、26、24、25、24、25、26。

实验组：25、22、26、25、22、20、28、21、26、25、23、25、29、27、26、23、27、24、24、26、24、25、23、25、24。

【问题】
1. 该数据为哪种资料类型？该研究是什么设计？
2. 统计方法该如何选择？
3. 其分析步骤是什么？

【分析】

1. 该研究中的观察指标 JOA 评分是通过定量的方法测得数据，且有度量衡单位，可以判断该数据为计量资料。50 例患者随机等分为两组，属于完全随机设计方案。

2. 对于完全随机设计两独立样本的计量资料，前文已介绍首先考虑两独立样本的 t 检验，而两独立样本的 t 检验要求两样本均来自正态总体（即正态性），并且方差相等（方差齐），例 6-6 的数据经正态性检验满足正态性要求（$W_1 = 0.937$，$P_1 = 0.129$，$W_2 = 0.980$，$P_2 = 0.890$），但方差齐性检验方差不齐（$F = 6.711$，$P = 0.013$），故不宜用两独立样本的 t 检验，应采用近似 t 经验，又叫做 t' 检验。t' 检验方法有三种，常用的是 Satterthwaite t' 检验，统计量 t' 的计算公式为

$$t' = \frac{\overline{X}_1 - \overline{X}_2}{\sqrt{\dfrac{S_1^2}{n_1} + \dfrac{S_2^2}{n_2}}} \tag{6-5}$$

t' 的分布比较复杂，Satterthwaite（1946）提出，可用自由度为式（6-6）的 t 分布来近似 t' 的分布。

$$\nu = \frac{\left(\dfrac{S_1^2}{n_1} + \dfrac{S_2^2}{n_2}\right)^2}{\dfrac{\left(\dfrac{S_1^2}{n_1}\right)^2}{n_1 - 1} + \dfrac{\left(\dfrac{S_2^2}{n_2}\right)^2}{n_2 - 1}} \tag{6-6}$$

利用式（6-5）算得统计量 t' 的数值后，据式（6-6）所得自由度查 t 界值表，可以得到相应的 P 值。同样，给定一个小概率 α 作为检验水准，如果与 t 值相应的 P 值小于等于给定

的 α，拒绝 H_0，接受 H_1；否则，不拒绝 H_0。

3. Satterthwaite 近似法检验如下

(1) 建立检验假设，确定检验水准

H_0：$\mu_1 = \mu_2$，即两种护理方法对患者的关节功能的影响相同

H_1：$\mu_1 \neq \mu_2$，即两种护理方法对患者的关节功能的影响不同

$\alpha = 0.05$

(2) 计算检验统计量　本例：$n_1 = 25$，$\overline{X}_1 = 24.48$ 分，$S_1 = 1.122$ 分；$n_2 = 25$，$\overline{X}_2 = 24.60$ 分，$S_2 = 2.121$ 分，代入式(6-5)，则

$$t' = \frac{\overline{X}_1 - \overline{X}_2}{\sqrt{\frac{S_1^2}{n_1} + \frac{S_2^2}{n_2}}} = \frac{24.48 - 24.60}{\sqrt{\frac{1.122^2}{25} + \frac{2.121^2}{25}}} = -0.250$$

由式(6-6) 得

$$\nu = \frac{\left(\frac{S_1^2}{n_1} + \frac{S_2^2}{n_2}\right)^2}{\frac{\left(\frac{S_1^2}{n_1}\right)^2}{n_1 - 1} + \frac{\left(\frac{S_2^2}{n_2}\right)^2}{n_2 - 1}} = \frac{\left(\frac{1.122^2}{25} + \frac{2.121^2}{25}\right)^2}{\frac{\left(\frac{1.122^2}{25}\right)^2}{25 - 1} + \frac{\left(\frac{2.121^2}{25}\right)^2}{25 - 1}} = 36.5 \approx 37$$

(3) 确定 P 值，作出统计推断　查 $\nu = 37$ 时的 t 界值表，得 $t_{0.05/2, 37} = 2.026$，因 $|t'| = 0.250 < t_{0.05/2, 37}$，故 $P > 0.05$。按 $\alpha = 0.05$ 水准，不拒绝 H_0，差异没有统计学意义，还不能认为两种护理方法对患者关节功能的影响不同。

第五节　两独立样本资料的方差齐性检验

例 6-7　资料数据见例 6-1 和例 6-6。

【问题】

1. 为什么例 6-1 和例 6-6 资料类型相同，实验设计相同而假设检验方法不同？

2. 如何进行方差齐性检验？其分析步骤是什么？

【分析】

1. 例 6-1 和例 6-6 虽然资料类型相同，实验设计相同，又都满足正态性的要求，不同之处在于例 6-1 两样本来自的两总体方差相等，而例 6-6 两样本来自的两总体方差不等，假设检验的方法就不同了。当计量资料两独立样本满足正态性和方差齐性时，采用两独立样本的 t 检验，如果只满足正态性，方差不齐时，则应采用近似 t 检验。因此计量资料两独立样本比较时，应首先进行正态性和方差齐性检验。

2. 计量资料两独立样本的方差齐性检验，统计量为 F 值，计算公式为

$$F = \frac{S_1^2(较大)}{S_2^2(较小)}, \nu_1 = n_1 - 1, \nu_2 = n_2 - 1 \tag{6-7}$$

其中，S_1^2 与 S_2^2 是被比较的两个样本方差。S_1^2 代表较大一个方差，是为了减少统计用表的篇幅。F 统计量服从 F 分布。F 分布有两个自由度，分子的自由度 ν_1 和分母的自由度 ν_2。

根据两个自由度可以在附表3-3 F 界值表中查到相应于 F 临界值。F 值越大，对应的 P 值越小。如果根据样本算得的 F 值偏大，就有理由拒绝 H_0。

例6-1 数据方差齐性检验的分析步骤如下。

(1) 建立检验假设，确定检验水准

H_0：$\sigma_1^2 = \sigma_2^2$，即两样本来自的两总体方差相等

H_1：$\sigma_1^2 \neq \sigma_2^2$，即两样本来自的两总体方差不等

$\alpha = 0.10$（欲不拒绝 H_0，检验水准宜调大）

(2) 计算检验统计量 例6-1中，$n_1 = n_2 = 20$，$S_1 = 26.8$，$S_2 = 26.1$，代入式(6-7)，则

$$F = \frac{S_1^2（较大）}{S_2^2（较小）} = 26.8^2 / 26.1^2 = 1.054$$

$\nu_1 = n_1 - 1 = 20 - 1 = 19, \nu_2 = n_2 - 1 = 20 - 1 = 19$

(3) 确定 P 值，作出统计推断 以 $\nu_1 = 20$（表中无19），$\nu_2 = 19$ 查 F 界值表（方差分析用），得 $F_{0.10/2,(20,19)} = 2.16$，因 $F = 1.054 < F_{0.10/2,(20,19)}$，故 $P > 0.10$。按 $\alpha = 0.10$ 的水准，不拒绝 H_0，差异无统计学意义，尚不能认为手背留置针和头皮留置针两组患者的留置时间的总体方差不等，即方差齐。

例6-6 数据方差齐性检验统计量 $F = 2.212^2 / 1.122^2 = 3.887$，$\nu_1 = \nu_2 = 24$，$F_{0.10/2,(24,24)} = 1.98$，$F > F_{0.10/2,(24,24)}$，故 $P < 0.10$。按 $\alpha = 0.10$ 的水准，拒绝 H_0，接受 H_1，差异有统计学意义，可以认为两种护理方法对患者的关节功能JOA评分方差不等，即方差不齐。

第六节 假设检验需要注意的问题

1. 要有严密的抽样研究设计

这是假设检验的前提，应保证样本资料是从同质总体中随机抽取的，而且必须能代表相应的总体。对比组要具有组间的均衡性和可比性，即除了要比较的主要因素外，其他可能影响结果的因素应尽可能相同或相近，或能在资料处理时消除其影响，这样才能得出科学的统计结论和有价值的专业结论。

2. 选用的检验方法必须符合其应用条件

根据研究目的、研究设计、资料类型等选择适当的检验方法。如计量资料（均数）的比较常用 t 检验和方差分析（详见第七章），分类资料的比较常用 χ^2 检验（详见第九章）。对于 t 检验而言，无论是何种 t 检验，都是以正态分布为理论基础的，故理论上要求样本资料来自正态分布总体。资料的正态性可用正态性检验方法检验。若资料为非正态分布，可以采用数据变换的方法，尝试将资料变换成正态分布的资料后进行检验。若数据变换后仍为非正态分布，可选用非参数检验（详见第十章）。

完全随机设计的两样本均数的比较，作两独立样本设计的 t 检验时，还要求两样本资料来自的总体具有方差齐性。可用方差齐性检验检验资料是否满足该条件。如果资料方差齐，应选用两独立样本 t 检验；若方差不齐，则选用近似 t' 检验，或采用数据变换的方法使其具有方差齐性，或采用非参数检验。另外，属于配对设计的资料不宜采用两独立样本 t 检验。

3. 单侧检验与双侧检验的选择

假设检验分为单侧检验和双侧检验。如何选择单侧和双侧检验，需根据研究目的、专业

知识和问题的要求,在实验设计时即作出规定,而不能在计算出检验统计量之后才确定。单侧检验和双侧检验的 t 值计算过程相同,但确定概率的 t 界值不同,例如:$\alpha=0.05$,$\nu=49$ 时,双侧 $t_{0.05/2,49}=2.010$,单侧 $t_{0.05,49}=1.677$,可见单侧检验比双侧检验的界值小。这就意味着对同一份资料,单侧检验比双侧检验更容易得到差别有统计学意义的结论。但是单侧检验的建立是有条件的,不能任意选择,只有根据专业知识有充分依据可以排除某一侧时,才能选择单侧检验。若没有这方面的依据,为了稳妥起见,一般应选用双侧检验。

4. 假设检验的结论不能绝对化

因为统计结论是概率性的,是人为规定的界限,是相对的,是否拒绝 H_0 决定于被研究事物有无本质差异、抽样误差的大小及选用检验水准的高低等,所以作统计结论时不能绝对化。如规定 $\alpha=0.05$,差异有统计学意义时,说明如果 H_0 成立,得到当前事件及更不利于 H_0 事件的可能性小于等于 5%,属于小概率事件,所以拒绝 H_0,接受 H_1。但是这样的推断仍然要冒着犯 5% 的假阳性错误的风险,故该推断不是绝对的。在报告统计结论时,最好列出检验方法、检验统计量的值、检验水准及概率 P 的确切数值或尽量写出 P 值的确切范围,如写成 $P=0.04$ 或 $0.02<P<0.05$,并注明采用的是单侧还是双侧检验,以便读者与同类研究进行比较,正确评价其参考价值。另外,统计结论也与检验水准高低有关,而检验水准是根据分析要求确定的,在实际工作中,对同一问题选用 α 的大小有一定的灵活性,有时按 $\alpha=0.05$ 的检验水准,拒绝 H_0,而按 $\alpha=0.01$ 的检验水准,有可能不拒绝 H_0,α 取值较小,有利于提高"阳性"统计结论的可靠性;再者取同一检验水准,现有样本不拒绝 H_0,但当增加样本例数后,由于减少了抽样误差,有可能拒绝 H_0。因此,当 P 接近 α 时,下结论要慎重。

5. 正确理解 P 值的意义

P 值是指在无效假设 H_0 成立的前提下,从 H_0 所规定的总体中进行随机抽样,所观察到的等于及大于或等于及小于现有统计量值的概率。另外一种理解就是,P 值是指在无效假设 H_0 成立的前提下,做随机抽样研究,得到当前事件以及比当前事件更背离 H_0 事件的所有事件的概率之和。其推断的基础是小概率事件的原理,即在一次抽样研究中小概率事件几乎是不可能发生的,所以当规定检验水准是 0.05 时,$P\leqslant0.05$,则拒绝 H_0,接受 H_1,只能认为差别有统计学意义,但并不是 H_0 绝对不成立,也不应误解为两个均数相差很大,更不能理解为在医学上有重要的价值。$P>0.05$,则不拒绝 H_0,习惯上称为差别无统计学意义,但并不是说 H_0 绝对成立,也不应理解为相差不大或肯定没有差别。这里回答是拒绝或不拒绝 H_0,而不回答比较的样本资料所代表的总体指标差别有多大,仅通过假设检验不能得到总体参数间的差别大小。从本章 t 检验的计算公式中可以看出,假设检验的结论与样本含量大小有关,当样本量足够大时,标准误趋近于零,无论两样本均数相差多少,都能得到足以拒绝 H_0 的 t 值和 P 值。

6. 假设检验和置信区间的区别

假设检验和置信区间估计既存在密切的关系又有区别。一方面,置信区间可回答假设检验提出的问题;另一方面,置信区间不但能回答差别有无统计学意义,而且还能比假设检验提供更多的信息,即提示差别有无实际的专业意义。但置信区间并不能完全代替假设检验,假设检验更为灵活,能够获得一个确切的概率值(P 值)。假设检验用以推断两总体均数是否相等,而置信区间则用于估计总体均数所在的范围。两者的选择应根据研究目的决定。若为推断某种假设是否成立或推断某一总体数值或概率分布,则选择假设检验;若推导关于总体指标的具体数值，则置信区间更为恰当。

【本章小结】

（1）假设检验是依据样本提供的有限信息对总体作出推断的统计学方法。假设检验的基本思想是"小概率事件和反证法思想"，假设检验的基本步骤是：①建立检验假设，确定检验水准；②计算检验统计量；③确定 P 值，作出统计推断。

（2）样本均数比较 t 检验有单样本 t 检验、配对设计 t 检验、两独立样本 t 检验。单样本 t 检验要求随机样本来自正态总体（即正态性）；配对设计 t 检验要求每对数据差值的总体为正态总体（即正态性）；两独立样本 t 检验要求对应的两总体为正态总体（即正态性）且两总体方差相等（即方差齐性）。因此进行两样本均数比较之前要先对资料进行正态性和方差齐性检验。

（3）P 值是指在无效假设 H_0 成立的前提下，从 H_0 所规定的总体中进行随机抽样，所观察到的等于及大于和（或）等于及小于现有统计量值的概率。

（4）如何选择单侧和双侧检验，需根据研究目的、专业知识和问题的要求，在实验设计时即作出规定，而不能在计算出检验统计量之后才确定。

（5）假设检验与相应的置信区间估计既能提供等价的结果，又有各自不同的功能，将两者结合起来，互相补充，才是完整的统计分析。

（6）假设检验方法很多，每种方法均有相应的适用条件。应同时考虑研究目的、设计类型、变量类型等要素后，选择合适的假设检验方法。

思考题

一、单项选择题

1. 假设检验的基本步骤中不包括哪项（　　）。
   A. 直接计算 P 值　　　　　　　　B. 建立检验假设，确定检验水准
   C. 对总体参数的置信区间作出估计　　D. 选定检验方法，计算检验统计量
   E. 确定 P 值，作出统计推断

2. 两独立样本 t 检验中，$t > t_{0.05/2,\nu}$，按照 $\alpha=0.05$ 的水准，可以认为（　　）。
   A. 两总体均数不同　　　　　　　　B. 尚不能认为两总体均数不同
   C. 两样本均数不同　　　　　　　　D. 尚不能认为两样本均数不同
   E. 样本均数和总体均数不同

3. 两样本均数比较的 t 检验中，差别具有统计学意义时，P 值越小，说明（　　）。
   A. 两样本均数差别越大　　　　　　B. 越有理由认为两样本均数不同
   C. 两总体均数差别越大　　　　　　D. 越有理由认为两总体均数不同
   E. 拒绝 H_0 犯错误的概率越小

4. 确定假设检验的检验水准后，同一资料（　　）。
   A. 单侧 t 检验有统计学差异，则双侧 t 检验必然有统计学差异
   B. 双侧 t 检验有统计学差异，则单侧 t 检验必然有统计学差异
   C. 双侧 t 检验无统计学差异，则单侧 t 检验也无统计学差异
   D. 单、双 t 检验结果没有联系
   E. 以上都不对

5. 从 9 窝大鼠的每窝中选出同性别、体重相近的 2 只，分别喂以水解蛋白和酪蛋白饲料，

4周后测定其体重增加量,结果如下,比较两种饲料对大鼠体重的增加有无影响,宜用(   )。

窝编号	1	2	3	4	5	6	7	8	9
含酪蛋白饲料组	82	66	74	78	82	76	73	90	92
含水解蛋白饲料组	15	28	29	28	24	38	21	37	35

A. 单因素方差分析　　　　　　　　　B. 非参数检验
C. 配对设计 t 检验　　　　　　　　　D. 两独立样本 t 检验
E. 先对差值做正态性检验,从而决定选用何种方法

二、判断题

1. 假设检验是推断样本统计量和总体参数是否有差别的方法。(   )
2. t 检验可用于多个样本均数之间的比较。(   )
3. 同一自由度下,$|t|$ 越大,概率 P 值越小。(   )
4. 两独立样本 t 检验中,得 $t > t_{0.05/2,\nu}$,故 $P < \alpha$,按照 $\alpha = 0.05$ 的水准,可证明两总体均数不同。(   )
5. 如果样本不是随机抽样得来的,做假设检验也就失去了意义。(   )

三、简答题

1. 何谓假设检验?其基本步骤是什么?
2. 简述 t 检验的三种类型及其各自的适用条件。
3. 假设检验中检验水准 α 和概率 P 值有什么不同?

四、计算与分析题

1. 已知正常成年男子血红蛋白均值为 140g/L,今随机调查某厂成年男子 60 人,测其血红蛋白均值为 125g/L,标准差 15g/L。请问该厂成年男子血红蛋白均值与一般成年男子是否不同?

2. 某口腔医生欲比较"个别取模器龈下取模技术"与"传统硅橡胶取模方法"两种取模技术精度的差异,在 12 名患者口中分别用两种方法制取印模,在体视显微镜下测量标志点到龈沟底的距离,结果如表 6-2,请问两种取模方法结果有无差异?

表 6-2　12 名患者口腔某测量标志点到龈沟底的距离(cm)

病例号	个别取模器龈下取模技术	传统硅橡胶取模方法
1	0.626	0.614
2	0.627	0.626
3	0.670	0.654
4	0.548	0.549
5	0.590	0.574
6	0.603	0.587
7	0.605	0.602
8	0.347	0.338
9	0.768	0.759
10	0.576	0.572
11	0.330	0.318
12	0.233	0.219

据此资料回答下列问题:
(1) 这是什么资料?
(2) 这是何种实验设计类型?
(3) 若要比较两种取模技术精度的差异,应该选用何种统计方法?

(4) 若为假设检验，请写出假设检验的步骤并给出相应结论。

3. 某研究者欲比较甲、乙两药治疗高血压的效果，进行了随机双盲对照试验，结果如表 6-3。请问能否认为两种降压药物等效？

表 6-3 两药降血压 (kPa) 的效果比较

组别	n	$\bar{X}$	S
甲药	50	2.67	0.27
乙药	50	3.20	0.33

据此资料回答下列问题：

(1) 这是何种实验设计类型？

(2) 欲比较甲、乙两药治疗高血压的效果，能否直接比较甲乙两药的均数从而下结论？为什么？

(3) 请写出你认为合适的统计分析方法，若为假设检验，请写出假设检验的步骤，不用计算。

（王立芹）

第七章 方差分析

【学习目标】
- ◆ **掌握**：完全随机设计资料的方差分析。
- ◆ **熟悉**：方差分析的基本思想、前提条件；随机区组设计资料的方差分析。
- ◆ **了解**：多个组间的多重比较。

方差分析（analysis of variance，ANOVA）由英国著名统计学家 R. A. Fisher 于 1928 年提出，为纪念 Fisher，方差分析的统计量被称为 F 值，故方差分析又称 F 检验。主要用于两个及两个以上总体均数间的比较。由于多种因素的影响，研究所得的数据参差不齐。原因可分成两类，一类是随机因素，另一类是研究中施加给受试对象的处理因素。根据研究目的和研究因素的不同，方差分析有不同的设计类型，鉴于篇幅的限制，本章只介绍完全随机设计资料和随机区组设计资料的方差分析。

第一节 方差分析的基本思想及前提条件

开展科研工作时，根据研究的目的，常常要将研究对象按照处理因素（也可以是处理因素的不同水平）随机分配到多个处理组，每一组接受一种处理（处理因素的一个水平），然后分析多个处理组之间有无差别。如果所得资料是计量资料，则需比较多个样本所来自的总体均数差别有无统计学意义。一般情况下，两个总体均数的比较，多用 t 检验或 Z 检验（见第六章），但若比较的是两个以上的总体均数，则不能重复地进行 t 检验或 Z 检验，这样做会增大犯第一类错误的概率。

例 7-1 某研究组研究降血脂药对高脂血症患者血浆甘油三酯的影响，要比较高剂量组、中剂量组、低剂量组 3 组均数 μ_1、μ_2、μ_3 是否相同？

【问题】
比较多个总体均数时，若重复进行 t 检验或 Z 检验，如何造成犯第一类错误概率增大的呢？

【分析】
本例欲比较 3 个总体均数，需要比较 $C_3^2 = \dfrac{3!}{2!(3-2)!} = 3$ 次，即需进行 3 次比较，若每次比较的检验水准 $\alpha=0.05$，则每次比较不犯第一类错误的概率为 $(1-0.05)$，那么3次比较均不犯第一类错误的概率为 $(1-0.05)^3$，这时犯第一类错误的概率（也就是总的检验水准）变为 $1-(1-0.05)^3=0.143$，比 0.05 大了很多。再如欲比较 5 个样本均数，需要比较 $C_5^2=\dfrac{5!}{2!(5-2)!}=10$ 次，即需进行 10 次两两比较，若每次比较的检验水准 $\alpha=0.05$，则每次比较不犯第一类错误的概率为 $(1-0.05)$，那么 10 次比较均不犯第一类错误的概率为 $(1-0.05)^{10}$，这时犯第一类错误的概率变为 $1-(1-0.05)^{10}=0.401$，比 0.05 大得更多。可见，若采用 t 检验或 Z 检验重复进行多个总体均数的比较，比较的次数越多，犯第一类错误的概率越大。因此，多个总体均数不能重复用 t 检验进行两两比较，而需要采用方差分析进行假设检验。

一、方差分析的基本思想

方差分析是利用方差可加性的特点，把全部观察值之间的变异（总变异）按设计和需要分解成两个或多个部分，每一部分变异都反映实际研究工作中特定的内容（如处理因素的作用、随机因素的作用等），然后将各影响因素产生的变异与随机误差进行比较，以判断各部分的变异与随机误差相比是否具有统计学意义。如前所述，服从正态分布或近似正态分布的计量资料一般用"离均差平方和"表示变异的绝对数值，用方差和标准差表示变异的平均大小。下面用完全随机设计资料类型详细阐明方差分析的基本思想，这类研究设计类型的资料可以整理成表 7-1 的形式。

表 7-1　完全随机设计 k 个处理组的研究结果

	处理组					
	1 水平	2 水平	…	j 水平	…	K 水平
X_{ij}	X_{11}	X_{12}	…	X_{1j}	…	X_{1k}
	X_{21}	X_{22}	…	X_{2j}	…	X_{2k}
	⋮	⋮	⋮	⋮	⋮	⋮
	$X_{n_1 1}$	$X_{n_2 2}$	…	$X_{n_j j}$	…	$X_{n_k k}$
统计量	n_1 $\overline{X}_1$	n_2 $\overline{X}_2$	…	n_j $\overline{X}_j$	…	n_k $\overline{X}_k$

表 7-1 中 k 为处理组数，第 i 组的实验对象给予第 j 种处理（$j=1,2,\cdots,k$），第 j 个处理组的样本含量为 n_j，各处理组的样本含量可以相等（高效设计）也可以不等，各处理组样本含量之和为 $N(N=n_1+n_2+\cdots+n_k)$。用 X_{ij} 表示第 j 个处理组的第 i（$i=1,2,\cdots,n_j$）个观察值。各处理组均数为 $\overline{X}_j=\sum\limits_{i=1}^{n_j} X_{ij}/n_j$，总均数为 $\overline{X}=\sum\limits_{j=1}^{k}\sum\limits_{i=1}^{n_j} X_{ij}/N$。现结合表 7-1，介绍方差分析。

1. 变异的分解

从表 7-1 的结果可以看出数据中包含了三种性质不同的变异。

（1）总变异　k 个处理组共有 N 个结果数据，它们参差不齐，数据间的变异称为总变异（total variation），用 $SS_总$ 表示。总变异的大小等于所有观察值 X_{ij} 与总均数 $\overline{X}$ 的离均差平方和，即

$$SS_总=\sum_{j=1}^{k}\sum_{i=1}^{n_j}(X_{ij}-\overline{X})^2 \qquad (7-1)$$

（2）组间变异　k 个处理组的样本均数可能也大小不等，它们之间的变异称为组间变异（variation between groups），用 $SS_{组间}$ 表示，其大小可以用各处理组均数与总均数的离均差平方和来表示，它既反映了处理因素作用的大小，也包含了随机误差的成分，由下式计算

$$SS_{组间}=\sum_{j=1}^{k}n_j(\overline{X}_j-\overline{X})^2 \tag{7-2}$$

（3）组内变异　k 个处理组内的 n_j 个数据大小不等，称为组内变异（variation within groups），用 $SS_{组内}$ 表示。由于各处理组内观察值均受同一个处理因素的影响，引起组内变异的原因就仅来自于随机误差，即个体差异。其大小可以用各组内部所有观察值 X_{ij} 与其均数 $\overline{X}_j$ 的离均差平方和来表示。即

$$SS_{组内}=\sum_{j=1}^{k}\sum_{i=1}^{n_j}(X_{ij}-\overline{X}_j)^2 \tag{7-3}$$

可以证明，上述三种变异的关系为

$$SS_{总}=SS_{组间}+SS_{组内} \tag{7-4}$$

此关系式称为变异分解，也是变异可加性的具体体现。由于组内变异计算比较复杂，通常可以用下面的公式求得

$$SS_{组内}=\sum_{j=1}^{k}\sum_{i=1}^{n_j}(X_{ij}-\overline{X}_j)^2=SS_{总}-SS_{组间} \tag{7-5}$$

2. 自由度分解

可以证明，上述三种变异对应的自由度也存在可加性。根据表 7-1，不难看出三种自由度的计算公式分别为

$$\nu_{总}=N-1,\ \nu_{组间}=k-1,\ \nu_{组内}=N-k \tag{7-6}$$

显然总自由度可以分解为组间自由度与组内自由度之和，即

$$\nu_{总}=\nu_{组间}+\nu_{组内} \tag{7-7}$$

3. 计算均方（方差）

变异的大小除了与离均差平方和的大小有关外，还与其自由度有关。由于各部分自由度不相等，所以各部分离均差平方和只能反映变异的绝对大小，不能用于相互比较。为了使各部分变异具有可比性，须计算其平均变异，即将各部分离均差平方和除以其相应的自由度。该比值称为均方差，简称均方（mean square, MS），公式为

$$MS=\frac{SS}{\nu} \tag{7-8}$$

组间均方和组内均方可由下式计算

$$MS_{组间}=\frac{SS_{组间}}{\nu_{组间}},\ MS_{组内}=\frac{SS_{组内}}{\nu_{组内}} \tag{7-9}$$

组内均方由个体变异和测量误差引起，属于随机误差；组间均方反映处理因素作用产生的效应，同时也包含随机误差。

4. 计算统计量 F

方差分析的无效假设为 $H_0:\mu_1=\mu_2=\cdots=\mu_k$，即所有总体均数相等，$k$ 为处理组数，备择假设为 $H_1:\mu_1、\mu_2、\cdots、\mu_k$ 不全相等。当检验假设成立时，即各处理组的总体均数差别无统计学意义，预示处理因素对受试对象几乎没有作用，组间变异几乎完全由随机误差引起，$MS_{组间}$ 与 $MS_{组内}$ 代表的几乎都是随机误差，因而两者的大小应该比较接近（理论上

应相等），即比值接近1（理论上等于1）。反之，若处理因素有作用，则 $MS_{组间}$ 将明显大于 $MS_{组内}$，于是 F 值将明显大于1。我们将 $MS_{组间}$ 与 $MS_{组内}$ 的比值称为统计量 F

$$F = \frac{MS_{组间}}{MS_{组内}} \tag{7-10}$$

统计量 F 服从 F 分布，F 分布（F distribution）密度曲线是随自由度 $\nu_{组间}$、$\nu_{组内}$ 的变化而变化的一簇偏态曲线，其形态随着 $\nu_{组间}$、$\nu_{组内}$ 的增大逐渐趋于对称，如图 7-1 所示。

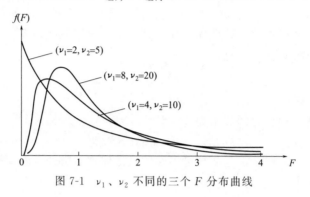

图 7-1 ν_1、ν_2 不同的三个 F 分布曲线

统计量 F 反映组间变异的相对大小，F 值越大，则各处理组总体均数差别无统计学意义的可能性越小。要判断差别是否有统计学意义，可查 F 界值表（方差分析用），得到 P 值，F 值越大 P 值越小，从而按照 P 值大小作出推断性结论。

5. 方差分析表

习惯上，将方差分析的结果整理成如下方差分析表，见表 7-2。

表 7-2　完全随机设计资料的方差分析计算公式

变异来源	离均差平方和(SS)	自由度(ν)	均方(MS)	F
总	$\sum X^2 - C$	$N-1$		
组间	$\sum_{j} \frac{(\sum_{i} X_{ij})^2}{n_j} - C$	$k-1$	$SS_{组间}/\nu_{组间}$	$MS_{组间}/MS_{组内}$
组内（误差）	$SS_{总} - SS_{组间}$	$N-k$	$SS_{组内}/\nu_{组内}$	

注：$C = (\sum X)^2 / N$，其中 $N = \sum_{j=1}^{k} n_j$ 是总例数，k 为处理组数。

方差分析的用途很广，除了用于多个总体均数的比较外，还可用于两个总体均数的比较，分析因素间的交互作用和回归方程的线性假设检验等。

二、方差分析的前提条件

从理论上讲，进行方差分析的数据要求满足三个基本条件：一是各样本是相互独立的随机样本；二是各样本均来自正态总体；三是各样本的总体方差相等，即方差齐性（homogeneity of variance）。

当样本含量较小时，资料是否来自正态分布的总体难于进行直观判断，常常根据既往经验或进行正态性检验，正态性检验可以采用 D 法、W 法以及 χ^2 检验。当样本含量较大时，无论资料是否来自正态分布总体，根据中心极限定理均可认为样本均数的抽样分布服从或近似服从正态分布。对于方差齐性的判断通常采用方差齐性检验（homogeneity of variance test），多个方差齐性检验最常用的是 Bartlett χ^2 检验和 Levene 检验。

第二节 完全随机设计资料的方差分析

完全随机设计（completely random design）又称单因素方差分析（one-way analysis of variance，one-way ANOVA），是将同质的受试对象随机地分配到不同的处理组，再观察其实验效应。各组样本含量可以相等，也可以不等。此类设计只考查一个处理因素，通过对该因素不同水平组均数的比较，推断该处理因素不同水平组均值之间的差异有无统计学意义。

例 7-2 拟探讨枸杞多糖（LBP）对酒精性脂肪肝大鼠 GSH（μmol/gport）的影响，将 36 只大鼠随机分为甲、乙、丙三组，其中甲（正常对照组）12 只，其余 24 只用乙醇灌胃 10 周造成大鼠慢性酒精性脂肪肝模型后，再随机分为 2 组，乙（LBP 治疗组）12 只，丙（戒酒组）12 只，8 周后测量三组 GSH 值（μmol/gport）。试问三种处理方式大鼠的 GSH（μmol/gport）值是否相同？

表 7-3 三组大鼠 GSH 值（μmol/gport）

	甲	乙	丙	合计
	79.81	87.58	60.29	
	80.60	70.73	64.63	
	75.94	82.69	49.55	
	77.64	64.52	58.61	
	83.58	62.54	52.14	
	91.47	63.66	67.52	
	87.34	75.18	47.59	
	81.56	59.43	53.67	
	85.67	82.57	57.91	
	78.35	84.25	52.83	
	104.28	80.36	46.56	
	72.29	56.40	55.23	
n_j	12	12	12	36
$\overline{X}_j$	83.21	72.49	55.54	70.41
S_j	8.44	10.93	6.51	14.38

【问题】
1. 该资料为何种设计类型？
2. 总的变异应该如何计算？有何意义？
3. 各处理组内变异如何计算？有何意义？
4. 各处理组间变异如何计算？有何意义？
5. 如何进行方差分析？

【分析】
不难发现该资料为完全随机设计类型。从表 7-3 三个处理组数据的均数看，戒酒可使 GSH 值降低，但问题往往并不是这么简单。具体从以下两个方面分析。

1. 变异分解

如上节所述，表 7-3 的结果含有三种性质不同的变异。

(1) 总变异 表 7-3 中全部 36 个数据参差不齐，它们的差异称为总变异。其大小可用各观察值 X_{ij} 与总均数 $\overline{X}$ 的离均差平方和 $SS_{总}$ 来表示。

$$SS_{总}=\sum_{j=1}^{3}\sum_{i=1}^{12}(X_{ij}-\overline{X})^2=7233.388$$

(2) 组内变异 同一组内 12 只大鼠 GSH 值参差不齐，产生这种差异的原因是大鼠间的个体差异、测量误差等偶然因素。由这类原因造成的误差为随机误差，在方差分析中称为组内变异。其大小可用各样本内部每个观察值 X_{ij} 与组均数 $\overline{X}_i$ 的离均差平方和来表示。

$$SS_{组内}=\sum_{j=1}^{3}\sum_{i=1}^{12}(X_{ij}-\overline{X}_j)^2=\sum_{j=1}^{3}(n_j-1)S_j^2=2563.096$$

(3) 组间变异 不同处理组间的 GSH 值得平均水平存在着差别。从各处理组均数来看，不同组间 GSH 值的差异明显，这种差异是随机误差造成的呢？还是处理因素的影响？对此需要作进一步的分析。在方差分析中，把不同处理组间的差异称为组间变异。组间变异包括了随机误差，也反映了处理因素对实验效应（GSH 值）的影响。组间变异的大小可用各组均数 $\overline{X}_j$ 与总均数 $\overline{X}$ 的离均差平方和乘上每组例数 n_j 即 $SS_{组间}$ 来表示。

$$SS_{组间}=\sum_{j=1}^{3}n_j(\overline{X}_j-\overline{X})^2=4670.292$$

2. 分析步骤

例 7-2 是一个完全随机设计三个样本均数比较的资料，现以此为例，说明方差分析的基本步骤。

(1) 建立检验假设，确定检验水准

H_0：$\mu_1=\mu_2=\mu_3$，即三组大鼠 GSH 值的总体均数相等

H_1：μ_1、μ_2、μ_3 不全相等，三组大鼠 GSH 值的总体均数不等或不全相等

$\alpha=0.05$

(2) 计算检验统计量 F 值 先对表 7-3 资料进行初步计算，然后根据表 7-2 中公式来计算。本例：

$C=(\sum X)^2/N=2534.97^2/36=178502.025$

$SS_{总}=\sum X^2-C=185735.413-178502.025=7233.388$

$$SS_{组间}=\sum_j n_j(\overline{X}_j-\overline{X})^2=\sum_j \frac{(\sum_j X_{ij})^2}{n_j}-C$$

$$=\frac{998.53^2}{12}+\frac{869.91^2}{12}+\frac{666.53^2}{12}-178502.025=4670.292$$

$SS_{组内}=SS_{总}-SS_{组间}=7233.388-4670.292=2563.096$

$\nu_{总}=N-1=36-1=35$

$\nu_{组间}=k-1=3-1=2$

$\nu_{组内}=N-k=36-3=33$

$MS_{组间}=SS_{组间}/\nu_{组间}=4670.292/2=2335.146$

$MS_{组内}=SS_{组内}/\nu_{组内}=2563.096/33=77.670$

$F=MS_{组间}/MS_{组内}=2335.146/77.670=30.065$

通常将上述结果列成表 7-4。

表 7-4　例 7-2 的方差分析结果表

变异来源	SS	ν	MS	F	P
总	7233.388	35			
组间	4670.292	2	2335.146	30.065	<0.01
组内	2563.096	33	77.670		

(3) 确定 P 值，作出统计推断　以 ν_1（$\nu_{组间}$）=2 及 ν_2（$\nu_{组内}$）=33，查 F 界值表（方差分析用），得 P<0.01。按照 α=0.05 检验水准，拒绝 H_0，接受 H_1，故可认为正常对照组、LBP 组、戒酒组大鼠的 GSH 值不全相同。

以上结论表明，三组大鼠的 GSH 值总体均数有差别，但并不表明任何两组大鼠的 GSH 值的总体均数都有差别，可能有的组间没有差别。要了解哪几个组总体均数间有差别，哪几个组总体均数间没有差别，需要进一步作两两比较，详见本章第四节。

第三节　随机区组设计资料的方差分析

随机区组设计（randomized block design）又称为配伍组设计，其设计思路是先将受试对象按条件相同或相近组成 b 个区组（或称配伍组），如动物实验时，可按同窝别、同性别、体重相近进行配伍，再按随机化原则分别将各区组中的 k 个受试对象分配到 k 个处理组中。随机区组设计考虑了个体差异的影响，可分析处理因素和个体差异对实验效应的影响，所以又称两因素方差分析（two-way ANOVA），比完全随机设计的检验效率高。随机区组设计资料整理形式见表 7-5。

表 7-5　随机区组设计资料整理形式

区组编号	处理组				
	1 水平	2 水平	…	j 水平	…	K 水平
1	X_{11}	X_{12}	…	X_{1j}	…	X_{1k}
2	X_{21}	X_{22}	…	X_{2j}	…	X_{2k}
⋮	⋮	⋮	⋮	⋮	⋮	⋮
b	X_{b1}	X_{b2}	…	X_{bj}	…	X_{bk}

表 7-5 中，k 为处理组数，b 为区组数，样本含量 $N=b\times k$。与完全随机设计资料方差分析方法相同，总均数为 $\overline{X}=\sum X_{ij}/N$，各处理组均数 $\overline{X}_j=\sum_{i=1}^{b}X_{ij}/b$，各区组的均数 $\overline{X}_i=\sum_{j=1}^{k}X_{ij}/k$。研究数据共有四种不同的变异。

(1) 总变异　反映所有观察值之间的变异，记为 $SS_{总}$，计算见公式(7-1)。

(2) 处理组间变异　由不同水平的处理因素作用和随机误差引起的变异，记为 $SS_{处理}$，计算见公式(7-2)。

(3) 区组间变异　由不同区组作用和随机误差引起的变异，记为 $SS_{区组}$，计算公式为

$$SS_{区组}=\sum_{i=1}^{b}k(\overline{X}_i-\overline{X})\qquad(7-11)$$

(4) 随机误差　由个体差异和测量误差产生的变异，记为 $SS_{误差}$。

如前所述，随机区组设计资料对总变异及总自由度的分解，有

$$SS_{总} = SS_{处理} + SS_{区组} + SS_{误差} \tag{7-12}$$

$$\nu_{总} = \nu_{处理} + \nu_{区组} + \nu_{误差} \tag{7-13}$$

于是，$SS_{误差}$的计算公式为

$$SS_{误差} = SS_{总} - SS_{处理} - SS_{区组} \tag{7-14}$$

方差分析表见表 7-6。

表 7-6　随机区组设计资料的方差分析计算公式

变异来源	离均差平方和(SS)	自由度(ν)	均方(MS)	F
处理组间	$\sum_{j=1}^{k} b(\overline{X}_j - \overline{X})$	$k-1$	$SS_{处理}/\nu_{处理}$	$MS_{处理}/MS_{误差}$
区组间	$\sum_{i=1}^{b} k(\overline{X}_i - \overline{X})$	$b-1$	$SS_{区组}/\nu_{区组}$	$MS_{区组}/MS_{误差}$
误差	$SS_{总} - SS_{处理} - SS_{区组}$	$N-k-b+1$	$SS_{误差}/\nu_{误差}$	
总	$\sum_{j=1}^{k}\sum_{i=1}^{b}(X_{ij} - \overline{X})^2$	$N-1$		

例 7-3　在抗癌药筛选试验中，拟用 20 只小白鼠按不同窝别分为 5 组，每组 4 只，随机分配到空白对照组、药物 A 组、药物 B 组和药物 C 组，观察三种药物对小白鼠肉瘤的抑瘤效果，资料见表 7-7。

表 7-7　四组小白鼠肉瘤重量　(g)

窝别	空白对照	药物 A	药物 B	药物 C	合计
Ⅰ	0.80	0.36	0.17	0.28	1.61
Ⅱ	0.74	0.50	0.42	0.36	2.02
Ⅲ	0.31	0.20	0.38	0.25	1.14
Ⅳ	0.48	0.18	0.44	0.22	1.32
Ⅴ	0.76	0.26	0.28	0.13	1.43
$\sum_{i=1}^{b} x_{ij}$	3.09	1.50	1.69	1.24	7.52($\sum X$)
$\overline{X}_j$	0.601	0.300	0.338	0.248	0.376($\overline{X}$)
$\sum_{i=1}^{b} x_{ij}^2$	2.0917	0.5196	0.6217	0.3358	3.5688($\sum X^2$)

【问题】

1. 这是什么设计类型？
2. 4 个处理组小白鼠肉瘤的重量有无差异？
3. 5 个窝别小白鼠肉瘤的重量有无差异？
4. A、B、C 三种药物的抑瘤效果如何分析？

【分析】

本研究的主要目的在于比较不同药物的抑瘤效果，同时还可以比较不同窝别小白鼠肉瘤重量是否相同。属于随机区组设计类型。随机区组设计资料的变异除了总变异、处理组间的变异和随机误差外，还存在区组间的变异。

本研究总变异即 20 只小白鼠肉瘤重量的变异，它包含了随机误差（小白鼠的个体差异和测量误差），又包含了四种处理的不同。其大小用所有数据的离均差平方和 $SS_{总}$ 来表示，该值显然还与总自由度 $\nu_{总}$ 有关。

处理组间变异是指各处理组的样本均数 $\overline{X}_j$ 参差不齐，既反映了四种处理对小白鼠肉瘤重量的影响，也包括了随机误差（含个体差异和测量误差）。其大小用各处理组均数与总均数的离均差平方和 $SS_{处理}$ 来表示，该值显然还与自由度 $\nu_{处理}$ 有关。

区组间变异是指每一个区组的样本均数 $\overline{X}_i$ 也大小不等，既反映了 5 个窝别不同的影响，同样也包括了随机误差（含个体差异和测量误差）。其大小用各区组均数与总均数的离均差平方和 $SS_{区组}$ 来表示，该值显然还与自由度 $\nu_{区组}$ 有关。

由于从总变异中可分离出区组变异，控制了各处理组小白鼠窝别的差异，使组内变异（误差）更能反映随机误差的大小，因而可提高研究的效率。随机区组设计资料方差分析，除了可以按照表 7-6 提供的公式进行计算外，也可按表 7-8 提供的公式计算，可以证明二者是完全等价的。

表 7-8 随机区组设计资料方差分析的计算公式

变异来源	离均差平方和(SS)	自由度(ν)	均方(MS)	F
总	$\sum X^2 - C$	$N-1$		
处理间	$\sum_{j=1}^{k} \dfrac{(\sum_{i=1}^{b} X_{ij})^2}{b} - C$	$k-1$	$\dfrac{SS_{处理}}{\nu_{处理}}$	$\dfrac{MS_{处理}}{MS_{误差}}$
区组间	$\sum_{i=1}^{b} \dfrac{(\sum_{j=1}^{k} X_{ij})^2}{k} - C$	$b-1$	$\dfrac{SS_{区组}}{\nu_{区组}}$	$\dfrac{MS_{区组}}{MS_{误差}}$
误差	$SS_{总} - SS_{处理} - SS_{区组}$	$(k-1)(b-1)$	$\dfrac{SS_{误差}}{\nu_{误差}}$	

注：$C = (\sum X)^2/N$，N 是总例数，k 为处理组数，b 为区组数。

例 7-3 分析步骤如下：

(1) 建立检验假设，确定检验水准

H_0：$\mu_1 = \mu_2 = \mu_3 = \mu_4$，即四组小白鼠肉瘤重量总体均数相同

H_1：μ_1、μ_2、μ_3、μ_4 不全相等，即四组小白鼠肉瘤重量总体均数不同或不全相同

$\alpha = 0.05$

H_0：各区组小白鼠肉瘤重量总体均数相同

H_1：各区组小白鼠肉瘤重量总体均数不同或不全相同

$\alpha = 0.05$

(2) 计算检验统计量 F 值 先对表 7-7 资料进行初步计算，然后根据表 7-8（表 7-6 亦可）中公式来计算。

$$C = (\sum X)^2/N = 7.52^2/20 = 2.8275$$

$$SS_{总} = \sum X^2 - C = 3.5688 - 2.8275 = 0.7413$$

$$SS_{处理} = \sum_{j=1}^{k} \dfrac{(\sum_{i=1}^{b} X_{ij})^2}{b} - C = \dfrac{3.09^2 + 1.50^2 + 1.69^2 + 1.24^2}{5} - 2.8275 = 0.4104$$

$$SS_{区组} = \sum_{i=1}^{b} \dfrac{(\sum_{j=1}^{k} X_{ij})^2}{k} - C = \dfrac{1.61^2 + 2.02^2 + 1.14^2 + 1.32^2 + 1.43^2}{4} - 2.8275 = 0.1124$$

$$SS_{误差} = SS_{总} - SS_{处理} - SS_{区组} = 0.7413 - 0.4104 - 0.1124 = 0.2185$$

$$\nu_{总} = N - 1 = 20 - 1 = 19$$

$$\nu_{处理} = k - 1 = 4 - 1 = 3$$

$$\nu_{区组} = b - 1 = 5 - 1 = 4$$

$$\nu_{误差} = (k-1)(b-1) = (4-1)(5-1) = 12$$

$$MS_{处理} = \frac{SS_{处理}}{\nu_{处理}} = \frac{0.4104}{3} = 0.1368$$

$$MS_{区组} = \frac{SS_{区组}}{\nu_{区组}} = \frac{0.1124}{4} = 0.0281$$

$$MS_{误差} = \frac{SS_{误差}}{\nu_{误差}} = \frac{0.2185}{12} = 0.0182$$

$$F = \frac{MS_{处理}}{MS_{误差}} = \frac{0.1368}{0.0182} = 7.52$$

$$F = \frac{MS_{区组}}{MS_{误差}} = \frac{0.0281}{0.0182} = 1.54$$

将上述结果列成表 7-9。

表 7-9 例 7-3 的方差分析结果表

变异来源	SS	ν	MS	F	P
总变异	0.7413	19			
处理间变异	0.4101	3	0.1368	7.52	<0.01
区组间变异	0.1124	4	0.0281	1.54	>0.05
误差	0.2185	12	0.0182		

（3）确定 P 值，作出统计推断　以 $\nu_1 = 3$，$\nu_2 = 12$，查 F 界值表（方差分析用），得 $F_{0.01(3,12)} = 5.95$。本例 $F_{处理} = 7.52 > F_{0.01(3,12)}$，$P < 0.01$，按照 $\alpha = 0.05$ 的检验水准拒绝 H_0，接受 H_1，差别有统计学意义；可认为各处理组小白鼠肉瘤重量总体均数不同或不全相同。如果要进一步推断任两个总体均数是否相同，应作两两比较，见本章第四节。

以 $\nu_1 = 4$，$\nu_2 = 12$，查 F 界值表，得 $F_{0.05(4,12)} = 3.26$。本例 $F_{区组} = 1.54 < F_{0.05(4,12)}$，$P > 0.05$，按照 $\alpha = 0.05$ 的检验水准不拒绝 H_0，差别无统计学意义；尚不能认为各区组小白鼠肉瘤重量总体均数不同。

第四节　多个组间的多重比较

不管是完全随机设计还是随机区组设计资料的方差分析，结果若拒绝 H_0，接受 H_1，其含义是被比较的各个总体均数不等或不全相等。如需进一步了解到底是哪两个总体均数间有差别，哪两个总体均数间没有差别，可在前述方差分析的基础上进一步作多个样本均数间的两两比较，又称多重比较（multiple comparison）。

多个样本均数的比较一般分为两种情况：一种是在研究设计阶段未预先考虑或未预料到，经假设检验得出多个总体均数不全相等的提示后，才决定的多个均数间的两两比较。这类情况常用于探索性研究（exploratory research），往往涉及每两个均数的比较，可采用 SNK-q 检验、Bonferroni 校正检验等。另一种是在设计阶段就根据研究目的或专业知识而决定的考虑某些均数间的两两比较，常见于事先有明确假设的证实性实验研究（confirmatory research）。例如多个处理组与对照组的比较，某一对或某几对在专业上有特殊意义的均数间的比较等，可采用 Dunnett-t 检验、LSD-t 检验，也可采用 Bonferroni 校正检验。本节介绍三种常用的方法：SNK-q 检验、Dunnett-t 检验和 Bonferroni 校正检验。

一、SNK-q 检验

SNK-q 检验，又称 q 检验，其中 SNK 为 Students-Newman-Keuls 三个人姓氏的缩写，适用于多个样本均数两两之间的全面比较的探索性研究。属于多重极差检验，检验统计量为 q，自由度为方差分析表中误差自由度，查 q 界值表。其检验统计量为 q 的计算公式为

$$q = \frac{\overline{X}_A - \overline{X}_B}{S_{\overline{X}_A - \overline{X}_B}} \frac{\overline{X}_A - \overline{X}_B}{\sqrt{\frac{MS_{误差}}{2}(\frac{1}{n_A}+\frac{1}{n_B})}}, \nu = \nu_{误差} \quad (7\text{-}15)$$

> **例 7-4** 请对例 7-2 资料中的甲、乙、丙三组大鼠 GSH 值总体均数进行两两比较。
>
> 【问题】
> 多个样本均数间两两比较如何进行？

【分析】

例 7-2 方差分析结果表明三组大鼠 GSH 值总体均数不全相等，现要进行各组均数的两两比较，q 检验的方法和步骤如下。

（1）建立检验假设，确定检验水准

$H_0: \mu_A = \mu_B$，即任两对比组的总体均数相等

$H_1: \mu_A \neq \mu_B$，即任两对比组的总体均数不等

$\alpha = 0.05$

（2）计算检验统计量　首先将三个样本均数由大到小顺序排列，并编上组次（表 7-10）。

表 7-10　三个处理组样本均数及组次

组别	甲组	乙组	丙组
均数	83.21	72.49	55.54
组次	1	2	3

根据公式(7-15)和例 7-2 的结果列出两两比较计算结果，见表 7-11。

表 7-11　三个处理组总体均数两两比较的 q 检验计算表

对比组	两均数之差	组数	q 值	q 界值		P
A 与 B	$\overline{X}_A - \overline{X}_B$	a		$P=0.05$	$P=0.01$	
(1)	(2)	(3)	(4)=$\frac{(2)}{2.544}$	(5)	(6)	(7)
甲与乙	10.72	2	4.21	2.89	3.89	<0.01
甲与丙	27.67	3	10.88	3.49	4.45	<0.01
乙与丙	16.95	2	6.66	2.89	3.89	<0.01

表 7-11 中第（3）栏为 A、B 两对比组所包含的组数 a。本例已求得 $MS_{误差} = MS_{组内} = 77.670$（见表 7-4），各组例数均为 12。第（4）栏 q 值按照公式(7-15)计算，分母部分为

$$S_{\overline{X}_A - \overline{X}_B} = \sqrt{\frac{MS_{误差}}{2}(\frac{1}{n_A}+\frac{1}{n_B})} = \sqrt{\frac{77.670}{2}(\frac{1}{12}+\frac{1}{12})} = 2.544$$

故第 1 行 $q=\dfrac{10.72}{2.544}=4.21$，余类推。

第（5）、（6）两栏是由 q 界值表查出的 $P=0.05$ 界值和 $P=0.01$ 的界值。本例 $\nu_{误差}=\nu_{组内}=33$，当 $a=2$ 时，$q_{0.05(2,33)}=2.89$，$q_{0.01(2,33)}=3.89$，余类推。

（3）确定 P 值，作出统计推断　第（7）栏是由第（5）、（6）栏得 P 值。按 $\alpha=0.05$ 的检验水准，甲与乙对比组，甲与丙对比组，乙与丙对比组均拒绝 H_0，接受 H_1，差异有统计学意义，说明正常对照、LBP、戒酒三种处理大鼠 GSH 值总体均数均不相同。

二、Dunnett-t 检验

Dunnett-t 检验适用于 $k-1$ 个处理组与一个对照组均数差别的两两比较。检验统计量为 t_D，自由度为方差分析表中误差自由度，查 Dunnett-t 界值表。其检验统计量 t_D 的计算公式为

$$t_D=\dfrac{\overline{X}_T-\overline{X}_C}{S_{\overline{X}_T-\overline{X}_C}}=\dfrac{\overline{X}_T-\overline{X}_C}{\sqrt{MS_{误差}(\dfrac{1}{n_T}+\dfrac{1}{n_C})}},\nu=\nu_{误差} \qquad (7\text{-}16)$$

式中，$\overline{X}_T$、$\overline{X}_C$ 为两个对比组（试验组和对照组）的样本均数；$MS_{误差}$ 为方差分析中算得的误差均方，在完全随机设计的方差分析中，就是 $MS_{组内}$；n_T 和 n_C 分别为两对比组（试验组和对照组）的样本例数。

> **例 7-5**　对例 7-3 中三个试验组（药物 A、药物 B、药物 C 组）分别与空白对照组作比较，判断三种药物对小白鼠肉瘤的抑瘤作用。
>
> 【问题】
>
> 多个试验组与一个对照组的比较如何进行？

【分析】

例 7-3 方差分析结果表明各处理组小白鼠肉瘤重量不同或不全相同，现要进行各试验组与空白对照组（以下简称对照组）均数的比较。

将各药物组和对照组进行比较，判断各药物对小白鼠肉瘤的抑瘤作用，Dunnett-t 检验步骤如下。

（1）建立检验假设，确定检验水准

H_0：$\mu_T=\mu_C$，试验组与对照组小白鼠肉瘤重量总体均数相同

H_1：$\mu_T\neq\mu_C$，试验组与对照组小白鼠肉瘤重量总体均数不同

$\alpha=0.05$

（2）计算检验统计量　根据例 7-3 的结果代入公式(7-16)进行计算，计算结果列于表 7-12。

$$S_{\overline{X}_T-\overline{X}_C}=\sqrt{MS_{误差}(\dfrac{1}{n_T}+\dfrac{1}{n_C})}=\sqrt{0.0182\times(\dfrac{1}{5}+\dfrac{1}{5})}=0.0853$$

表 7-12　各药物组与对照组均数比较的计算表

对比组 T 与 C (1)	两均数之差 $\overline{X}_T-\overline{X}_C$ (2)	t_D 值 $(3)=\dfrac{(2)}{0.0853}$	t_D 界值 $P=0.05$ (4)	t_D 界值 $P=0.01$ (5)	P (6)
药物 A 组与对照组	−0.301	−3.53	2.68	3.58	<0.05
药物 B 组与对照组	−0.263	−3.08	2.68	3.58	<0.05
药物 C 组与对照组	−0.353	−4.14	2.68	3.58	<0.01

(3) 确定 P 值，作出统计推断　$\nu_{误差}=12$，处理数 $T=k-1=3$（不包含对照组），查 Dunnett-t 界值表，得 P 值，列于表 7-12 中。按照 $\alpha=0.05$ 的检验水准，各对比组均拒绝 H_0 接受 H_1，差别有统计学意义。可以认为药物 A 组、药物 B 组、药物 C 组与对照组小白鼠肉瘤重量不同，三种药物对小白鼠肉瘤均有抑瘤作用。

三、Bonferroni 校正检验

在实际工作中，对于多个样本均数间的比较，由于 t 检验比较简便，不少研究者仍坚持使用 t 检验，但在进行统计推断时，会使犯第一类错误的概率增大。因此，应对原来设定的经验水准进行校正，这种校正方法称为 Bonferroni 校正检验。假定原来设定的经验水准为 α，需要进行两两比较的次数为 k，则进行两两比较的检验水准应校正为 $\alpha'=\dfrac{\alpha}{k}$。

Bonferroni 校正检验不仅适用于多个样本均数的比较，也可适用于其他多组指标间的两两比较，如多个样本频率的比较。需要指出的是，该校正方法在比较的次数不多时效果较好，一般不超过 5 次，检验次数较多时，不宜使用。

例 7-6　请对例 7-2 资料中的甲组与乙组、乙组与丙组、甲组与丙组大鼠 GSH 值进行两两比较。

【问题】
多个总体均数间两两比较采用 Bonferroni 校正检验如何进行？

【分析】
例 7-2 方差分析结果表明三组大鼠 GSH 值总体均数不全相等，现要进行各组均数的两两比较，Bonferroni 校正检验的方法和步骤如下。

(1) 建立检验假设，确定检验水准

$H_0: \mu_A = \mu_B$，即两对比组的总体均数相等

$H_1: \mu_A \neq \mu_B$，即两对比组的总体均数不等

$$\alpha'=\frac{\alpha}{k}=\frac{0.05}{3}=0.0167$$

(2) 计算检验统计量

$$t=\frac{\overline{X}_A-\overline{X}_B}{S_{\overline{X}_A-\overline{X}_B}}=\frac{\overline{X}_A-\overline{X}_B}{\sqrt{MS_{误差}\left(\dfrac{1}{n_A}+\dfrac{1}{n_B}\right)}},\nu=\nu_{误差} \tag{7-17}$$

根据公式(7-17) 和例 7-2 的结果列出两两比较计算表（表 7-13）。

$$S_{\overline{X}_A-\overline{X}_B}=\sqrt{MS_{误差}\left(\frac{1}{n_A}+\frac{1}{n_B}\right)}=\sqrt{77.670\left(\frac{1}{12}+\frac{1}{12}\right)}=3.60,\nu_{误差}=\nu_{组内}=33$$

表 7-13　例 7-2 资料的两两比较的 t 检验计算表

对比组 A 与 B (1)	两均数之差 $\overline{X}_A-\overline{X}_B$ (2)	标准误差 $S_{\overline{X}_A-\overline{X}_B}$ (3)	t (4)	P (5)
甲与乙	10.72	3.60	2.98	<0.005
甲与丙	27.67	3.60	7.69	<0.001
乙与丙	16.95	3.60	4.71	<0.001

(3) 确定 P 值，作出统计推断 由第（4）栏得到的 t 值和 $\nu_{误差}=33$ 查 t 界值表，得到各对比组的 P 值，列于第（5）栏。按 $\alpha'=0.0125$ 的检验水准，甲组与乙组、甲组与丙组、乙组与丙组均拒绝 H_0，接受 H_1，差异有统计学意义，说明不同处理方式对大鼠 GSH 值影响均不相同。

【本章小结】

（1）方差分析用于多个总体均数的比较，其基本思想是按照方差可加性，把全部观察值之间的变异按照设计和需要分解成两个或多个部分，然后将各部分变异与随机误差进行比较，以判断各部分的变异是否具有统计学意义。

（2）进行方差分析之前首先应该判断资料是否符合方差分析的前提条件。方差分析的前提条件有三个：①各样本是相互独立的随机样本；②各样本均来自正态总体；③各样本的总体方差相等。

（3）方差分析根据设计类型的不同可将变异和自由度分解为不同组成部分。完全随机设计资料的方差分析把总变异分解成两个部分，变异关系是：$SS_{总}=SS_{组间}+SS_{组内}$，自由度的关系是：$\nu_{总}=\nu_{组间}+\nu_{组内}$。随机区组设计资料的方差分析把总变异分解成 3 个部分，变异关系是：$SS_{总}=SS_{处理}+SS_{区组}+SS_{误差}$，自由度的关系是：$\nu_{总}=\nu_{处理}+\nu_{区组}+\nu_{误差}$。

（4）随机区组设计与完全随机设计相比，因为利用区组控制了可能的混杂因素，并在进行方差分析时将区组的变异从组内变异中分解出来，所以当区组间有统计学意义时，由于减少了误差，检验效率得以提高。

（5）方差分析结果为拒绝 H_0，接受 H_1 时，说明被比较的若干个总体均数不等或不全相等，并不表示任何两个总体均数之间均不相等。欲详细了解各个总体均数之间的差别的具体情形，可进一步进行多重比较。

（6）多个总体均数之间多重比较的方法有很多种，但无外乎两种情况，实际工作中可以根据研究的目的进行选择。

思考题

一、单项选择题

1. 在 K 组每组 n 例的单因素方差分析中，组间变异的离均差平方和为（   ）。

A. $SS_{组间}=\sum_{i=1}^{k}(\overline{X}_i-\overline{X})^2$

B. $SS_{组间}=\sum_{i=1}^{k}K(\overline{X}_i-\overline{X})^2$

C. $SS_{组间}=\sum_{i=1}^{k}n(\overline{X}_i-\overline{X})^2$

D. $SS_{组间}=\sum_{i=1}^{k}\frac{(\overline{X}_i-\overline{X})^2}{K}$

E. $SS_{组间}=\sum_{i=1}^{k}\frac{(\overline{X}_i-\overline{X})^2}{n}$

2. 某厂医务室测定 10 名氟作业工人在工前、工中及工后 4h 的尿氟浓度（μmol/L），结果见表 7-14。

表 7-14 氟作业工人不同时间尿氟浓度（μmol/L）

工人编号	工前	工中	工后
1	90.53	142.12	87.38
2	88.43	163.17	65.27

续表

工人编号	工前	工中	工后
⋮	⋮	⋮	⋮
10	60.01	73.69	58.95
$\bar{X}$	87.38	126.59	115.59

工前、工中、工后检验统计量 F 为（　　）。

A. $SS_{处理}/SS_{误差}$　　　　　　　B. $SS_{区组}/SS_{误差}$

C. $MS_{处理}/MS_{误差}$　　　　　　D. $MS_{区组}/MS_{误差}$

E. $SS_{总}-SS_{区组}-SS_{误差}$

3. 对同一资料，当处理组数 $k=2$ 时，ANOVA 的结果与 t 检验的结果相比（　　）。

A. ANOVA 的结果更可靠　　　　　B. t 检验的结果更可靠

C. 理论上不同　　　　　　　　　　D. 完全等价且 $t^2=F$

E. 完全等价且 $\sqrt{t}=F$

4. 方差分析的应用条件之一是方差齐性，它是指（　　）。

A. 各比较组相应的样本方差相等　　B. 各比较组相应的总体方差相等

C. 组内方差＝组间方差　　　　　　D. 总方差＝各组方差之和

E. 总方差＝组内方差＋组间方差

5. 单因素的方差分析时，若 $F>F_{\nu_1,\nu_2}$，可认为（　　）。

A. 各总体均数相同　　　　　　　　B. 各样本均数相同

C. 各总体均数不相同或不全相同　　D. 各样本均数不相同或不全相同

E. 各总体均数各不相同

二、简答题

1. 简述方差分析的前提条件。
2. 为什么说随机区组设计方差分析的效率高于完全随机分组设计的方差分析？
3. 为什么不能用 t 检验进行多个样本均数间的两两比较？
4. 简述随机区组设计资料的方差分析。
5. 简述方差分析的基本思想。

三、计算与分析题

1. 将 18 名原发性血小板减少症患者按年龄相近的原则配为 6 个单位组，每个单位组中的 3 名患者随机分配到 A、B、C 三个治疗组中，治疗后的血小板升高见表 7-15。请问 3 种治疗方法的疗效有无差别？若有差别，试进行两两比较。

表 7-15　不同治疗组患者血小板的升高值（$10^4/mm^3$）

年龄组	A	B	C
1	3.8	6.3	8.0
2	4.6	6.3	11.9
3	7.6	10.2	14.1
4	8.6	9.2	14.7
5	6.4	8.1	13.0
6	6.2	6.9	13.4

2. 有三种抗凝剂（A_1，A_2，A_3）对一标本作红细胞沉降率（1h 值）测定，每种抗凝剂各作 5 次，结果为 A_1：15、11、13、12、14；A_2：13、16、14、17、15；A_3：13、15、16、14、12。请问三种抗凝剂对红细胞沉降率的测定有无差别？

3. 将36只大白鼠按体重相近的原则配为12个单位组,各单位组的3只大白鼠随机地分配到三个饲料组。1个月后观察尿中氨基氮的排出量(mg)。经初步计算,$SS_{总}=162$,$SS_{饲料}=8$,$SS_{误差}=110$。试列出该实验数据的方差分析表。

4. 为研究四种饲料对小白鼠体重增加的影响,将8窝小白鼠,每窝4只,随机安排喂养甲、乙、丙、丁四种饲料。4周后观察小白鼠体重增加情况,结果见表7-16。请问:(1)不同饲料组之间小白鼠的体重增加是否不同?(2)不同窝别之间小白鼠的体重增加是否不同?

表7-16 不同剂量组小白鼠的体重重量(g)

窝别	甲饲料	乙饲料	丙饲料	丁饲料
1	42	40	46	45
2	54	55	60	58
3	62	66	75	79
4	40	45	39	63
5	51	57	66	57
6	70	68	80	41
7	41	46	37	49
8	71	68	80	55

(袁作雄)

第八章 相对数

【学习目标】
- ◆ **掌握**：常用相对数指标的概念和计算方法。
- ◆ **熟悉**：相对数指标使用的注意事项；率的标准化法。
- ◆ **了解**：医学中常用的相对数指标。

在医学研究中，除了前述的定量数据，还有如阴性和阳性、有效和无效、治愈和未治愈、死亡和生存以及各种疾病分类等类型的定性数据。对这些数据的整理往往是先将研究对象按其性质或特征分类，再分别计数每一类的例数。描述定性数据的数据特征，通常需要计算相对数。根据不同的研究目的，常用率、构成比、相对比、动态数列等指标来进行统计描述。

第一节 常用相对数

相对数（relative number）是指两个有联系的指标之比，是分类变量资料常用的描述性统计指标。它可以是两个有关的绝对数之比，也可以是两个有关联统计指标之比。相对数的性质取决于其分子和分母的意义，不同类型的相对数具有不同的性质。计算相对数的意义主要是把基数化作相等，便于相互比较。例如，某病用 A 法治疗 100 人，其中 70 人有效，B 法治疗 150 人，90 人有效，若仅比较两组有效的绝对人数是不恰当的，而通过分别计算有效率 70/100×100％＝70％ 与 90/150×100％＝60％ 来比较两法的疗效才有实际意义。常用的相对数指标有率、构成比和相对比。

一、率

率（rate），又称频率指标，表示在一定空间或时间范围内某现象的发生数与可能发生的总数之比，用以说明某种现象发生的频率大小或强度，通常以百分率（％）、千分率（‰）、万分率（1/万）或十万分率（1/10 万）等来表示。计算公式为

$$率 = \frac{实际发生某现象的观察单位数}{可能发生该现象的观察单位总数} \times 比例基数 \tag{8-1}$$

公式中的"比例基数"通常依据习惯而定，如某病病死率、治愈率等用百分率，出生率、婴儿死亡率等用千分率，恶性肿瘤死亡率用十万分率。总体率用 π 来表示，样本率用 P 来表示。需要注意的是，率在更多情况下是一个具有时间概念的指标，即用于说明在一段时间内

某现象发生的强度或频率，如出生率、死亡率、发病率等，这些指标通常是指在1年时间内发生的频率。

二、构成比

构成比（constituent ratio），又称构成指标，表示某事物内部各组成部分在整体中所占的比重，常以百分数表示，计算公式为

$$构成比 = \frac{该事物内部某一组成部分的观察单位数（例数）}{某事物内部的所有观察单位总数（例数之和）} \times 100\% \tag{8-2}$$

> **例8-1** 某单位现有工作人员900人，其中男性760人，女性140人，在一次流感暴发流行中有108人发病，其中男性患者80人，而女性患者28人。
> 【问题】
> 1.试计算该单位流感总发病率以及男、女流感发病率。
> 2.试计算男、女患者占总发病人数的百分比。
> 3.率和构成比有什么不同？

【分析】

1.该单位流感总发病率 $=\frac{108}{900}\times 100\%=12.00\%$。男性流感发病率 $=\frac{80}{760}\times 100\%=10.53\%$；女性流感发病率 $=\frac{28}{140}\times 100\%=20.00\%$。

2.男性患者占总发病人数的百分比 $=\frac{80}{108}\times 100\%=74.07\%$；女性患者占总发病人数的百分比 $=\frac{28}{108}\times 100\%=25.93\%$。

3.率和构成比虽然同是相对数，但却是两种不同的概念，应用的场合不同。构成比说明某事物中各部分所占的比重，不能反映事物发生的频率或强度，各组成部分的构成比之和应为100%，某一构成部分的增减会影响其他构成部分相应的减少或增加。而某一部分率的变化并不影响其他部分率的变化，且其平均率不能简单地将各率相加后平均求得。

三、相对比

相对比（relative ratio），又称对比指标，是A、B两个有关联指标值之比，用以描述两者的对比水平，说明A是B的若干倍或百分之几，通常用倍数或百分数表示。计算公式为

$$相对比 = \frac{A}{B}(\times 100\%) \tag{8-3}$$

式中，A、B两个指标可以是绝对数、相对数或平均数。两个指标可以性质相同，如我国2010年人口普查的男性人口数为686852572人，女性人口数为652872280人，则男女性别比$=686852572/652872280=1.052$；也可以性质不同，如体重与身高的平方之比（体质指数，BMI）。

四、动态数列

动态数列（dynamic series）是一系列按时间顺序排列起来的统计指标，包括绝对数、相对数和平均数，用以说明事物在时间上的变化和发展趋势。常用的分析指标有定基比和环比。

1. 定基比

定基比是统一用某个时间的数据做基数,将各时间的数据与之相比。一组动态数列的定基比,以一个固定的基数为标准,可清晰地反映出某事物在较长时间内发展变化的趋势。

2. 环比

环比是用前一个时间的数据为基数,以相邻的后一时间的数据与之相比。一组动态数列的环比,其基数是依次更换的,可反映某事物逐期变化的趋势。

> **例 8-2** 某城市 1991~2000 年流行性乙型脑炎发病率(1/10 万)如表 8-1。
>
> 表 8-1 某城市 1991~2000 年流行性乙型脑炎发病率(1/10 万)
>
> | 年份 | 1991 | 1992 | 1993 | 1994 | 1995 | 1996 | 1997 | 1998 | 1999 | 2000 |
> |---|---|---|---|---|---|---|---|---|---|---|
> | 流行性乙型脑炎发病率 | 20.5 | 6.3 | 1.8 | 3.1 | 1.1 | 1.2 | 2.3 | 2.5 | 2.8 | 2.9 |
>
> 【问题】
>
> 据以上资料,如何计算定基比和环比,并作动态分析?

【分析】

经计算各年流行性乙型脑炎发病率的定基比和环比见表 8-2。由定基比可见,该城市自 1991~2000 年 10 年来,流行性乙型脑炎发病率下降趋势明显;由环比可见,流行性乙型脑炎发病率在总的下降过程中是有起伏的,1994 年、1996 年、1997 年、1998 年、1999 年和 2000 年均略回升。

表 8-2 某市 1991~2000 年流行性乙型脑炎发病率的动态分析

年份	发病率(1/10 万)	定基比(%)	环比(%)
1991	20.5	100.0	—
1992	6.3	30.7	30.7
1993	1.8	8.8	28.6
1994	3.1	15.1	172.2
1995	1.1	5.4	35.5
1996	1.2	5.9	109.1
1997	2.3	11.2	191.7
1998	2.5	12.2	108.7
1999	2.8	13.7	112.0
2000	2.9	14.1	103.6

五、相对数指标使用的注意事项

应用相对数进行分类资料的统计描述时需注意下列事项。

(1) 计算相对数时分母不宜过小 计算相对数时,调查或实验的观察单位应有一定数量。一般来说,观察单位多,分母大,计算出来的相对数比较稳定,能正确反映实际情况。观察单位较少时,最好直接以绝对数表示,如临床治疗某病患者,5 例中有 4 例有效,不要写成有效率为 80%,以免引起误解。

(2) 分析时不能以构成比代替率 构成比和率是意义不同的两种相对数,使用时不能混淆。以比代率是实际工作中经常发生的错误。构成比通常只能说明某事物内部各组成部分的比重和分布,不能说明该事物某一部分发生的强度和频率,后者只能用率来说明。这是正确应用相对数的关键。如某部队医院收治胃炎的门诊人数中军人的构成比最高,但不一定军人的胃炎发病率最高。

(3) 对观察单位数不等的几个率，不能直接相加求其平均率（或称总率） 如例 8-1 资料，某单位流感总发病率不能简单地将男性发病率与女性发病率相加后平均求得，而应该用总的发病人数除以总人口数。

(4) 注意资料的可比性　在比较相对数时，用以比较的资料应是同质的，即除了要比较的处理因素外，其他条件应尽量相同或相近。对不同时期、地区、条件下的资料进行比较时应注意观察对象、研究方法、观察时间等是否齐同，尤其对于不同时期的资料应考虑客观条件是否相同，同时还应观察待比较组间的资料内部构成是否相同，如两组间年龄等构成不同，可分别比较各年龄别的率或者对总率进行标准化后再比较。

(5) 样本率或构成比存在抽样误差　对样本率或构成比进行比较时，由于存在抽样误差，不能单凭数字表面相差的大小而下结论，应对各组的样本率或构成比的差别作假设检验（参见第九章）。

第二节　率的标准化法

例 8-3　某年某地甲、乙两医院治愈率比较的资料如表 8-3 所示。

表 8-3　某年某地甲、乙两医院治愈率的比较

科室 (1)	甲医院			乙医院		
	入院人数 (2)	治愈人数 (3)	治愈率(%) (4)	入院人数 (5)	治愈人数 (6)	治愈率(%) (7)
内科	1500	945	63.0	500	300	60.0
外科	500	460	92.0	1500	1320	88.0
传染病科	500	400	80.0	500	350	70.0
合计	2500	1805	72.2	2500	1970	78.8

【问题】

1. 甲医院的各科治愈率均高于乙医院，但总治愈率却低于乙医院，是什么原因造成这种截然相反的现象？

2. 当两组资料的内部构成不同时，如何进行两个率的比较？

【分析】

1. 从表 8-3 的第 (2)、(5) 列可见，甲乙两医院各科患者构成不同，甲医院内科患者最多，占患者总数的 60%，而乙医院外科患者最多，占患者总数的 60%；同时从第 (4)、(7) 列，即两医院各科室治愈率看，外科治愈率高，而内科治愈率低，因此造成甲医院总治愈率低于乙医院。这时两医院的总治愈率是不可比的，只有消除了两医院各科室患者构成的差别后才能比较两院的总治愈率。

2. 标准化法常用于内部构成不同的两个或多个率的比较。为了正确比较两医院治愈率的大小，统计学上常用标准化的方法来消除内部构成的影响，即先将两医院科室的构成按照统一的标准进行校正，计算出校正的标准化治愈率后再进行比较。

一、率的标准化法的概念

在医疗卫生实践和医学科研中，常常需要比较不同地区、不同人群的发病率、患病率、死亡率、治愈率等，如果所比较的两个地区某种能影响总率水平的重要特征如年龄、性别、

工龄、病程长短、病情轻重等在构成上不同，则直接比较两个总率是不合理的，如例8-3。统计上解决这类问题的方法是人为地设法消除其内部构成上的差异，使之能合理地进行比较，这种方法称为率的标准化法（standardization method of rate）。

率的标准化法就是采用统一的标准对内部构成不同的各组率进行调整和比较的方法。其基本思想就是指定一个统一"标准"（标准人口构成比或标准人口数），按指定"标准"计算调整率，使之具备可比性以后再比较，以消除由于内部构成不同对总率的影响。

二、标准化率的计算

标准化率，也称调整率，是利用同一标准内部构成调整后的率。计算方法有直接法和间接法。直接法的适用条件为已有被观察人群中各组的治愈率（发病率、死亡率等）资料。间接法的适用条件为缺乏各组的治愈率（发病率、死亡率等），仅有各组的观察单位数和总的治愈率（发病率、死亡率等）资料。根据已有资料的实际情况，可以采用其中一种方法。本节仅介绍常用的直接法。

（一）标准构成的选取

标准化法计算的关键是选择统一的标准构成，选取标准构成的方法通常有下面三种。

(1) 选取有代表性的、较稳定的、数量较大的人群构成为标准构成。如比较不同地区发病率、死亡率等时，由于受年龄、性别的影响，可选取全国或全省范围的数据作为标准构成，国际间比较时需要采用世界通用的标准。

(2) 选择用于比较的各组例数合计作为标准构成。如例8-3资料中选用甲、乙两医院患者合计数作为标准内部构成。

(3) 从比较的各组中任选其一作为标准构成。

（二）计算标准化率

1. 已知标准组各科室入院人数时

$$P' = \frac{N_1 P_1 + N_2 P_2 + \cdots + N_k P_k}{N} = \frac{\sum N_i P_i}{N} \tag{8-4}$$

式中，P'为标准化率；N_1，N_2，$\cdots N_k$为某一影响因素（如病型、年龄等）标准构成的每层例数；P_1，P_2，$\cdots P_k$为原始数据中各层的率；N为标准构成的总例数。

试对表8-3资料计算甲乙两医院的标准化率。

将比较各组的各层例数的合计作为标准构成，即将两医院各科室的人数之和作为标准构成，根据两医院各层的治愈率，计算两医院各层的预期治愈数，最后得到两组标准化后的预期治愈数，其计算结果如表8-4所示。

表8-4 消除构成影响后甲乙两医院治愈率的比较

科室 (1)	标准构成 人数 (2)	甲医院		乙医院	
		原治愈率(%) (3)	预期治愈数 (4)=(2)×(3)	原治愈率(%) (5)	预期治愈数 (6)=(2)×(5)
内科	2000	63.0	1260	60.0	1200
外科	2000	92.0	1840	88.0	1760
传染病科	1000	80.0	800	70.0	700
合计	5000	—	3900	—	3660

按公式(8-4)计算得到甲医院标准化后的总治愈率为

$$P'_\text{甲} = \frac{3900}{5000} \times 100\% = 78.0\%$$

乙医院标准化后的总治愈率为

$$P'_\text{乙} = \frac{3660}{5000} \times 100\% = 73.2\%$$

由上可见,甲医院标准化后的总治愈率高于乙医院标准化后的总治愈率。

2. 已知标准组各科室入院人数构成比时

$$P' = C_1 P_1 + C_2 P_2 + \cdots + C_k P_k = \sum C_i P_i \tag{8-5}$$

式中,P'为标准化率;C_1,C_2,$\cdots C_k$为标准构成的每层构成比;$C_i = N_i/N$;P_1,P_2,$\cdots P_k$为原始数据中各层的率;N为标准构成的总例数。

例8-3 资料经计算后数据填入表8-5。

表8-5 消除构成影响后甲乙两医院治愈率的比较

科室 (1)	标准构成比(%) (2)	甲医院		乙医院	
		原治愈率(%) (3)	预期治愈数(%) (4)=(2)×(3)	原治愈率(%) (5)	预期治愈数(%) (6)=(2)×(5)
内科	40.0	63.0	25.2	60.0	24.0
外科	40.0	92.0	36.8	88.0	35.2
传染病科	20.0	80.0	16.0	70.0	14.0
合计	100.0	—	78.0	—	73.2

计算出的结果仍然是甲医院标准化后的总治愈率高于乙医院,与用标准构成人数计算的标准化率相同。

三、率的标准化法的注意事项

(1) 标准不同得到的标准化率可能不同 由于选用的标准不同,得到的标准化率可能不同,因此在比较几个标准化率时,应采用同一标准内部构成。

(2) 组间出现明显交叉或非平行变化时,不应进行标准化 当资料中各组间出现明显交叉,如低年龄组死亡率,甲地高于乙地,而高年龄组则乙地高于甲地,此时宜比较年龄别死亡率而不用率的标准化法。

(3) 标准化率不能反映实际水平 标准化率只代表相互比较的各组间的相对水平,而不能反映实际情况,并且仅限于采用共同标准构成的组间比较。

(4) 两样本标准化率的比较也应作假设检验。

第三节 医学中常用的相对数指标

一、死亡统计常用指标

1. 死亡率

死亡率(mortality rate)又称粗死亡率(crude death rate,CDR),表示某年某地每千人口中的死亡人数,反映当地居民总的死亡水平,计算公式为

$$死亡率 = \frac{某年某地死亡人口总数}{同年该地年平均人口数} \times 1000‰ \qquad (8\text{-}6)$$

计算死亡率时需注意分母必须是与分子相对应的人口，同年平均人口等于年初人口和年末人口的平均值，在实际工作中，常以计算平均人口数，表示某一年的人口数量水平。一般情况下，老年人和婴儿的死亡率较高，男性的死亡率高于女性。因此，对不同地区的死亡率进行比较时，应注意不同地区人口年龄或性别构成的影响，若年龄或性别构成存在差异，需先将死亡率标准化后再进行比较。

2. 年龄别死亡率

年龄别死亡率（age-specific death rate，ASDR）表示某年某地某年龄组平均每千人口中的死亡数，它消除了人口年龄构成不同对死亡水平的影响，计算公式为

$$年龄别死亡率 = \frac{某年某地某年龄组死亡人数}{同年该地同年龄别平均人口数} \times 1000‰ \qquad (8\text{-}7)$$

一般 0 岁组死亡率较高，以后随年龄的增长迅速下降，至 10～14 岁时（在发达国家为 5～9 岁），死亡率降至最低值，以后略有上升，但在 40 岁以前一直处于低水平，40 岁以后，死亡率随年龄的增长而增高。

3. 婴儿死亡率

婴儿死亡率（infant mortality rate，IMR）表示某年某地不满 1 周岁婴儿的死亡数与同期活产总数的比值。婴儿死亡率的高低对平均寿命有重要的影响，它是反映社会卫生状况和婴儿保健工作的重要指标，也是死亡统计指标中较为敏感的指标。计算公式为

$$婴儿死亡率 = \frac{某年某地不满1周岁婴儿死亡数}{同年该地活产总数} \times 1000‰ \qquad (8\text{-}8)$$

4. 新生儿死亡率

新生儿死亡率（neonatal mortality rate，NMR）表示某年某地未满 28 天的新生儿的死亡数与同期活产总数的比值。计算公式为

$$新生儿死亡率 = \frac{某年某地未满28天的新生儿死亡数}{同年该地活产总数} \times 1000‰ \qquad (8\text{-}9)$$

5. 死因别死亡率

死因别死亡率（cause specific death rate，CSDR）表示某年某地每 10 万人中因某种疾病死亡的人数，它反映各类病伤死亡对居民生命的危害程度，是死因分析的重要指标，计算公式为

$$某病死亡率 = \frac{某年某地某病死亡人数}{同年该地平均人口数} \times 100000/10万 \qquad (8\text{-}10)$$

6. 死因构成

死因构成（proportion of dying of a specific cause）表示全部死亡人数中，死于某死因者占总死亡数的百分比，说明各种死因的相对重要性，计算公式为

$$某死因的构成比 = \frac{因某种死因死亡的人数}{总死亡人数} \times 100\% \qquad (8\text{-}11)$$

7. 死因顺位

死因顺位（death cause sequence）指按各类死因构成比的大小或死因别死亡率的高低顺序，由高到低排列的位次，说明各类死因的相对重要性。死因顺位可以反映各种死因所致死

亡的相对重要性。如表 8-6 为 2005 年我国部分地区城乡居民主要死亡原因和死因顺位，显示在前十位的死亡原因中，恶性肿瘤、脑血管病、心脏病等慢性病占重要地位，应作为城乡疾病预防与控制的重点内容。

表 8-6　2005 年我国部分地区城乡居民主要死亡原因和死因顺位

顺位	城市居民			农村居民		
	死亡原因	死亡专率 (1/10万)	构成比(%)	死亡原因	死亡专率 (1/10万)	构成比(%)
1	恶性肿瘤	126.0	22.9	呼吸系统疾病	123.8	23.5
2	脑血管病	116.6	21.2	脑血管病	111.7	21.2
3	心脏病	98.2	17.9	恶性肿瘤	107.1	20.3
4	呼吸系统疾病	69.0	12.6	心脏病	62.1	11.8
5	损伤和中毒	45.3	8.3	损伤和中毒	4.7	8.5
6	消化系统疾病	18.1	3.3	消化系统疾病	17.1	3.2
7	内分泌、营养、代谢疾病	13.8	2.6	泌尿生殖系统疾病	7.0	1.3
8	泌尿生殖系统疾病	8.6	1.6	内分泌、营养、代谢疾病	6.2	1.2
9	精神障碍	5.2	1.0	肺结核	2.9	0.6
10	神经系统疾病	4.6	0.8	精神障碍	2.3	0.4

二、疾病统计常用指标

1. 发病率

发病率（incidence rate）表示在一定期间内，一定人群中某病新发生的病例出现的频率，是反映疾病对人群健康影响和描述疾病分布状态的一项测量指标。其计算公式为

$$某病发病率=\frac{某时期某病新病例数}{同期间内平均人口数}\times 比例基数 \tag{8-12}$$

需要注意的是，分母中所规定的平均人口是指可能会发生该病的人群，对于那些正在患病或不可能患该病的人（如已接种疫苗有效者）不应计算入分母内。

2. 患病率

患病率（prevalence rate）又称现患率，表示某一时点某人群中患某病的频率，它是一种静态指标，通常用来表示病程较长的慢性病的发生或流行情况，计算公式为

$$某病患病率=\frac{某地某时点某病患病例数}{该地同期内平均人口数}\times 比例基数 \tag{8-13}$$

以上比例基数可以是 100%、1000‰、10000/万、100000/10 万等，应根据流行病学的专业要求决定。实际中患病率的分母通常为调查的总人数，分子为患病的人数。

3. 病死率

病死率（case fatality rate）表示在规定的观察期内，某病患者中因该病死亡的频率，表明该疾病的严重程度和医疗水平等，多用于急性传染病，计算公式为

$$某病病死率=\frac{某期间因某病死亡人数}{同期该病的患病人数}\times 100\% \tag{8-14}$$

4. 治愈率

治愈率（cure rate）表示接受治疗的患者中治愈的频率，主要适用疾病的疗效统计，计算公式为

$$治愈率=\frac{治愈患者数}{接受治疗的患者数}\times 100\% \tag{8-15}$$

5. 生存率

生存率（survival rate）指观察对象能存活到某一时点的概率。临床上，一些慢性病的患者经过某种治疗后的治疗效果，常用 n 年生存率来表示。常用的是一年生存率、五年生存率和十年生存率等。对恶性肿瘤等疾病，难说"治愈"，用 n 年生存率来表示治疗效果或凶险程度是比较合适的。

$$n \text{ 年生存率} = \frac{\text{活满 } n \text{ 年的例数}}{\text{期初观察例数}} \times 100\% \tag{8-16}$$

【本章小结】

（1）绝对数是分类变量资料整理中，根据资料的类别直接清点各组所得的数据。相对数是分类变量资料的描述性统计指标，是两个有联系的指标之比。常用的相对数有率、构成比和相对比。

（2）率是说明某种现象发生的频率或强度。构成比是表示某事物内部各组成部分所占的比例或分布，各组成部分的构成比之和应为 100%，某一部分构成比的改变影响其他部分构成比的变化。相对比表示两个有关联指标之比，用以描述两者的对比水平，说明一个指标是另一指标的若干倍或几分之几，两个指标可以是绝对数、相对数或平均数。动态数列是一系列按时间顺序排列起来的统计指标，用以说明事物在时间上的变化和发展趋势。常用的分析指标有定基比和环比。应用相对数时应注意：分母一般不宜过小，不能以构成比代替率，注意资料的可比性，两个或多个率（或比）比较要作假设检验等。

（3）率的标准化法是采用统一的标准对内部构成不同的各组率进行调整和比较的方法，以消除由于内部构成不同对总率的影响。标准内部构成一般选用具有代表性的、内部构成相对稳定的、数量较大的人群作为标准，也可用两组资料的合并数据或任选一组数据作为标准。标准化率计算方法有直接法和间接法。直接法的适用条件为已知各组率资料，计算公式为

$$P' = \frac{N_1 P_1 + N_2 P_2 + \cdots + N_k P_k}{N} = \frac{\sum N_i P_i}{N},$$

$$\text{或者 } P' = C_1 P_1 + C_2 P_2 + \cdots + C_k P_k = \sum C_i P_i$$

（4）医学中常用的相对数指标 ①死亡统计常用指标：包括死亡率、年龄别死亡率、婴儿死亡率、新生儿死亡率、死因别死亡率、死因构成、死因顺位等；②疾病统计常用指标：包括发病率、患病率、病死率、治愈率、生存率等。

思考题

一、单项选择题

1. 关于构成比下列哪项叙述是错误的（　　）。
   A. 是相对数的一种　　　　　　　　　　B. 表示事物内部各部分所占的比重
   C. 事物内部各部分之和为 100%　　　　D. 构成比和率不能等同
   E. 某一构成部分的增减不会影响其他部分构成比相应的减少或增加

2. 计算乙型肝炎疫苗接种后血清学检查的阳转率，分母是（　　）。
   A. 乙型肝炎易感人数　　　　　　　　　B. 平均人口数
   C. 乙型肝炎患者人数　　　　　　　　　D. 乙型肝炎疫苗接种人数
   E. 乙型肝炎疫苗接种后的阳转人数

3. 计算标准化死亡率的目的是（   ）。
   A. 减少死亡率估计的偏倚
   B. 减少死亡率估计的抽样误差
   C. 便于进行不同地区死亡率的比较
   D. 消除各地区内部构成不同的影响
   E. 便于进行不同时间死亡率的比较

4. 已知男性的钩虫感染率高于女性，今欲比较甲乙两乡居民的钩虫感染率，但甲乡女性居多，而乙乡男性居多，适当的比较方法是（   ）。
   A. 两个率直接比较
   B. 两个率间接比较
   C. 计算标准化率比较
   D. 直接对感染人数进行比较
   E. 不具备可比性

5. 死因构成反映的是（   ）。
   A. 各种疾病发生的严重程度
   B. 疾病发生的主要原因
   C. 疾病在人群的分布情况
   D. 各种死因的相对重要性
   E. 各种疾病的死亡风险大小

二、简答题

1. 常用的相对数指标有哪些？
2. 简述率的标准化法的注意事项。
3. 简述相对数指标使用的注意问题。

三、计算与分析题

1. 欲了解某单位职工冠心病的患病情况，对全体职工进行体检后发现，在该单位1290名职工中，患冠心病的有320人，其中女性125人，占39%，男性195人，占61%，因此认为男性易患冠心病。请问这种结论是否正确？为什么？

2. 某市甲乙两医院某传染病各型治愈率情况如表8-7所示，试比较甲乙两医院哪家治疗效果好。

表8-7　某市甲乙两医院传染病各型治愈率的比较

类型	甲医院			乙医院		
	患者数	治愈数	治愈率(%)	患者数	治愈数	治愈率(%)
普通型	300	180	60.0	100	65	65.0
重型	100	40	40.0	300	135	45.0
暴发型	100	20	20.0	100	25	25.0
合计	500	240	48.0	500	225	45.0

3. 现有甲乙两地某月居民的粗死亡率资料如表8-8所示，试比较两地死亡率水平高低。

表8-8　甲乙两地某月粗死亡率比较

年龄(岁)	甲地区			乙地区		
	人口数	死亡数	死亡率(‰)	人口数	死亡数	死亡率(‰)
0～	1000	20	20	6000	180	30
25～	3000	120	40	3000	150	50
65～	6000	360	60	1000	70	70
合计	10000	500	50	10000	400	40

（张　璇）

第九章 计数资料的参数估计与 χ^2 检验

【学习目标】
- **掌握**：总体率的估计；两独立样本四格表资料、配对设计四格表资料与行×列表（$R \times C$ 表）资料的 χ^2 检验计算方法。
- **熟悉**：总体率的估计、χ^2 检验的应用条件和注意事项。
- **了解**：χ^2 检验的基本思想。

计数资料，也叫做无序分类定性资料，是关于分类变量的观察资料，表现为互不相容的类别或属性。如性别（男、女）、血型（A、B、O、AB）与疾病治疗是否有效等。在医学研究过程中，经常要对这些计数资料进行总体率的估计，以及进行不同样本之间比较。总体率的估计主要包括正态近似法和查表法。样本之间比较常用的方法为 χ^2 检验（chi-square test），χ^2 检验是一种以 χ^2 概率分布为基础，以 χ^2 值为检验统计量的假设检验方法，χ^2 值反映实际频数和理论频数之间的符合程度。

第一节 总体率的估计

例 9-1 为了解一种新的进口药物疗效，随机选取 125 例腿部静脉血栓患者，其中 97 例患者有效，求该种新药治疗腿部血栓的有效率。

【问题】
1. 这是什么资料？
2. 该资料有什么特点？属于什么概率分布？
3. 该资料应该用何种统计方法？其步骤如何？

【分析】
1. 该资料为按照进口药物治疗静脉血栓是否有效分类的无序二分类资料，即计数资料。
2. 该资料属于完全随机设计方案，即调查者之间相互独立，患腿部静脉血栓概率相同，因此该资料属于二项分布。医学研究中，有很多随机事件服从二项分布，如某指标检测结果阴性或阳性、是否患某种疾病、某疾病治疗有效或无效等。二项分布的应用条件为：①每次试验结果只有两种互相对立的可能结果之一（如阳性或阴性）；②每次试验相互独立；③各次试验条件不变，出现某种结果（例如阳性）的概率为 π，该概率称为总体率。

3.该资料的目的是求腿部静脉血栓患病率。

对于服从二项分布的计数资料,假设有 n 次独立重复试验,出现 x 次阳性结果,总体率(阳性率)π 的估计过程如下:

(1)计算总体率的点估计

$$p = \frac{x}{n} \tag{9-1}$$

公式(9-1)中的 p 一般称为样本率。

(2)计算样本率 p 的标准误

$$\sigma_p = \sqrt{\frac{\pi(1-\pi)}{n}} \tag{9-2}$$

公式(9-2)中 σ_p 是样本率 p 的标准差,又称为率的标准误,可描述总体率的抽样误差,标准误越小,率的抽样误差越小。一般情形下总体率 π 未知,可用样本率 p 代替 π,则率标准误计算公式为

$$s_p = \sqrt{\frac{p(1-p)}{n}} \tag{9-3}$$

(3)确定置信水平 $1-\alpha$,计算总体率的区间估计。总体率的区间估计方法主要有正态近似法和查表法两种。

① 正态近似法:对于服从二项分布的样本资料,当 n 足够大,并且 np 及 $n(1-p)$ 均大于 5 时,总体率估计 p 近似服从正态分布,总体率 π 的 $1-\alpha$ 置信区间近似为

$$p \pm Z_\alpha s_p \text{ 或}(p - Z_\alpha s_p, p + Z_\alpha s_p) \tag{9-4}$$

其中 Z_α 为标准正态分布的分位数。

例 9-1 中 $p = 97/125 = 0.776$,率的标准误按照公式(9-3)计算得

$$s_p = \sqrt{\frac{p(1-p)}{n}} = \sqrt{\frac{0.776(1-0.776)}{125}} = 0.0373$$

本例 $n = 125$ 较大,并且 $np = 97$,$n(1-p) = 28$ 均大于 5,可用正态近似法的公式(9-4),取 $\alpha = 0.05$,得到总体率 95% 的置信区间

$$p \pm Z_\alpha s_p = p \pm 1.96 s_p = 0.776 \pm 1.96 \times 0.0373 = 0.703, 0.849$$

即该种新药治疗腿部静脉血栓有效率的 95% 置信区间为(70.3%,84.9%)。

② 查表法:对于 $n \leq 50$ 的小样本资料,当 np 或 $n(1-p)$ 较小时,p 呈偏态分布,需要查百分率的置信区间表直接求总体率置信区间。

例 9-2 某医院对 20 例肝癌患者使用一种新介入疗法进行治疗,术后有并发症患者 2 人,试估计该手术并发症发生率。

【问题】
1.该资料是否可以利用正态近似法进行总体率置信区间估计?
2.该资料如何得到发生率的置信区间?

【分析】
1.该资料中 $n = 20$,$p = 2/20 = 0.1$,$np = 2$ 较小,不能采用正态近似法进行置信区间估计,需要利用查表法得到区间估计。

2.本例 $n = 20$,$x = 2$,查表得到 95% 区间为 1~32,即该手术合并并发症发生率的 95% 置信区间为(1%,32%)。

查表时要注意：百分率的置信区间表中仅列出 $x \leqslant n/2$ 的部分，当 $x > n/2$ 时，应该用 $n-x$ 代替查表得到置信区间，然后再以 1 减去查表得到的区间即为所求总体率的置信区间。

第二节 两独立样本四格表资料的 χ^2 检验

例 9-3 某医师为比较中药和西药治疗轻中度抑郁症的疗效，随机抽取 300 例轻中度抑郁症患者分成中药组和西药组，结果中药组治疗 160 例，有效 128 例，西药组治疗 140 例，有效 90 例。试分析中西药治疗轻中度抑郁症的疗效是否有差别？

【问题】
1. 这是什么资料？
2. 该资料属于何种设计方案？
3. 该资料应该用何种统计方法？其步骤如何？

【分析】
1. 该资料是按中西药疗效（有效、无效）分类的无序二分类资料，即计数资料。
2. 随机抽取 300 例轻中度抑郁症患者分成西药组和中药组，属于完全随机设计方案。
3. 该资料的目的是通过比较两样本率来推断它们分别代表的两个总体率有无差别，应用完全随机设计四格表资料的 χ^2 检验。

例 9-3 资料进行假设检验如下：首先将所给资料列成表 9-1。

表 9-1 中西药治疗轻中度抑郁症患者有效率的比较

处理	有效	无效	合计	有效率(%)
中药	128(a)	32(b)	160(a+b)	80.0
西药	90(c)	50(d)	140(c+d)	64.3
合计	218(a+c)	82(b+d)	300(n)	72.7

表 9-1 中 128（a）、32（b）、90（c）和 50（d）为 4 个基本数据以及数据的数学符号表示，其余数据如行合计（n_R：$a+b$；$c+d$）、列合计（n_C：$a+c$；$b+d$）、总合计（n：$a+b+c+d$）及有效率等均可由这 4 个基本数据计算出来。基本数据的行数和列数均为 2 时，资料称为 2×2 列联表资料或四格表（four-fold table）资料，因为资料是独立两样本，所以也称为两独立样本四格表，此资料即为完全随机设计四格表资料。

(1) 建立检验假设，确定检验水准

H_0：$\pi_1 = \pi_2$，即中药和西药的有效率相同

H_1：$\pi_1 \neq \pi_2$，即中药和西药的有效率不同

$\alpha = 0.05$

(2) 计算 χ^2 检验统计量值

① 计算理论频数：假设 H_0 成立，即两种药物的有效率相同，即都为

$$(a+c)/(a+b+c+d) = 218/300 = 0.727$$

理论上，中药组有效人数为 $160 \times 72.7\% = 116.3$ 人，无效人数为 $160 \times (1-72.7\%) = 43.7$ 人；西药组有效人数为 $140 \times 72.7\% = 101.8$ 人，无效人数为 $140 \times (1-72.7\%) = 38.2$ 人。116.3，43.7，101.8，38.2 称为理论频数（theoretical frequency），简称理论数（T）。

理论频数的计算公式为

$$T_{ij} = \frac{n_i n_j}{n} \tag{9-5}$$

式中，T_{ij} 为第 i 行 j 列的理论频数；n_i 为相应的行合计；n_j 为相应的列合计。表 9-1 中实际观测得到的数据 128、32、90 和 50 称为实际频数（actual frequency），简称实际数（A）。

在原假设 H_0 成立时，实际频数（A）和理论频数（T）的差异不应该很大，如果实际频数（A）和理论频数（T）的差异很大，则 H_0 成立的可能性较小。

② 根据实际频数（A）和理论频数（T）构建 χ^2 统计量，该统计量值反映实际频数（A）和理论频数（T）的符合程度。A 与 T 相差越大，则 χ^2 值越大，反之则越小。χ^2 值的基本公式为

$$\chi^2 = \sum \frac{(A-T)^2}{T} \tag{9-6}$$

$$\nu = (R-1)(C-1) \tag{9-7}$$

式中，ν 为自由度；R 为行数；C 为列数。

将表 9-1 中数据代入公式(9-6)和公式(9-7)，可以得到

$$\chi^2 = \frac{(128-116.3)^2}{116.3} + \frac{(32-43.7)^2}{43.7} + \frac{(90-101.8)^2}{101.8} + \frac{(50-38.2)^2}{38.2} = 9.32$$

其中自由度 $\nu = (2-1)(2-1) = 1$。

(3) 确定 P 值，作出统计推断

查 χ^2 界值表，得 $\chi^2_{0.05,1} = 3.84$，因为 $9.32 > 3.84$，$P < 0.05$，按 $\alpha = 0.05$ 水准，拒绝 H_0，接受 H_1，差异有统计学意义，可认为中西药治疗轻中度抑郁症的有效率不同，中药疗效高于西药。

由两独立样本四格表资料的 χ^2 检验基本公式，可以推导出四格表资料 χ^2 检验的专用公式如下

$$\chi^2 = \frac{(ad-bc)^2 n}{(a+b)(c+d)(a+c)(b+d)} \tag{9-8}$$

按公式(9-8)计算表 9-1 数据，得

$$\chi^2 = \frac{(ad-bc)^2 n}{(a+b)(c+d)(a+c)(b+d)} = \frac{(128 \times 50 - 32 \times 90)^2 \times 300}{160 \times 140 \times 218 \times 82} = 9.28 \approx 9.32$$

两个公式计算结果非常接近，由于理论频数计算时有一定计算误差，所以使得两个公式结果不完全相同。

这里需要注意的是在对四格表资料进行 χ^2 检验时，公式(9-6)与公式(9-8)要求四格表资料满足总例数 $n \geq 40$ 且每格理论频数 $T \geq 5$。

例 9-4 某医师用中药和西药治疗慢性胃炎患者 40 人，治疗有效和无效情况见表 9-2。试分析中西药治疗有效率是否相同？

表 9-2 中药和西药治疗慢性胃炎患者有效率的比较

药物	有效	无效	合计	有效率(%)
中药	20(16.8)	8(11.2)	28	71.4
西药	4(7.2)	8(4.8)	12	33.3
合计	24	16	40	60.0

【问题】
1. 这是什么资料？
2. 该资料属于何种设计方案？
3. 使用四格表资料检验基本公式(9-6)或公式(9-8)计算是否正确？为什么？

【分析】
1. 中西药治疗的有效性按有效和无效分类，此资料是无序二分类资料即计数资料。
2. 40例患者随机分配到西药组和中药组，属于完全随机设计方案。
3. 用四格表 χ^2 检验是正确的，但 χ^2 统计量使用公式(9-6)或公式(9-8)计算不对。

表9-2中每个格子括号中的数为中西药疗效相同时的理论频数，因为有一个理论频数($T_{22}=4.8$)小于5大于1，不符合 χ^2 检验公式应用条件。在四格表资料中即使总的样本量 $n \geqslant 40$，但若是有一个以上格子的理论频数 $1 \leqslant T_{ij} < 5$ 时，利用四格表 χ^2 检验公式计算出来的统计量会偏大，必须加以校正。校正方法是实际频数与理论频数之差的绝对值减去0.5，四格表 χ^2 检验专用公式的连续性校正公式为

$$\chi^2 = \sum \frac{(|A-T|-0.5)^2}{T} \quad (9-9)$$

$$\chi^2 = \frac{\left(|ad-bc|-\frac{n}{2}\right)^2 n}{(a+b)(c+d)(a+c)(b+d)} \quad (9-10)$$

具体分析步骤如下：
(1) 建立检验假设，确定检验水准
H_0：$\pi_1 = \pi_2$，即中药和西药的有效率相同
H_1：$\pi_1 \neq \pi_2$，即中药和西药的有效率不同
$\alpha = 0.05$

(2) 计算 χ^2 检验统计量值 本例数据见表9-2。总例数 $n \geqslant 40$，但是有一个格子的理论频数 $1 \leqslant T_{22} = 4.8 < 5$，故选用 χ^2 检验的连续性校正公式计算 χ^2 值。将表9-2数据代入式(9-9)，得

$$\chi^2 = \frac{(|20-16.8|-0.5)^2}{16.8} + \frac{(|8-11.2|-0.5)^2}{11.2} + \frac{(|4-7.2|-0.5)^2}{7.2} + \frac{(|8-4.8|-0.5)^2}{4.8} = 3.62$$

其中自由度 $\nu = (2-1)(2-1) = 1$。

(3) 确定 P 值，作出统计推断 查 χ^2 界值表，得 $\chi^2_{0.05,1} = 3.84$，因为 $3.62 < 3.84$，$P > 0.05$，按 $\alpha = 0.05$ 水准，不拒绝 H_0，差别无统计学意义，尚不能认为两药的有效率不同。

第三节 配对设计四格表资料的 χ^2 检验

配对设计四格表的 χ^2 检验常用于两种检验方法、诊断方法、培养方法的比较，其特点是对样本中各观察单位分别用两种方法进行处理，观察两种处理方法的某种二分类变量的计数结果。

例 9-5 某医生用细菌培养法和快速脲酶试验诊断患者幽门螺杆菌的感染情况，对 84 份胃肠消化病患者的标本的每份标本都随机分为两份，分别用两种方法进行检测，结果如表 9-3 所示。试分析这两种检测方法的检测效果是否有差别。

表 9-3 两种方法测定结果比较

甲法测定结果	乙法测定结果		合计
	+	−	
+	26(a)	22(b)	48
−	9(c)	27(d)	36
合计	35	49	84

【问题】
1. 这是什么资料？该资料属于何种设计方案？
2. 该资料应采用何种方法？其步骤如何？

【分析】
1. 该资料中的两种方法测定结果为二分类（阳性"+"、阴性"−"）形式，属于计数资料。在此试验中同一受试对象接受两种不同的处理，属于自身配对设计方案。观察结果有四种情况：①两种检测方法皆为阳性数（a）；②两种检测方法皆为阴性数（d）；③细菌培养法为阳性，快速脲酶试验为阴性数（b）；④快速脲酶试验法为阳性，细菌培养法为阴性数（c）。其 a, d 为两法观察结果一致的两种情况，b, c 为两法观察结果不一致的两种情况。

2. 对于配对设计资料比较甲乙两种方法测定结果的阳性率是否有差别，由于在抽样研究中，抽样误差是不可避免的，样本中的 b 和 c 往往不相等。为此，需进行假设检验（McNemar test），其检验所用 χ^2 统计量。

配对四格表资料 χ^2 检验专用公式为

$$\chi^2 = \frac{(b-c)^2}{b+c} \tag{9-11}$$

若 $b+c<40$，应该对公式(9-11)进行校正，校正公式为

$$\chi^2 = \frac{(|b-c|-1)^2}{b+c} \tag{9-12}$$

配对四格表资料 χ^2 检验步骤如下：
(1) 建立检验假设，确定检验水准
H_0：两种方法测定的阳性率相同
H_1：两种方法测定的阳性率不同
$\alpha = 0.05$

(2) 计算 χ^2 检验统计量值　对于表 9-3 中的数据，因为 $b+c=22+9=31<40$，应选用配对检验 χ^2 校正公式进行计算。按公式(9-12)计算得

$$\chi^2 = \frac{(|22-9|-1)^2}{22+9} = 4.64$$

$$\nu = (2-1)(2-1) = 1$$

(3) 确定 P 值，作出统计推断　查 χ^2 界值表，得 $\chi^2_{0.05,1} = 3.84$，$P<0.05$，按 $\alpha=0.05$ 水准，拒绝 H_0，接受 H_1，差异有统计学意义，可认为两种方法检测幽门螺杆菌的感染情况的阳性率不同。

第四节 R×C 表资料的 χ² 检验

四格表资料的基本数据有 2 行 2 列，称 2×2 列联表，主要用于两个样本率比较，基本数据的行数或列数大于 2 时，称为行×列表资料或 R×C 表资料。R×C 表资料的 χ^2 检验，用于多个样本率的比较、两个或多个构成比的比较。

一、多个样本率比较

例 9-6 用磷霉素的三种制剂治疗皮肤软组织感染，其疗效见表 9-4。试分析三种制剂对皮肤软组织感染的疗效是否不同？

表 9-4 磷霉素不同制剂对皮肤软组织感染的疗效

制剂	有效	无效	合计	有效率(%)
软膏	36	25	61	59.0
油膏	56	6	62	90.3
粉剂	48	12	60	80.0
合计	140	43	183	76.5

【问题】
1. 该资料是什么资料？该研究是什么设计？
2. 统计分析的目的是什么？
3. 统计方法该如何选择？其分析步骤是什么？

【分析】
1. 该资料分组为软膏组、油膏组和粉剂组，涉及一个分类变量，其可能取值有两个：有效和无效。由此该资料是 3 组二分类资料，研究设计为完全随机设计。
2. 统计分析的目的是分析三种制剂对皮肤软组织感染的疗效是否不同，即三组的总体有效率是否不同。
3. 应采用 R×C 表资料的 χ^2 检验进行假设检验。

检验的过程如下：
(1) 建立检验假设，确定检验水准
H_0：$\pi_1=\pi_2=\pi_3$，即三种制剂的总体有效率相同
H_1：π_1、π_2、π_3 不等或不全相等，即三种制剂的总体有效率不同或不全相同
$\alpha=0.05$

(2) 计算 χ^2 检验统计量值 可以按照公式(9-6)对 R×C 表资料计算 χ^2 统计量值，但是需要计算理论频数，可以将理论频数公式(9-5) 代入公式(9-6) 得到计算更为简单的公式

$$\chi^2 = n\left(\sum \frac{A^2}{n_i n_j} - 1\right), \nu = (R-1)(C-1) \tag{9-13}$$

式中，n 为总例数；A 为每个格子的实际频数；n_i 为相应格子的行合计数；n_j 为相应格子的列合计数。

按公式(9-13) 计算统计量为

$$\chi^2 = 183\left(\frac{36^2}{61\times 140}+\frac{25^2}{61\times 43}+\cdots+\frac{6^2}{43\times 62}-1\right)=17.37$$

自由度 $\nu=(3-1)(2-1)=2$。

(3) 确定 P 值，作出统计推断　查 χ^2 界值表，自由度为 2 对应的临界值 $\chi^2_{0.05,2}=5.99$。本例 $17.37>5.99$，因此，$P<0.05$。按 $\alpha=0.05$ 水准，拒绝 H_0，接受 H_1，差别有统计学意义。可以认为三种制剂的总体有效率有差异。

二、两个或多个构成比的比较

例 9-7　某医师研究蒙古族与汉族血型的分布情况，随机抽取汉族 200 人，蒙古族 150 人，分别检测其血型，数据整理见表 9-5。

表 9-5　蒙古族与汉族的血型分布

民族	血型				合计
	A	B	O	AB	
汉族	63	51	64	22	200
蒙古族	58	31	48	13	150
合计	121	82	112	35	350

【问题】
两民族血型分布有无差异？

【分析】
该资料为完全随机设计的两组构成比资料，目的是比较两个民族血型分布的构成是否不同，可用行乘列表资料的 χ^2 检验进行分析。

(1) 建立检验假设，确定检验水准

H_0：蒙古族与汉族血型分布的构成相同

H_1：蒙古族与汉族血型分布的构成不同

$\alpha=0.05$

(2) 计算 χ^2 检验统计量值

$$\chi^2=350\left(\frac{63^2}{200\times 121}+\frac{51^2}{200\times 82}+\cdots\cdots+\frac{13^2}{150\times 35}-1\right)=2.59$$

$$\nu=(2-1)(4-1)=3$$

(3) 确定 P 值，作出统计推断　查 χ^2 界值表，自由度为 3 对应的临界值 $\chi^2_{0.05,3}=7.81$，按 $\alpha=0.05$ 水准，不拒绝 H_0，差异无统计学意义，尚不能认为蒙古族与汉族血型分布的构成不同。

在用 $R\times C$ 表 χ^2 检验进行统计比较时，还应注意其对资料的要求，即适用条件。

(1) $R\times C$ 表 χ^2 检验允许有 1/5 的基本格子理论频数小于 5 大于 1，但不能有理论频数小于 1。

(2) 如果有超过 1/5 格子的理论频数小于 5 大于 1，或有理论频数小于 1 的格子，可采用以下处理办法。

① 增加样本含量，使理论频数增大。

② 将理论频数太小的行或列与性质相近的邻行或邻列中的实际频数合并，合并后可以产生较大的理论频数，但要注意相邻类别合并的合理性，合并后要有实际意义。

③ 删去理论频数太小的格子所对应的行或列。无论是合并还是删去理论频数两种方法将会损失部分信息，也可能破坏样本的随机性。因此，研究设计时应考虑足够的样本含量。

三、多样本率之间两两比较

对于比较多组独立样本的 χ^2 检验，拒绝假设 H_0，只能说明各组总体有效率不全相同，并不能得出多组总体有效率均不相同的结论。若要明确具体是哪两组间不同，还需进一步做多组间的两两比较。

在进行多组率的两两比较时需要用 Bonferroni 法校正检验水准。校正方法为：若原来检验水准为 α，进行 k 次两两比较，则两两比较的检验水准 α' 应取为 α/k。例 9-6（表 9-4）中 3 个处理组，需进行 3 次两两比较。原来检验水准为 0.05，两两比较的检验水准应取为 $\alpha' = 0.05/3 = 0.0167$，比较结果见表 9-6。

表 9-6 三种制剂的总体有效率间的两两比较

对比组	有效	无效	χ^2 值	P 值	检验结果
软膏组与油膏组	36	25	15.986	<0.001	差异有统计学意义
	56	6			
软膏组与粉剂组	36	25	6.274	0.012	差异有统计学意义
	48	12			
油膏组与粉剂组	56	6	2.583	0.108	差异无统计学意义
	48	12			

从表 9-6 中的结果看，软膏组和油膏组、粉剂组的总体有效率比较有统计学意义，软膏制剂的总体有效率低于油膏制剂与粉剂组。而油膏组与粉剂组比较均无统计学意义，即尚不能认为油膏组的总体有效率与粉剂组不同。

【本章小结】

（1）单样本总体率区间估计主要有正态近似法和查表法。

（2）χ^2 检验的基本思想是用统计量度量实际频数和理论频数之间的吻合程度。χ^2 值越小说明实际观察与理论假设越吻合。

（3）χ^2 检验基本公式：$\chi^2 = \sum \dfrac{(A-T)^2}{T}$，自由度 $\nu = (R-1)(C-1)$。

（4）四格表 χ^2 检验的注意事项

① 当 $n \geq 40$，$T \geq 5$ 时，用四格表 χ^2 检验的基本公式或专用公式计算 χ^2 值。

② 当 $n \geq 40$，$1 \leq T < 5$ 时，需要用校正公式计算 χ^2 值。

（5）对配对设计的四格表资料，若比较两种因素间有无差别，应采用配对 χ^2 检验，也称为 McNemar 检验。

（6）$R \times C$ 表 χ^2 检验允许有 1/5 格子的理论频数小于 5 大于 1，不允许有理论频数小于 1。

（7）进行多个样本率（或构成比）比较的 χ^2 检验，拒绝检验假设时，需要进一步进行组间的两两比较。

思考题

一、单项选择题

1. 某小区调查 60 岁以上老人 28 名，有两名老年痴呆患者，进行老年痴呆患病率区间估计的方法为（　　）。

　　A. 二项分布近似法　　　　　　　B. 查表法
　　C. 正态近似法　　　　　　　　　D. t 分布近似法
　　E. $n_1=n_2$ 分布近似法

2.某医师为比较中药和西药治疗慢性气管炎的疗效，随机抽取200例患者按照人数平均分为两组，其中药组治疗有效80例，西药组治疗有效75例，为比较两种药的疗效，应选择的统计分析方法为（　　）。

　　A. 两独立样本四格表资料 $b_1=b_2$ 检验　　B. 配对设计四格表资料 $b_1<b_2$ 检验
　　C. 两独立样本四格表资料校正 $b_1>b_2$ 检验　D. 配对设计四格表资料校正 t 检验
　　E. $R\times C$ 表资料 $t_{b1}=t_{r1}$ 检验

3.用触诊和X线片对100名妇女作乳房检查，触诊20名阳性，X线片有70名阴性，两种方法均阳性者10名。为比较两种检查方法检查结果有无差别，应选择的统计分析方法为（　　）。

　　A. 两独立样本四格表资料 χ^2 检验　　B. 配对设计四格表资料 t 检验
　　C. 两独立样本四格表资料校正 χ^2 检验　　D. 配对设计四格表资料校正 s_p 检验
　　E. $R\times C$ 表资料 s_p 检验

4.用病理检查和CT检查对50名疑似恶性肿瘤患者做检查，病理检查有32名阳性，CT检查有26名阳性，两种方法均阳性者20名，两种方法检查均为阴性的人数是（　　）。

　　A. 8　　　　　　　　B. 12　　　　　　　　C. 18
　　D. 24　　　　　　　E. 30

5.四个样本率比较时，理论频数都大于1，有一个理论频数小于5大于1时（　　）。

　　A. 必须先作合理的并组　　　　　　B. 不能作 s_p 检验
　　C. 直接作 s_p 检验　　　　　　　　D. 必须作校正 s_p 检验
　　E. 不能确定是否需要校正

6.三行四列表作 s_p 检验当有3个格子的实际频数在1和5之间（　　）。

　　A. 仍做 χ^2 检验　　　　　　　　B. 做校正 t' 检验
　　C. 不能作 s_p 检验　　　　　　　　D. 最好增加样本例数
　　E. 不能确定，应验证理论频数条件

二、简答题

1.简述 χ^2 检验适用的数据类型。
2.两组二分类资料的设计类型有几类？其相应的检验方法是什么？
3.对于 $R\times C$ 表资料的差异性检验，其相应的检验方法是什么？如何进行？

三、计算与分析题

1.某医生研究用火针与电针治疗髌腱末端病的疗效有无差别，将病情相似的髌腱末端病患者65例随机分成治疗组和对照组两组，治疗组用火针治疗，对照组用电针治疗，结果见表9-7。请问两组的有效率是否相同？

表9-7　髌腱末端病两种方法疗效资料

方法	疗效		合计
	有效	无效	
治疗组	28	7	35
对照组	13	17	30
合计	41	24	65

2. 对钩端螺旋体病患者同时用间接免疫抗体试验和显微镜凝集试验进行血清学诊断,结果见表9-8。试比较用两种方法检验的阳性率有无差别。

表9-8 两种方法的检验结果

间接免疫荧光	显微镜凝集		合计
	+	−	
+	76	12	88
−	6	27	33
合计	82	39	121

3. 某医生收集了胸外科手术2010年7~9月份不同手术手术部感染情况,结果见表9-9。请问不同手术方式手术部位感染情况是否相同?

表9-9 不同手术方式发生手术部位感染

术式	感染情况		合计
	有感染	无感染	
根治性肺叶切除术	7	55	62
食管癌根治术	14	25	39
前纵隔肿瘤切除术	1	18	19
合计	22	98	120

4. 某医生用某种中草药治疗不同类型的小儿肺炎,其中病毒性肺炎60例,细菌性肺炎60例,治疗结果见表9-10。

表9-10 某种中草药治疗不同类型小儿肺炎的疗效比较

肺炎类型	治愈	显效	有效	无效	合计
病毒性肺炎	21	17	11	11	60
细菌性肺炎	11	13	17	19	60
合计	32	30	28	30	120

据此资料回答下列问题:
(1) 这是什么资料?
(2) 若要比较该种草药对不同类型小儿肺炎的疗效分布,应该选用何种统计方法?
(3) 分析给出具体计算结果和结论。

(郭秀花 郑德强)

第十章 非参数检验

【学习目标】
- **掌握**：不同设计类型的秩和检验计算方法及其应用条件。
- **熟悉**：非参数检验的概念。
- **了解**：基于秩转换的非参数检验的基本思想。

如果所研究总体为某个已知的分布（如正态分布），对其总体参数进行假设检验，这类检验方法称之为参数检验（parametric test）。前面介绍的 t 检验和方差分析都有这样共同的特点：一是要求各组样本来自于正态分布总体，二是对正态分布的参数——均数进行假设检验。但在实际的研究分析中，若资料的总体分布无法确定，没有总体参数时，则不可能用参数检验了。对于计量资料，若不满足前述参数检验的假设检验条件，一是可尝试变量变换使得其满足参数检验条件，二是运用非参数检验（nonparametric test）方法。

非参数检验对总体分布不做严格假定，可用于分析无法进行参数检验的资料。非参数检验直接对总体分布进行假设检验，又称为无分布形式假定检验（assumption-free test）或任意分布检验（distribution-free test）。本章介绍的是常用的基于秩转换（rank transformation）的非参数检验，又称秩和检验。该方法是先将计量资料由小到大，或等级资料由弱到强转换为秩次，然后利用秩次计算检验统计量，进而得出 P 值下结论。

对于适合用参数检验的计量资料（满足正态性和方差齐性条件），如果用非参数检验会损失信息、降低检验效能。即对于适合用参数检验的资料，用参数检验方法若能得出有统计学意义的结果，此时用非参数检验方法却有可能无法得出有统计学意义的结果。对于数据的一端或两端无确定数值（如<0.1、>4.8）的计量资料，只能选择非参数检验。对于等级资料，如果进行行×列表的 χ^2 检验，仅能对组间的构成比进行推断，这往往并非研究者的目的，而进行非参数检验则可推断出组间的等级强度的差别。

第一节 配对设计资料和单样本资料的符号秩和检验

一、配对设计资料的符号秩和检验

例10-1 某研究用甲、乙两种方法对某地方性砷中毒地区水源中砷含量（mg/L）进行测定，检测9处，测量值如表10-1的（2）、（3）栏。问两种方法的测定结果有无差别？

表 10-1　甲、乙两种方法测定某地区 9 处水源中砷含量的结果（mg/L）

水源编号 (1)	甲法 (2)	乙法 (3)	差值 d (4)=(2)-(3)	正秩 (5)	负秩 (6)
1	0.010	0.015	-0.005	—	2
2	0.320	0.300	0.020	4.5	—
3	0.150	0.170	-0.020	—	4.5
4	0.005	0.005	0.000	—	—
5	0.700	0.600	0.100	7	—
6	0.011	0.010	0.001	1	—
7	0.240	0.255	-0.015	—	3
8	1.010	1.245	-0.235	—	8
9	0.330	0.305	0.025	6	—
合计	—	—	—	T_+ =18.5	T_- =17.5

【问题】

1. 该数据为哪种资料类型？
2. 该资料属于何种设计方案？
3. 该资料应该用何种统计方法？其步骤如何？

【分析】

1. 该研究中各观察对象均通过定量的方法测得数据，且有度量衡单位，根据前面所学内容，可以判断该数据为计量资料。

2. 每处水源均经两种方法测定砷含量，为配对设计。

3. 对于配对设计的计量资料，首先考虑使用前述第六章中介绍的配对设计资料的 t 检验，但是当样本含量较小时，该分析方法要求差值服从正态分布。表 10-1 资料第（4）栏数据经正态性检验结果显示不服从正态分布（$W=0.739$，$P=0.004$），故不宜用参数方法配对 t 检验，应采用 Wilcoxon 符号秩和检验。符号秩和检验（Wilcoxon signed-rank test）是由 Wilcoxon 于 1945 年提出的非参数的假设检验方法，可用于配对设计差值的比较，还可用于单一样本与总体中位数的比较。配对设计资料主要是对差值进行分析，通过检验配对样本的差值是否来自中位数为 0 的总体，来推断两个总体中位数有无差别，即推断两种处理的效应是否不同。

Wilcoxon 符号秩和检验的过程：

（1）建立检验假设，确定检验水准

H_0：$M_d=0$，即两种方法测定结果差值的总体中位数等于 0

H_1：$M_d\neq0$，即两种方法测量结果差值的总体中位数不等于 0

$\alpha=0.05$

（2）计算检验统计量

① 求差值 d，见表 10-1 第（4）栏。

② 依差值的绝对值由小到大编秩。先舍去差值为 0 的对子，余下的对子数作为有效对子数 n。根据差值的绝对值由小到大进行编秩，然后按差值的正负分列在正、负秩次列中。若差值的绝对值相等，即同秩（ties）时，取其平均秩次。当样本含量较小时，如果相同秩次较多，检验结果会存在偏性，因此应提高测量精度，尽量避免出现较多同秩。

本例排秩结果见表 10-1 第（5）栏和第（6）栏。9 个差值数值中，第 4 号测定点差值为 0，不参与编秩，故以 8 个差值绝对值按数值由小到大进行编秩，样本量为 8，分配秩次范围为1~8。编号为第2和3测序水样差值绝对值均为0.020，其所占位次为4和5，故取平均秩次（4+5）/2=4.5。分配秩次后，依据差值符号，可将秩次归属到差值为正组或差值为负组。

③ 分别计算正差值的秩和 T_+ 与负差值的秩和 T_-。同一资料编秩，样本量与秩和间一定存在等式：$T_+ + T_- = n(n+1)/2$。本例，$T_+ = 18.5$，$T_- = 17.5$，$T_+ + T_- = 8(8+1)/2 = 36$，表明秩和计算无误。

④ 确定检验统计量 T，任取 T_+ 或 T_- 作为检验统计量 T。本例取 $T = 18.5$ 或 $T = 17.5$。

(3) 确定 P 值，作出统计推断

① 查表法 当 $5 \leq n \leq 50$ 时，根据 n 和 T 查配对设计符号秩和检验用 T 界值表。查表时，自左侧找到 n，用所得统计量 T 值与相邻一栏的界值相比较，若 T 值在上、下界值范围内，其 P 值大于相应的概率；若 T 值恰好等于界值，其 P 值一般等于相应概率；若 T 值在上、下界值范围外，其 P 值小于相应概率，此时右移一栏，再做比较，直至较好地估计出 P 值。

本例，由 $n=8$，$T=18.5$ 或 $T=17.5$，查配对设计符号秩和检验用 T 界值表，得 $P > 0.10$。按照 $\alpha = 0.05$ 水准不拒绝 H_0，差异无统计学意义，尚不能认为甲、乙两种方法测定水源中砷含量有差别。

② 正态近似法 当 $n > 50$ 时，超出配对设计符号秩和检验用 T 界值表的范围。此时，随着 n 的增大，T 统计量的分布逐渐逼近均数为 $n(n+1)/4$，方差为 $n(n+1)(2n+1)/24$ 的正态分布，即 $T \sim N(\mu_T, \sigma_T^2)$。当 $n > 50$ 时，近似程度较满意，可用正态近似法进行检验。又因 T 变量是不连续的，而 Z 分布是连续的，故公式(10-1)与公式(10-2)用了连续性校正数0.5。

$$Z = \frac{|T - n(n+1)/4| - 0.5}{\sqrt{n(n+1)(2n+1)/24}} \tag{10-1}$$

此时，统计量 Z 近似服从标准正态分布，查 t 界值表中 v 为 ∞ 时的界值，获得 P 值。

排序时，当同秩的情形较多时（如个体数超过25%），按公式(10-1)计算的 Z 值偏小，可用公式(10-2)计算校正的统计量 Z_c，经校正后，Z_c 适当增大，P 值相应减小。

$$Z_c = \frac{|T - n(n+1)/4| - 0.5}{\sqrt{\frac{n(n+1)(2n+1)}{24} - \frac{\sum(t_j^3 - t_j)}{48}}} \tag{10-2}$$

式中，t_j（$j = 1, 2, \cdots$）为第 j 个相同秩次（即平均秩次）的个数，例如有2个差值为"2.5"，3个差值为"7"，5个差值为"14"，则 $t_1 = 2$，$t_2 = 3$，$t_3 = 5$，故有 $\sum(t_j^3 - t_j) = (2^3 - 2) + (3^3 - 3) + (5^3 - 5) = 150$，若无相同秩次，则 $\sum(t_j^3 - t_j) = 0$，$Z_c = Z$。

Wilcoxon 配对符号秩和检验的基本思想：推断配对资料的差值是否来自中位数为0的总体。假设两种处理的效应相同，即 H_0 成立，或差值总体的中位数 $M_d = 0$，则差值的总体分布应该是关于0为对称的，总的秩和为 $T = \frac{N(N+1)}{2}$，$T_+ = T_- = \frac{N(N+1)}{4}$；而对于样本来说，其正秩和（$T_+$）与负秩和（$T_-$）应相近。由于 $T_+ + T_- = \frac{n(n+1)}{2}$，$T_+ = \frac{n(n+1)}{2} - T_-$，所以选择 T_+ 和 T_- 是等价的，这时 T 值越接近 $\frac{n(n+1)}{4}$，越支持 H_0 成立；反之，T 越远离 $\frac{n(n+1)}{4}$，越不支持 H_0 成立。因此，在 H_0 成立的假设前提下，若出现 T 远离 $\frac{n(n+1)}{4}$，并

且 $P \leq \alpha$，则可以认为这是一个小概率事件，可认为在一次抽样中不会发生，于是拒绝 H_0，接受 H_1，反之，则没有理由和没有足够证据推断 H_0 不成立；对于 H_1 为真时，大多数情况下 T 应离 $\frac{n(n+1)}{4}$ 相对较远或很远，P 值应较小或很小，故推断拒绝 H_0。

二、单样本资料的符号秩和检验

例 10-2 已知某地正常人尿氟含量的中位数为 $45.30\mu\text{mol/L}$。今在该地某厂随机抽取 10 名工人，测得尿氟含量见表 10-2 第（1）栏。问该厂工人的尿氟含量是否与当地正常人的尿氟含量有差异？

表 10-2 10 名工人的尿氟含量（$\mu\text{mol/L}$）与中位数 45.30 比较

尿氟含量 (1)	(1)−45.30 (2)	正秩 (3)	负秩 (4)
44.22	−1.08	—	1.5
45.30	0.00	—	—
46.38	1.08	1.5	—
49.47	4.17	3	—
51.05	5.75	4	—
53.26	7.96	5	—
54.37	9.07	6	—
57.16	11.86	7	—
71.05	25.75	8	—
87.37	42.07	9	—
合计	—	$T_+ = 43.5$	$T_- = 1.5$

【问题】
1. 这是什么资料？
2. 该资料属于何种设计方案？
3. 该资料应该用何种统计方法？其步骤如何？

【分析】
1. 该研究中各观察对象均通过定量的方法测得数据，且有度量衡单位，根据前面所学内容，可以判断该数据为计量资料。每个工人均测得尿氟含量。
2. 这 10 个人是从该厂所有工人中随机抽取的一份样本，为单样本设计。
3. 对于单样本设计的计量资料，首先考虑使用前述第六章中介绍的单样本 t 检验，该分析方法要求样本服从正态分布。表 10-2 资料第（1）栏数据经正态性检验结果显示不服从正态分布（$W=0.803$，$P=0.016$），故不宜用单样本 t 检验，应采用 Wilcoxon 符号秩和检验。步骤如下：

（1）建立检验假设，确定检验水准
H_0：$M_d = 0$，即该厂工人尿氟含量的总体中位数 $M = 45.30$
H_1：$M_d \neq 0$，即该厂工人尿氟含量的总体中位数 $M \neq 45.30$
$\alpha = 0.05$

（2）计算检验统计量 将差值的绝对值按照从小到大编秩，结果见表 10-2 第（3）、（4）栏，工人数为 10，第 2 个工人的差值为 0，其差值不参与编秩，余下的有效人数为 $n=9$。有 2 个差值绝对值相等，都是 1.08，居第 1、2 位次，取其平均秩次 $(1+2)/2 = 1.5$，接下来，差值 4.17 排第 3 位，其他差值依次排秩。最终该例正秩和 $T_+ = 43.5$，负秩和 $T_- = 1.5$。$T_+ + T_- = 9(9+1)/2 = 45$，表明秩和计算无误。任取一个秩和作为检验统计量 T，本例取 $T = 43.5$ 或 $T = 1.5$。

（3）确定 P 值，作出统计推断　查配对设计符号秩和检验用 T 界值表，得到 $P < 0.02$，在 $\alpha = 0.05$ 检验水准下，拒绝 H_0，结合差值的中位数，可以认为工人的尿氟含量高于当地正常人。

第二节　两独立样本比较的秩和检验

一、两独立样本计量资料的比较

例 10-3　某医院为采用随机双盲对照试验，比较新疗法和传统疗法对肾综合征出血热患者的降温效果。试验将 21 位患者随机分为两组，分别采用新疗法和传统疗法治疗，以用药开始的体温降至正常值时所用的时间（h）为疗效指标［表 10-3 中第（1）、（3）列］。试比较两种疗法的退热时间是否有差异？

表 10-3　两种疗法的退热时间（h）

新疗法		传统疗法	
退热时间 (1)	秩次 (2)	退热时间 (3)	秩次 (4)
25	1	36	4.5
30	2	40	9
32	3	44	11
36	4.5	48	13.5
37	6	50	15
39	7.5	56	16
39	7.5	58	17
43	10	61	18
46	12	65	19
48	13.5	190	20
		240	21
$n_1 = 10$	$T_1 = 67$	$n_2 = 11$	$T_2 = 164$

【问题】
1. 该数据为哪种资料类型？该研究是什么设计？
2. 统计方法该如何选择？
3. 其分析步骤是什么？

【分析】
1. 该研究中各观察对象均通过定量的方法测得数据，且有度量衡单位，根据前面所学内容，可以判断该数据为计量资料。每个患者均测得用药后的退热时间。这 21 位患者随机分为两组，分别采用两种方法进行治疗，因此为完全随机设计两样本资料。
2. 对于完全随机设计两样本的计量资料，首先考虑使用前述第六章中介绍的两独立样本 t 检验，该分析方法要求各样本服从正态分布，且两样本的总体方差齐性。经正态性检验结果发现新疗法组的退热时间服从正态分布（$W = 0.978$，$P = 0.952$），而传统疗法组不服从正态分布（$W=0.635$，$P<0.001$）。同时，方差齐性检验可知，两组退热时间的总体方差不等（$F=9.326$，$P=0.007$）。因此比较两组患者的退热时间不宜用两独立样本 t 检验，应该用两独立样本的 Wilcoxon 秩和检验（Wilcoxon rank sum test）。两独立样本的 Wilcoxon 秩和检验用于推断两独立样本计量资料或等级资料所来自的总体分布是否有差异。

3. 两独立 Wilcoxon 样本秩和检验的步骤

（1）建立检验假设，确定检验水准

H_0：两种方法治疗后退热时间的总体分布相同

H_1：两种方法治疗后退热时间的总体分布不同

$\alpha=0.05$

（2）计算检验统计量　将两组原始数据混合由小到大排序编秩，遇到相同的数据时，取平均秩次。分别将两组的秩次相加，得到两组的秩和 T_1 和 T_2。如两组样本含量不等，以样本含量较小组的样本量作为 n_1，其秩和 T_1 作为统计量 T；如两组样本量相等，可任取一组秩和作为统计量 T。本例两组样本量不等，新疗法秩和为 T_1，其样本量为 n_1。

设 $N=n_1+n_2$，则有 $T_1+T_2=N(N+1)/2$。本例 $N=21$，$T_1+T_2=21(21+1)/2=231$，经验证，秩和计算无误。本例统计量为 $T=T_1=67$。

（3）确定 P 值，作出统计推断　当 $n_1\leqslant 10$，且 $n_2-n_1\leqslant 10$ 时，可根据 n_1 和 n_2-n_1 查两独立样本秩和检验用 T 界值表。若统计量 T 在上、下界值范围内，则 P 值大于表上方相应的概率水平；若统计量 T 在上、下界值范围外或恰好等于界值，则 $P\leqslant\alpha$。接着继续与其他界值相比。本例 $n_1=10$，$n_2-n_1=1$，对应的双侧 $\alpha=0.01$ 的 T 界值范围 $73\sim 147$，$T=67$ 在该界值范围之外，$P<0.01$。按照 $\alpha=0.05$ 水准，拒绝 H_0，接受 H_1，认为两总体分布位置不同，可认为新疗法与传统疗法治疗后的平均退热时间不同。由于新疗法组的平均秩次为 $67/10=6.7$，传统疗法组的平均秩次 $164/11=14.91$，因此可以认为新疗法的退热效果优于传统疗法。

当 $n_1>10$ 或 $n_2-n_1>10$ 时，超出 T 界值表范围时，这时统计量 T 近似服从总体均数为 $\mu_T=n_1(N+1)/2$，方差 $\sigma_T^2=n_1n_2(N+1)/12$ 的正态分布，由于秩为离散性的数据，正态分布为连续性变量的分布，所以需要对秩和 T 进行连续性校正，并用正态近似法确定 P 值。计算正态分布统计量 Z

$$Z=\frac{\left|T-\dfrac{n_1(N+1)}{2}\right|-0.5}{\sqrt{\dfrac{n_1n_2(N+1)}{12}}} \tag{10-3}$$

式中，分子部分减 0.5 为连续性校正。如果存在较多的相同观察值同秩时，需要计算校正数 $c=1-\dfrac{\sum(t_j^3-t_j)}{N^3-N}$，并对上述 Z 值校正

$$Z_c=Z/\sqrt{c}=\frac{\left|T-\dfrac{n_1(N+1)}{2}\right|-0.5}{\sqrt{\dfrac{n_1n_2(N+1)}{12}\left(1-\dfrac{\sum(t_j^3-t_j)}{N^3-N}\right)}} \tag{10-4}$$

式中，$t_j(j=1,2,\cdots)$ 为第 j 个相同秩次（即平均秩次）的个数。如果 $Z\geqslant Z_{0.05/2}=1.96$，$P\leqslant 0.05$，拒绝 H_0，认为两总体分布不同；如果 $Z<Z_{0.05/2}$，$P>0.05$，不拒绝 H_0，尚不

能认为两总体分布不同。

基本思想是：将两组原始数据混合后由小到大编秩，分别计算两组的秩和 T_1 和 T_2，设 n_1 和 n_2 为两组样本含量，$N=n_1+n_2$，则 $T_1+T_2=\dfrac{N(N+1)}{2}$。当两总体分布相同时，两个样本来自同一总体，两组秩和的理论值分别为 $n_1(N+1)/2$ 和 $n_2(N+1)/2$。因此 H_0 成立时，两组秩和应该与理论值相差不大。小样本时，为查表方便，通常定义样本含量较小的一组为第一组，样本含量为 n_1，并取该组的秩和 T_1 作为检验统计量 T。可以证明：当 H_0 成立时，秩和 T 服从总体均数为 $n_1(N+1)/2$ 的对称分布，当样本量较大时，秩和 T 近似服从总体均数为 $n_1(N+1)/2$，方差为 $n_1n_2(N+1)/12$ 的正态分布；当 H_0 不成立时，在大多数情况下统计量秩和 T 将远离其理论值 $n_1(N+1)/2$，因此利用秩和 T 借助 Wilcoxon 秩和检验的临界值表或近似正态分布的检验统计量可以实现假设检验。

二、两独立样本等级资料的比较

例 10-4 某医生将老年慢性支气管炎按是否合并肺气肿分为两类，用某药治疗这两类患者 205 人，其中未合并肺气肿患者 125 人，合并肺气肿患者 80 人，疗效见表 10-4。问该药对这两种病型患者的疗效有无差别？

表 10-4 某药对两类老年慢性支气管炎的疗效

疗效	未合并肺气肿	合并肺气肿
控制	60	42
显效	18	6
有效	32	20
无效	15	12
合计	125	80

【问题】
1. 该资料是什么类型资料？该研究是什么设计？
2. 用什么假设检验方法？
3. 两独立样本等级资料秩和检验中的秩次、秩和与计量资料相比有什么特点？

【分析】
1. 该研究分组变量无序，共 2 个水平，指标变量有序，共 4 个等级。研究目的是比较两类患者的疗效是否有差异。因此为两独立样本设计等级资料的比较。

2. 对于这样的资料如果用第九章介绍的 χ^2 检验不妥，因为它只相当于对两组的不同等级构成比进行检验，无法考虑两组疗效取值的等级关系。而等级资料是一种半定量资料，是有大小之分的。此时应采用本节介绍的 Wilcoxon 秩和检验。

3. 分析步骤同例 10-3，对于等级资料，其秩和的运算特点是相同的秩次较多。

（1）建立检验假设，确定检验水准
H_0：该药对两种病型患者的疗效相同（两样本来自两个相同总体）
H_1：该药对两种病型患者的疗效不同（两样本来自两个不同总体）
$\alpha=0.05$

（2）计算检验统计量 将两组各个疗效等级的结果合并，列于表 10-5 的第（3）列，例如"控制"共有 102 个；为便于最终结果解释，将疗效等级由控制到无效编秩。则等级"控制"的秩次范围为 1~102，平均秩次是 (1+102)/2=51.5。依此类推，可以计算出各疗效等级的秩次范围［表 10-5 的第 (4) 列］和平均秩次［表 10-5 的第 (5) 列］。

表 10-5　某药对两类老年慢性支气管炎疗效研究的秩和检验计算表

疗效	未合并肺气肿 (1)	合并肺气肿 (2)	合计 (3)	秩次范围 (4)	平均秩次 (5)	秩和 未合并肺气肿 (6)=(1)×(5)	秩和 合并肺气肿 (7)=(2)×(5)
控制	60	42	102	1~102	51.5	3090	2163
显效	18	6	24	103~126	114.5	2061	687
有效	32	20	52	127~178	152.5	4880	3050
无效	15	12	27	179~205	192.0	2880	2304
合计	125	80	205	—	—	12911	8204

根据第 (5) 列和第 (1)、(2) 列可分别算出两组的秩和：

未合并肺气肿组的秩和 60×51.5+18×114.5+32×152.5+15×192.5=12911

合并肺气肿组的秩和 42×51.5+6×114.5+20×152.5+12×192.5=8204

本例样本量较大，因此可以采用 Wilcoxon 检验的正态近似公式。将例数较小组样本量命名为 n_1，其对应的秩和 T_1 即为检验统计量 $T=8204$。在有序分类资料中会有较多同秩，故采用校正公式(10-4)。本例

$$Z=0.0881$$

$$\sqrt{c}=\sqrt{1-\frac{(102^3-102)+(24^3-24)+(52^3-52)+(27^3-27)}{205^3-205}}=\sqrt{0.8566}=0.9255$$

$$Z_c=Z/\sqrt{c}=0.0881/0.9255=0.0952$$

(3) 确定 P 值，作出统计推断　查 t 界值表中 ν 为 ∞ 时的界值，$Z_c \geqslant Z_{0.05/2}=1.96$，$P>0.05$。按照 $\alpha=0.05$ 的水平，不拒绝 H_0，差别无统计学意义，尚不能认为该药对两种支气管炎病人的疗效分布不同。

第三节　多个样本比较的秩和检验

一、多个独立样本计量资料

例 10-5　某医院外科用 3 种手术方法治疗肝癌患者 20 例，采用完全随机设计分配到 3 个处理组，甲法治疗 7 例，乙法治疗 6 例，丙法治疗 7 例，记录每例患者术后的生存月数，结果如表 10-6 所示，试分析 3 种不同手术方法治疗肝癌的效果有无差异。

表 10-6　3 种手术方法治疗肝癌患者的术后生存月数

甲法	2	3	3	4	5	6	8
乙法	4	9	12	13	18	28	
丙法	1	2	3	3	4	7	10

【问题】

1.这是什么资料？该资料属于何种设计方案？

2.该资料应采用何种方法？其步骤如何？

【分析】

1. 该资料共分为3组，分析指标为术后的生存月数，属于计量资料。研究目的是比较3手术方法治疗肝癌患者后的生存月数是否有差异。属于完全随机设计的多个独立样本的比较。

2. 对于完全随机设计的多个独立样本计量资料的比较，首先考虑使用前述第七章中介绍的完全随机设计的方差分析，但是该分析方法要求各样本是相互独立的随机样本、服从正态分布，各份样本的总体方差齐性。对这3组样本进行方差齐性检验可知，3组术后生存月数的总体方差不等（$F=3.840$，$P=0.042$）。因此，这里采用完全随机设计多个样本比较的秩和检验（Kruskal-Wallis H test），该法用于推断多个独立样本计量资料或等级资料所来自的总体分布是否有差异。此方法可看作两独立样本 Wilcoxon 秩和检验的拓展。步骤如下：

（1）建立检验假设，确定检验水准

H_0：3种手术方法治疗后的生存月数总体分布相同

H_1：3种手术方法治疗后的生存月数总体分布不同或不全相同

$\alpha=0.05$

（2）计算检验统计量 将各组数据混合，由小到大编秩，若有相等数值则取平均秩次，如甲法和丙法各有一个取值为2，按照顺序，所居位次是2和3，取平均秩次为2.5，依次类推。3组统一排秩后，各组分别求秩和 R_i，以及平均秩次，见表10-7。

表10-7 术后生存月数的秩次与秩和

甲法术后生存月数 (1)	秩次 (2)	乙法术后生存月数 (3)	秩次 (4)	丙法术后生存月数 (5)	秩次 (6)
2	2.5	4	9	1	1
3	5.5	9	15	2	2.5
3	5.5	12	17	3	5.5
4	9	13	18	3	5.5
5	11	18	19	4	9
6	12	28	20	7	13
8	14			10	16
R_i	59.5	—	98	—	52.5
$\overline{R}_i$	8.50	—	16.33	—	7.50

按下式计算检验统计量 H 值

$$H=\frac{12}{N(N+1)}\sum_{i=1}^{g}n_i(\overline{R}_i-\overline{R})^2=\frac{12}{N(N+1)}\sum_{i=1}^{g}\frac{R_i^2}{n_i}-3(N+1) \quad (10\text{-}5)$$

式中，N 是所有样本个体总数，即 $N=\sum_{i=1}^{g}n_i$；R_i 是第 i 组秩和；g 是组数；n_i 是第 i 组的样本量。当各样本数据存在较多的相同秩次时，按照上式算得的 H 值偏小，需计算校正 H_c 值，见公式(10-6)。

$$H_c=H/c=\frac{H}{1-\sum(t_j^3-t_j)/(N^3-N)} \quad (10\text{-}6)$$

式中，t_j 为第 j 个相同秩次的个数。本例按照公式（10-5），得到

$$H=\frac{12}{20(20+1)}\left[\frac{59.5^2}{7}+\frac{98^2}{6}+\frac{52.5^2}{7}\right]-3(20+1)=8.43$$

因为本例相同秩次较多，所以根据公式（10-6）有

$$H_c = \frac{8.43}{1-[(2^3-2)+(4^3-4)+(3^3-3)]/(20^3-20)} = 8.53$$

（3）确定 P 值，作出统计推断 当组别数等于 3，且每组样本量 $n_i \leqslant 5$ 时，可以查 H 界值表。本例无法通过 H 界值表获得 P 值。事实上，可以证明：当各组样本量较大时，公式(10-5)或(10-6)的检验统计量 H 值近似服从自由度 $\nu = g-1$ 的 χ^2 分布。本例，$\nu = 3-1=2$，查 χ^2 界值表，有 $\chi^2_{0.025,2}=7.38$，$\chi^2_{0.01,2}=9.21$，故 $0.01 < P < 0.025$（或借助统计软件可以得到 $P=0.014$，按 $\alpha=0.05$ 水准，拒绝 H_0，接受 H_1，故可认为不同手术方法治疗的术后生存月数总体分布不全相同。

类似方差分析，当拒绝 H_0 后，需运用专门的多重比较方法确定哪些组之间的总体平均效应是有差异的。两两比较的方法很多，下面介绍扩展的 t 检验法。统计量 t 值计算公式为

$$t = \frac{|\overline{R}_i - \overline{R}_j|}{\sqrt{\frac{N(N+1)(N-1-H)}{12(N-g)}\left(\frac{1}{n_i}+\frac{1}{n_j}\right)}}, \nu = N-g \quad (10-7)$$

式中，$\overline{R}_i$、$\overline{R}_j$ 为两对比组的平均秩次；n_i、n_j 为两对比组的样本含量；g 为处理组数，$N = n_1 + n_2 + \cdots + n_g$；$H$ 为 Kruskal-Wallis H 秩和检验中的统计量 H 或 H_c 值；式中分母为 $(\overline{R}_i - \overline{R}_j)$ 的标准误。统计量服从自由度为 $N-g$ 的 t 分布，通过查 t 界值表获得 P 值。对于例 10-5，共有 3 组需要进行两两比较，有关两两比较的 t 值和 P 值等的检验结果如表 10-8 所示，其中 P 值借助统计软件计算 t 分布的概率获得，也可通过查 t 界值表获得。

表 10-8 例 10-5 数据的非参数多重比较

对比组	n_i	n_j	$|\overline{R}_i - \overline{R}_j|$	t	P
(1)	(2)	(3)	(4)	(5)	(6)
甲法与乙法	7	6	−7.83	3.031	0.008
甲法与丙法	7	7	1.00	0.403	0.692
乙法与丙法	6	7	8.83	3.418	0.003

第 4 列差值由表 10-7 最后一行计算而得，第 5 列由公式(10-7)计算获得，由此可见，按照 $\alpha=0.05$ 水准，各组之间差异均无统计学意义。非参数检验的多重比较方法还有 Nemenyi 法、Bonferroni 法、Tukey 法等。有兴趣的读者可以参见相关文献。

Kruskal-Wallis H 检验的基本思想是：先将各处理组数据混合在一起按小到大顺序进行编秩，如果有相同数据则取平均秩次，记每一个观测值的秩为 R_{ij}，对每一个处理组观测值的秩求和得到 $R_i = \sum_{j=1}^{n_i} R_{ij}$，其中 $i=1,\cdots,g$ 是每一处理组的编号，$j=1,\cdots,n_i$ 是每一处理组内部个体值的编号。由 $\overline{R}_i = R_i/n_i$ 计算每一处理组的平均秩次，如果无效假设（H_0：g 个总体分布相同）为真，各组资料来自同一总体，则秩应该在 g 个处理组样本之间均匀分布，每个样本实际的平均秩 $\overline{R}_i$ 与所有资料的平均秩 $\overline{R} = (N+1)/2$ 的偏差应该很小或较小；如果备择假设（H_1：g 个总体分布不全相同）为真，这些 $\overline{R}_i$ 之间的差异可能较大或很大，相应的 $(\overline{R}_i - \overline{R})$ 可能较大或很大。可以证明：如果 H_0 为真并且各组样本量较大时，公式(10-6)的统计量 H 近似服从自由度 $\nu = g-1$ 的 χ^2 分布，当统计量 $H > \chi^2_{0.05,\nu}$ 时，对 H_0 为真而言，这是一个小概率事件，对于一次随机抽样而言，一般是不会发生的。而当 H_1 为真时，出现当前研究结果的统计量 $H > \chi^2_{0.05,\nu}$ 的机会相对较大或很大，所以当统计量 $H > \chi^2_{0.05,\nu}$ 时，就可以拒绝无效假设 H_0。

二、多个独立样本等级资料

例 10-6 PICC 是经外周静脉穿刺插管,使导管尖端定位于上腔静脉的一种中心静脉穿刺技术。某研究者将 120 例 PICC 置管患者随机分为 3 组,实验组采用茶黄膏外敷;对照 1 组采用多磺酸黏多糖乳膏涂擦;对照 2 组采用常规护理。比较置管 24h 后 3 组静脉炎的发生程度。3 组在置管 24h 后的静脉炎发生情况见表 10-9,问 3 组的静脉炎情况是否有差异?

表 10-9 3 组 PICC 置管 24h 后静脉炎的发生情况

静脉炎发生情况	实验组	对照 1 组	对照 2 组
正常	35	30	28
Ⅰ级	3	4	6
Ⅱ级	2	4	5
Ⅲ级	0	2	1
合计	40	40	40

【问题】
1. 该数据为哪种资料类型?属于何种设计方案?
2. 该资料应采用何种假设检验方法?其秩次、秩和的运算同前述哪种设计相似?

【分析】
1. 该资料分组变量为 3 分类无序变量(实验组、对照 1 组、对照 2 组),指标变量为 4 分类有序变量(正常、Ⅰ级、Ⅱ级、Ⅲ级)。研究目的是比较 3 组 PICC 置管 24h 后的静脉炎发生情况是否有差异,因此应将该资料视作单向有序行列表。属于完全随机设计的多个样本等级资料的比较。

2. 对于这样的等级资料,如果用第八章介绍的 χ^2 检验是不妥的,因为它只相当于对 3 组静脉炎不同发生情况的构成比进行检验,无法考虑 3 组静脉炎发生情况的等级关系。而等级资料是一种半定量资料,是有大小之分的。此时应采用本节第一部分介绍的 Kruskal-Wallis H 检验。其分析步骤同例 10-5,而其秩次、秩和的运算特点同两独立样本的等级资料一样(例 10-4),即相同的秩次较多。

将 3 组静脉炎发生情况的结果合并,列于表 10-10 的第 (5) 列;为便于最终解释,将静脉炎发生情况按照正常、Ⅰ级、Ⅱ级和Ⅲ级顺序编秩。表中 R_i 为各组的秩和,$\bar{R}_i$ 为各组的平均秩次。

表 10-10 3 组 PICC 置管 24h 后静脉炎的发生情况秩和检验计算表

静脉炎发生情况 (1)	实验组 (2)	对照 1 组 (3)	对照 2 组 (4)	合计 (5)	秩次范围 (6)	平均秩次 (7)
正常	35	30	28	93	1~93	47
Ⅰ级	3	4	6	13	94~106	100
Ⅱ级	2	4	5	11	107~117	112
Ⅲ级	0	2	1	3	118~120	119
R_i	2169	2496	2595	—		
$\bar{R}_i$	54.23	62.40	64.88	—		

(1) 建立检验假设，确定检验水准

H_0：3 组患者 PICC 置管 24h 后的静脉炎发生情况相同

H_1：3 组患者 PICC 置管 24h 后的静脉炎发生情况不同或不完全相同

$\alpha = 0.05$

(2) 计算检验统计量　按照公式(10-5) 和 (10-6)，计算 H 和 H_c

$$H = \frac{12}{120(120+1)}\left(\frac{2169^2}{40} + \frac{2496^2}{40} + \frac{2595^2}{40}\right) - 3(120+1) = 2.05$$

$$H_c = \frac{2.05}{1 - [(93^3-93)+(13^3-13)+(11^3-11)+(3^3-3)]/(120^3-120)} = 3.85$$

(3) 确定 P 值，作出统计推断　以 $\nu = 3-1 = 2$ 查 χ^2 界值表得 $P > 0.05$，按照 $\alpha = 0.05$ 的水平，不拒绝 H_0，尚不能认为 3 组患者 PICC 置管 24h 后的静脉炎发生情况不同或不完全相同。

【本章小结】

(1) 参数检验（parametric test）要求所研究总体为某个已知的数学形式，并对其总体参数进行假设检验，而非参数检验（nonparametric test）对总体分布不做严格假定，可用于分析无法进行参数检验的资料。

(2) 对于适合用参数检验的计量资料（满足正态性和方差齐性条件），不宜用非参数检验方法。如果用非参数检验会损失信息、降低检验效能。

(3) 对于等级资料，应进行非参数检验，并可推断出组间的等级强度的差别。如果进行行×列表的 χ^2 检验，只能对组间的构成比进行推断，往往无法满足研究目的。

(4) 非参数检验中，在对数据进行排秩时，遇到相同数据或等级，要取平均秩次。

(5) 在假设检验中，选择统计学方法存在正确与错误，优与劣的问题。例如，两独立样本计量资料，若方差严重不齐，但选用两独立样本 t 检验，进行资料统计分析，这时分析方法是错误的；反过来，对于满足两独立样本 t 检验条件的资料，若研究者选择两独立样本的 Wilcoxon 秩和检验，则不能认为这样选择统计分析方法是错的，只能认为所选的统计分析方法不是最优的。

(6) 随机区组设计的计量资料如果满足正态性、方差齐性条件，则应用前面第七章介绍的随机区组设计资料的方差分析。但是如果不满足方差分析的条件，可以应用 Friedman 非参数检验方法，又称 M 检验。感兴趣的读者可查阅相关文献。

思考题

一、单项选择题

1. 两小样本计量资料比较的假设检验，首先应考虑（　　）。

A. 用 t 检验　　　　　　　　　　B. 用秩和检验

C. t 检验或秩和检验均可　　　　D. 用 Z 检验

E. 资料符合 t 检验还是秩和检验的条件

2. 配对比较的秩和检验的基本思想是，如果检验假设成立，则对样本来说（　　）。

A. 正秩和大于负秩和　　　　　　B. 正秩和小于负秩和

C. 正秩和和负秩和相等　　　　　D. 正秩和和负秩和不会相差很大

E. 正秩和和负秩和会相差很大

3. 关于两样本比较的 Wilcoxon 秩和检验的叙述，不正确的是（　　）

A. 两样本混合一起编秩

B. 编秩遇到相同数值时取平均秩次

C. 以任意组的秩和作为检验统计量

D. 样本量较大时可用正态近似法检验

E. 若拒绝 H_0，可认为两总体中位数分布位置有差别

4. 完全随机设计的计量资料进行多组比较，当各组总体方差不齐时，宜选择（　　）。

A. t 检验　　　B. χ^2 检验　　　C. Z 检验

D. H 检验　　　E. F 检验

5. 三组比较的秩和检验，样本例数均为 5，确定 P 值应查（　　）。

A. χ^2 界值表　　　B. H 界值表　　　C. T 界值表

D. t 界值表　　　E. 以上均不可

二、判断题

1. 配对设计符号秩检验中，若 T 落在界值范围内，则 P 值大于相应概率。（　　）

2. 两样本比较的秩和检验，当 $n_1>10$ 或 $n_2-n_1>10$ 时采用 Z 检验，这时检验属于参数检验。（　　）

3. 适合参数检验的资料采用非参数检验会降低检验效能。（　　）

4. 非参数检验法不仅具有简便、用途广的优点，而且还具有与参数法检验相同的效率。（　　）

三、简答题

1. 简述参数检验和非参数检验的定义与区别。

2. 简述非参数检验的适用范围。

3. 两组或多组有序分类资料的比较，为什么宜用秩和检验而不用 χ^2 检验？

四、计算与分析题

1. 某研究者欲研究保健食品对小鼠抗疲劳作用，将同种属的小鼠按性别和年龄相同、体重相近配成对子，共 10 对，并将每对中的两只小鼠随机分到保健食品两个不同的剂量组，过一定时期将小鼠杀死，测得其肝糖原含量（mg/100g），结果见表 10-11，问不同剂量组的小鼠肝糖原含量有无差别？

表 10-11　不同剂量组小鼠肝糖原含量（mg/100g）

小鼠对号	1	2	3	4	5	6	7	8	9	10
中剂量组	620.16	866.50	641.22	812.91	738.96	899.38	760.78	694.95	749.92	793.94
高剂量组	958.47	838.42	788.90	815.20	783.17	910.92	758.49	870.80	862.26	805.48

2. 在河流检测断面优化研究中，研究者从某河流甲乙两个断面分别随机抽取 10 和 15 个样品，测得其亚硝酸盐氮（mg/L）的含量如表 10-12，试比较甲乙两个河流断面亚硝酸盐氮的含量有无差别？

表 10-12　某河流甲乙断面亚硝酸盐氮含量（mg/L）检测结果

甲断面	0.014	0.018	0.024	0.025	0.027	0.034	0.038	0.043	0.064	0.100
乙断面	0.018	0.019	0.020	0.023	0.024	0.025	0.028	0.030	0.035	0.036
	0.022	0.037	0.055	0.064	0.067					

3. 根据表 10-13 资料，问三种产妇在产后 1 个月内的泌乳量有无差别？

表 10-13　三种产妇在产后 1 个月内的泌乳量

乳量	早产	足月产	过期产
无	30	132	10
少	36	292	14
多	31	414	34
合计	97	838	58

（高　霞）

第十一章 线性相关与线性回归

【学习目标】
- ◆ 掌握：线性相关及线性回归的概念、统计描述指标计算方法。
- ◆ 熟悉：线性相关及线性回归的假设检验过程；线性相关及线性回归的区别与联系。
- ◆ 了解：最小二乘法。

在医学科研中，常常要面临研究多个变量的情况，这时不但要进行单变量分析，也可能会涉及分析变量与变量之间的关系问题，如血压与年龄，血压与职业性质，婴儿腹泻与喂养方式，儿童龋齿与饮食习惯，大学生心理问题的发生与个人性格、专业、家庭情况，等等。其中就变量性质而言，有些是定量变量，有些是定性变量；就变量个数而言，有些涉及两个变量之间的关系，有些涉及多个变量之间的关系；就变量之间的关系性质而言，有线性关系，也有非线性关系。对此，需要根据变量性质及变量个数、变量关系性质的不同，采用适宜的分析方法来揭示变量之间的关系。相关分析与回归分析就是用于分析变量之间关系问题的一类统计方法。

本章主要介绍对两个呈线性关系的定量变量之间进行线性相关与线性回归分析的内容。

第一节 线性相关

例 11-1 某研究室分别用 A、B 两种试剂测量了 11 名正常成人的 HbA1c，数据见表 11-1。如何分析 A、B 两种检测试剂测量 HbA1c 结果之间的关系。

表 11-1 两种试剂检测 11 名正常成人 HbA1c（%）的结果

编号	A 试剂（X）	B 试剂（Y）
1	4.7	5.0
2	6.1	6.2
3	5.9	5.6
4	6.1	7.0
5	5.8	6.2
6	8.5	9.4
7	4.9	4.6
8	5.4	6.3
9	4.3	4.6
10	2.9	3.1
11	7.2	8.9

【问题】
1. 两种试剂测定的结果分别是什么类型的变量？
2. 应该采用什么方法分析 A、B 两种检测试剂测量 HbA1c 结果之间的关系？

【分析】
1. 两种试剂测定的结果均为数值，是定量变量。
2. 若要分析 A、B 两种检测试剂测量 HbA1c 结果之间的关系，可以采用相关与回归分析。因为两种方法测定的结果均为定量变量，可试行线性相关与线性回归分析。

一、线性相关的概念

当两个随机变量中一个变量的数值增大，另一个也随之增大（或减少），统计学称此现象为共变，也就是有相关关系（correlation）。如果两个变量同时增加或减少，变化趋势是同向的，则两变量之间的关系为正相关（positive correlation）；若一个变量增加时，另一个变量减少，变化趋势是反向的，则称为负相关（negative correlation）。正相关和负相关并不一定表示一个变量的改变是引起另一变量变化的原因，有可能是同时受另一个因素的影响。因此，相关关系不一定是因果关系。相关关系可分为线性相关和非线性相关。两个变量之间关系的性质可由散点图（scatter diagram）直观地说明，即将两个变量分别作为 X 与 Y，在直角坐标系中一一标出对应的点。如果两个具有相关关系的随机变量组成的坐标点（散点图）在直角坐标系中呈直线趋势，就称这两个变量存在直线相关关系，见图 11-1。

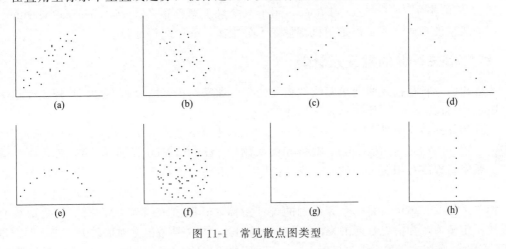

图 11-1　常见散点图类型

图 11-1(a) 中的散点分布显示两变量 X、Y 同时增加或减少，变化趋势是同向的，称为正相关。

图 11-1(b) 中的散点分布显示变量 X 增加（减少）时，Y 减少（增加），X、Y 间呈反向变化，称为负相关。

虽然图 11-1(a) 与图 11-1(b) 中 X、Y 变化的趋势不同，但散点的分布均呈直线趋势，因此均称为直线相关。

图 11-1(c) 中的各点均在一条直线上，且 X、Y 是同向变化，称为完全正相关。图 11-1(d) 中的各点也均在一条直线上，但 X、Y 呈反向变化，称为完全负相关。图 11-1(e) 中各点的排列不呈直线趋势，却呈某种曲线形状，此时这种情况称为非线性相关。

图 11-1(f)～图 11-1(h) 中，X 不论增加或减少，Y 的大小不受其影响，反之亦然。虽

然图 11-1(g) 和图 11-1(h) 中各点密集于一条直线，但该直线与 X 轴或 Y 轴平行，仍表明 X 与 Y 的消长互不影响，这种情况称为零相关。

针对例 11-1 的数据，以 A 试剂（或 B 试剂）测定的结果为 X，以 B 试剂（或 A 试剂）测定的结果为 Y，将每个人的一对对测量值在直角坐标系中一一标出对应的点，见图 11-2。

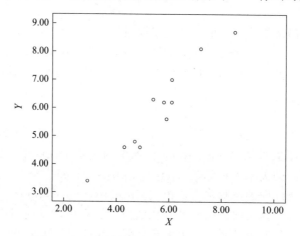

图 11-2　两种试剂测量 HbA1c 结果的散点图

从图 11-2 中可见散点的分布呈直线趋势，且 X、Y 是同向变化的，表明两种检测试剂测量的结果之间可能存在直线相关，且为正相关。两个定量变量之间的线性相关（linear correlation）又称简单相关（simple correlation），用于双变量正态分布（bivariate normal distribution）资料，一般来说，两个变量都是随机变量，不分主次，处于同等地位。

二、线性相关系数的意义及计算

线性相关分析是描述两变量间线性相关的方向和密切程度的分析方法，是用线性相关系数（linear correlation coefficient）来描述的。

线性相关系数又称为积矩相关系数（coefficient of product-moment correlation）、皮尔逊相关系数（Person coefficient），简称相关系数（correlation coefficient），是表达两变量间线性关系密切程度和相关方向的一个统计指标。样本的相关系数用 r 表示，总体相关系数用 ρ 表示。

相关系数没有单位，是一个无量纲的统计指标，其取值范围为 $-1 \sim 1$。相关系数的值为正表示正相关，为负表示负相关，等于 0 为零相关。相关系数的绝对值越大，表示两变量间的相关程度越密切；相关系数越接近于 0，表示相关程度越不密切。相关系数的绝对值等于 1，为完全相关。生物现象由于影响因素众多，因此少见完全相关。相关系数的计算公式为

$$r = \frac{\sum(X-\overline{X})(Y-\overline{Y})}{\sqrt{\sum(X-\overline{X})^2 \sum(Y-\overline{Y})^2}} = \frac{l_{XY}}{\sqrt{l_{XX}l_{YY}}} \tag{11-1}$$

式中，l_{XX} 表示自变量 X 的离均差平方和；l_{YY} 表示因变量 Y 的离均差平方和；l_{XY} 表示 X 与 Y 的离均差积和。

$$l_{XX} = \sum(X-\overline{X})^2 = \sum X^2 - \frac{(\sum X)^2}{n} \tag{11-2}$$

$$l_{YY} = \sum(Y-\overline{Y})^2 = \sum Y^2 - \frac{(\sum Y)^2}{n} \tag{11-3}$$

$$l_{XY} = \sum(X-\overline{X})(Y-\overline{Y}) = \sum XY - \frac{(\sum X)(\sum Y)}{n} \tag{11-4}$$

根据例 11-1 资料绘制的散点图，提示两种试剂的测定结果之间存在线性趋势，可以计算线性相关系数：

$n=11$ $\quad \sum X = 61.8 \quad \sum X^2 = 369.12$

$\sum Y = 66.9 \quad \sum Y^2 = 441.43 \quad \sum XY = 402.33$

$\overline{X} = 5.62 \quad \overline{Y} = 6.08$

$l_{XX} = \sum X^2 - (\sum X)^2/n = 369.12 - 61.8^2/11 = 21.92$

$l_{YY} = \sum Y^2 - (\sum Y)^2/n = 441.43 - 66.9^2/11 = 34.56$

$l_{XY} = \sum XY - (\sum X)(\sum Y)/n = 402.33 - 61.8 \times 66.9/11 = 26.47$

$r = \dfrac{26.47}{\sqrt{21.92 \times 34.56}} = 0.962$

三、线性相关系数的假设检验

根据样本数据计算得出的样本相关系数 r，是总体相关系数 ρ 的估计值。样本相关系数也存在抽样误差，所以，即使从 $\rho=0$ 的总体中进行随机抽样，由于抽样误差的影响，所得 r 值，也不一定等于零。因此计算出 r 值后，应该进行是否 $\rho=0$ 的假设检验，以判断在总体中两变量是否有线性相关关系。检验方法包括 t 检验和查表法。

1. t 检验

$H_0: \rho=0$，$H_1: \rho \neq 0$，检验统计量 t 值的计算公式为

$$t = \frac{r-0}{S_r} = \frac{r}{\sqrt{\dfrac{1-r^2}{n-2}}} \tag{11-5}$$

计算得 t 值后，以 $\nu = n-2$ 查 t 界值表，得出 P 值，并作出统计推断。

例 11-2 对例 11-1 求得的 r 值，进行 t 检验。

（1）建立检验假设，确定检验水准

$H_0: \rho=0$，即两种试剂的检测结果之间无线性相关关系

$H_1: \rho \neq 0$，即两种试剂的检测结果之间有线性相关关系

$\alpha = 0.05$

（2）计算检验统计量

已知：$n=11$，$r=0.962$

$$t = \frac{0.962}{\sqrt{\dfrac{1-0.962^2}{11-2}}} = 10.57，\nu = 11-2 = 9$$

（3）确定 P 值，作出统计推断　查 t 界值表，得 $P<0.05$，按 $\alpha=0.05$ 水准拒绝 H_0，接受 H_1，故可以认为两种检测试剂的检测结果之间有线性相关关系。

2. 查表法

计算出相关系数之后，也可以用 $\nu = n-2$ 查附表 r 界值表，作出统计推断。

根据例 11-1 求得的 $r=0.962$，以 $\nu=11-2=9$ 查附表 r 界值表，得 $P<0.05$，按 $\alpha=0.05$ 水准拒绝 H_0，接受 H_1，故可以认为两种检测试剂的测量结果之间有线性相关关系。

通过对例 11-1 数据进行线性相关分析，可以得出结论：两种检测试剂检测结果之间的线性相关系数为 0.962，对相关系数进行假设检验的结果为 $P<0.05$，提示两种试剂检测结果之间具有线性相关关系，相关系数为正，表明如果一种试剂的检测值较小（大），另一种试剂的检测值也较小（大），且 $r=0.962$，绝对值接近 1，表明两种检测试剂的检测结果间具有较强的相关性。

四、线性相关分析时的注意事项

（1）并非任何有联系的两个变量之间都是线性关系。一般在计算相关系数之前应首先利用散点图来大致判断一下两变量间是否具有线性趋势，以提示是否有适宜进行线性相关分析。

（2）有些研究中，一个变量的取值是随机的，而另一个变量的取值却是人为选定的。如研究药物的剂量-反应关系时，一般是选定 n 种剂量，然后观察每种剂量下动物的反应，此时得到的观察值不是随机样本，算得的相关系数 r 会因剂量的选择方案不同而不同。故变量值是人为选定时，不宜作线性相关分析。

（3）进行线性相关分析时，要慎重对待异常点。异常点即为一些特大或特小的离群值，相关系数的数值受这些点的影响较大，有此点时两变量相关，无此点时可能就不相关了。所以，对于收集的数据，在分析前要认真进行复核检查，一旦出现异常点，要妥善处理。

（4）相关分析要有实际意义，两变量相关并不代表两变量间一定存在内在联系。如根据儿童身高与小树树高资料算得的相关系数，即是由于时间变量与二者的潜在联系，造成了儿童身高与树高相关的假象。

第二节 线性回归

例 11-3 某研究人员调查测量了 13 名 8 岁正常男童的体重与心脏横径，数据见表 11-2，拟探讨研究儿童体重与心脏横径之间是否有数量关系。

表 11-2 13 名 8 岁健康男童体重与心脏横径的测量结果

编号	体重(kg, X)	心脏横径(cm, Y)
1	25.5	9.2
2	19.5	7.8
3	24.0	9.4
4	20.5	8.6
5	25.0	9.0
6	22.0	8.8
7	21.5	9.0
8	23.5	9.4
9	26.5	9.7
10	23.5	8.8
11	22.0	8.5
12	20.0	8.2
13	28.0	9.9

【问题】
1. 体重与心脏横径测量的结果分别是什么类型的变量？
2. 欲探讨儿童体重与心脏横径之间是否有数量关系，应该采用什么方法进行分析？

【分析】
1. 体重与心脏横径测量的结果均为数值，是定量变量。
2. 若要分析儿童体重与心脏横径之间是否有数量关系，可以采用线性回归分析。

一、线性回归的概念

线性回归（linear regression）是分析两个定量变量间数量依存关系的统计分析方法。如果某一个变量随着另一个变量的变化而变化，并且它们的变化关系呈线性趋势，则可以采用线性回归方程来定量地描述它们之间的数量依存关系，这就是线性回归分析。

相关分析用于分析两个变量间的相互关系，回归分析用于分析一个变量对另一个变量的依赖关系。与线性相关分析不同的是，线性回归分析中两个变量的地位是不相同的，通常把一个变量称为自变量（independent variable），或解释变量，用 X 表示，另一个变量称为应变量（dependent variable），或因变量，用 Y 表示。它们之间的关系是自变量影响因变量，或者说是因变量依赖于自变量。其中 X 可以是规律变化的或人为选定的非随机变量，也可以是随机变量，前者称为Ⅰ型回归，后者称为Ⅱ型回归。

线性回归分析是通过建立线性回归方程来描述 Y 与 X 的数量依存关系的。

线性回归方程的一般形式为

$$\hat{Y}=a+bX \tag{11-6}$$

式中，$\hat{Y}$ 是与 X 对应的 Y 的估计值（Y 称实测值）。a 为截距（intercept），是回归直线与纵轴交点的纵坐标；$a>0$ 时，回归直线或其延长线与 Y 轴在原点上方相交；$a<0$ 时，回归直线或其延长线与 Y 轴在原点下方相交；$a=0$ 时，回归直线或其延长线通过原点。b 为回归系数（regression coefficient），即直线的斜率（slope）；$b>0$ 时，Y 值随 X 值的增加而增加；$b<0$ 时，Y 值随 X 值的增加（减小）而减小（增加）；$b=0$ 时，回归直线与 X 轴平行，意为 Y 值的变化不受 X 值变化的影响。回归系数 b 的统计意义是：X 每增（减）一个单位，Y 平均改变 b 个单位。

二、线性回归分析的应用条件

（1）两变量的变化关系呈线性趋势（linear）。
（2）每个个体观察值之间相互独立（independent）。
（3）对于Ⅰ型回归，应变量 Y 为正态分布（normal distribution），对于Ⅱ型回归，要求 X、Y 服从双变量正态分布。
（4）在一定的取值范围内，X 的不同值所对应的随机变量 Y 的总体方差相等（equal variance）。

三、线性回归方程的建立

建立线性回归方程的过程就是根据样本数据计算出 a 和 b 的过程。

求线性回归方程依据的是最小二乘法（least square method）的原理，也就是使各实测点到回归直线的纵向距离的平方和 $Q=\sum(Y-\hat{Y})^2$ 最小，这样才能使直线回归方程能较好地反映各点的分布情况。b 和 a 分别按下式计算

$$b=\frac{\sum(X-\overline{X})(Y-\overline{Y})}{\sum(X-\overline{X})^2}=\frac{l_{XY}}{l_{XX}} \quad (11-7)$$

$$a=\overline{Y}-b\overline{X} \quad (11-8)$$

对例 11-3 的数据绘制散点图，见图 11-3。

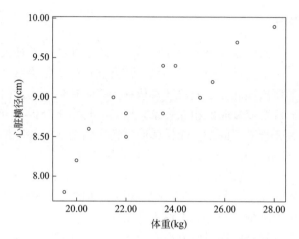

图 11-3　13 名 8 岁健康男童体重与心脏横径数据散点图

由图 11-3 可见散点呈线性趋势，提示两变量之间呈线性关系，故可进行线性回归分析。

本例：$n=13$　　　　$\sum X=301.5$　　　　$\sum X^2=7072.75$

$\sum Y=116.3$　　$\sum Y^2=1044.63$　　$\sum XY=2713.65$

$\overline{X}=23.19$　　　$\overline{Y}=8.95$

$l_{XX}=\sum X^2-(\sum X)^2/n=7072.75-301.5^2/13=80.27$

$l_{XY}=\sum XY-(\sum X\sum Y)/n=2713.65-301.5\times116.3/13=16.38$

$b=l_{XY}/l_{XX}=16.38/80.27=0.2041$

$a=\overline{Y}-b\overline{X}=8.95-0.2041\times23.19=4.212$

由此得到由儿童体重（X）估计心脏横径（Y）的线性回归方程为：$\hat{Y}=4.212+0.2041X$。

四、线性回归系数的假设检验

线性回归系数是根据样本数据得出的，即使 X 与 Y 之间的总体回归系数 β 为零，由于抽样误差的原因，其样本回归系数 b 也不一定为零，因此需要对回归系数进行假设检验，其目的就是作 β 是否为零的假设检验，方法有以下几种。

1. t 检验

H_0 为 $\beta=0$，H_1 为 $\beta\neq0$，检验统计量 t 值的计算公式为

$$t=\frac{b-0}{S_b}, \nu=n-2 \quad (11-9)$$

$$S_b = \frac{S_{Y \cdot X}}{\sqrt{l_{XX}}} \tag{11-10}$$

$$S_{Y \cdot X} = \sqrt{\frac{\sum (Y - \hat{Y})^2}{n - 2}} \tag{11-11}$$

$$\sum (Y - \hat{Y})^2 = \sum (Y - \overline{Y})^2 - \sum (\overline{Y} - \hat{Y})^2 = l_{YY} - \frac{l_{XY}^2}{l_{XX}} \tag{11-12}$$

式中，S_b 为样本回归系数的标准误；$S_{Y \cdot X}$ 为剩余标准差（residual standard deviation），它是指扣除了 X 对 Y 的线性影响后，Y 的变异，可用以说明估计值 $\hat{Y}$ 的精确性。$S_{Y \cdot X}$ 越小，表示回归方程的估计精度越高。

例 11-4 对例 11-3 的线性回归系数进行 t 检验。

（1）建立检验假设，确定检验水准
H_0：总体回归系数 $\beta=0$，即男童体重与心脏横径之间无线性回归关系
H_1：总体回归系数 $\beta \neq 0$，即男童体重与心脏横径之间有线性回归关系
$\alpha = 0.05$

（2）计算检验统计量
$l_{YY} = \sum Y^2 - (\sum Y)^2 / n = 1044.63 - 116.3^2 / 13 = 4.19$
$l_{XX} = 80.27 \qquad l_{XY} = 16.38$

$$\sum (Y - \hat{Y})^2 = l_{YY} - \frac{l_{XY}^2}{l_{XX}} = 4.19 - \frac{16.38^2}{80.27} = 0.85$$

$$S_{Y \cdot X} = \sqrt{\frac{\sum (Y - \hat{Y})^2}{n - 2}} = \sqrt{\frac{0.85}{13 - 2}} = 0.28, \quad S_b = \frac{S_{Y \cdot X}}{\sqrt{l_{XX}}} = \frac{0.28}{\sqrt{80.27}} = 0.0313$$

$$t = \frac{b}{S_b} = \frac{0.2041}{0.0313} = 6.5207$$

（3）确定 P 值，作出统计推断 以 $\nu = 13 - 2 = 11$，查 t 界值表，得 $P < 0.05$，按 $\alpha = 0.05$ 水准拒绝 H_0，接受 H_1，可以认为男童体重与心脏横径之间有线性回归关系。

2. 方差分析

其基本思想是将应变量 Y 的总变异 $SS_{总}$ 分解为 $SS_{回}$ 和 $SS_{剩}$，然后利用方差分析来推断回归方程是否成立。

$SS_{总}$ 即 $\sum (Y - \overline{Y})^2$，为 Y 的离均差平方和 (total sum of squares)，反映未考虑 X 与 Y 的回归关系时 Y 的变异，其意义可通过图 11-4 加以说明。

任一点 P 的纵坐标被回归直线与均数 $\overline{Y}$ 截成三段：

第一段 $(Y - \hat{Y})$，表示实测点 P 与回归直线的纵向距离，即实际值 Y 与估计值 $\hat{Y}$ 之差，

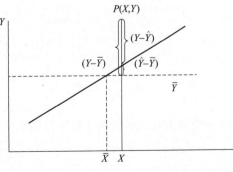

图 11-4 应变量 Y 的离均差平方和划分示意图

称为剩余或残差。

第二段 $(\hat{Y}-\overline{Y})$，即 Y 估计值 $\hat{Y}$ 与均数 $\overline{Y}$ 之差，它与回归系数的大小有关。$|b|$ 值越大，$(\hat{Y}-\overline{Y})$ 也越大，反之亦然。当 $b=0$ 时，$(\hat{Y}-\overline{Y})$ 亦为零，则 $(Y-\hat{Y})=(Y-\overline{Y})$，也就是回归直线不能使残差 $(Y-\hat{Y})$ 减小。

第三段 $\overline{Y}$，是应变量 Y 的均数。

上述三段的代数和为：$Y=\overline{Y}+(\hat{Y}-\overline{Y})+(Y-\hat{Y})$

移项：$Y-\overline{Y}=(\hat{Y}-\overline{Y})+(Y-\hat{Y})$ $Y-\overline{Y}=(\hat{Y}-\overline{Y})+(Y-\hat{Y})$

P 点是散点图中任取的一点，将所有点都按上述方法处理，并将等式两端平方后再求和，则有

$$\sum(Y-\overline{Y})^2 = \sum(\hat{Y}-\overline{Y})^2 + \sum(Y-\hat{Y})^2$$

上式用符号表示为

$$SS_{总}=SS_{回}+SS_{剩} \tag{11-13}$$

式中，$SS_{回}$ 即 $\sum(\hat{Y}-\overline{Y})^2$，为回归平方和（regression sum of squares），它反映在 Y 的总变异 $SS_{总}$ 中由于 X 与 Y 的直线关系而使 Y 变异减小的部分，也就是在总平方和中可以用 X 解释的部分。$SS_{回}$ 越大，说明回归效果越好，即 $SS_{总}$ 中可用 X 与 Y 线性关系解释的变异越多。

$SS_{剩}$ 即 $\sum(Y-\hat{Y})^2$，为剩余平方和（residual sum of squares），它反映 X 对 Y 的线性影响之外的一切因素对 Y 的变异的作用，也就是在总平方和 $SS_{总}$ 中无法用 X 解释的部分。在散点图中，各实测点离回归直线越近，$\sum(Y-\hat{Y})^2$ 也就越小，说明直线回归的估计误差越小。

所以，总变异 $SS_{总}$ 是由回归关系引起的 $SS_{回}$ 和与回归无关的其他各种因素产生的 $SS_{剩}$ 所构成。若回归直线与各实测点比较吻合，则 $SS_{回}$ 将明显大于 $SS_{剩}$，当全部实测值都在回归直线上时，$SS_{总}=SS_{回}$，$SS_{剩}=0$，反之，若回归直线拟合不好，$SS_{回}$ 相对较小，$SS_{剩}$ 则相对增大。可见 $SS_{回}/SS_{剩}$ 反映了回归的效果。

上述三个平方和，各有其相应的自由度 ν，并有如下的关系

$$\nu_{总}=\nu_{回}+\nu_{剩} \tag{11-14}$$

$$\nu_{总}=n-1, \quad \nu_{回}=1, \quad \nu_{剩}=n-2$$

式中，n 为样本含量。

$SS_{总}$ 的计算： $SS_{总}=\sum(Y-\overline{Y})^2=\sum Y^2-\dfrac{(\sum Y)^2}{n}$

$SS_{回}$ 和 $SS_{剩}$ 可通过下列公式进行计算

$$SS_{回}=bl_{XY}=\dfrac{l_{XY}^2}{l_{XX}} \tag{11-15}$$

$$SS_{剩}=SS_{总}-SS_{回} \tag{11-16}$$

方差分析时的步骤与一般假设检验相同。统计量 F 的计算

$$F=\dfrac{SS_{回}/\nu_{回}}{SS_{剩}/\nu_{剩}}=\dfrac{MS_{回}}{MS_{剩}} \tag{11-17}$$

同一资料 $t_b=\sqrt{F}$。

对例 11-3 资料采用方差分析进行回归系数的假设检验结果（过程略）：$F=43.390$，$P<0.05$，可以认为男童体重与心脏横径之间有线性回归关系。与 t 检验结果一致，且 $43.39=6.5207^2$。

3. 采用相关系数的假设检验

因为回归系数 b 的检验过程较为复杂，而相关系数 r 的检验过程相对简单并与之等价，故也可以用相关系数 r 的检验来代替回归系数 b 的检验。若对例 11-3 资料进行线性相关分析，可得 $r=0.893$，$t_r=6.5808$，$P<0.05$。

对例 11-3 数据进行线性回归分析，可以得出结论：8 岁健康男童体重与心脏横径之间有线性回归关系，回归系数 b 是正的，这意味着，如果体重值比较小（大），心脏横径值也比较小（大），由体重（X）估计心脏横径值（Y）的线性回归方程为：$\hat{Y}=4.212+0.2041X$。

五、线性回归方程的图示

为了进行直观分析或实际需要，可在坐标轴上 X 的实测值范围内任意取相距较远且容易读取的两个 X 值，代入所求线性回归方程算得对应的 $\hat{Y}$ 值，在图上确定两个点，连接两点就可得到回归方程的图示。应该注意的是，所绘回归直线不应超过 X 的实测值范围；所绘回归直线必然通过（$\overline{X}$，$\overline{Y}$）；将直线的左端延长与纵轴交点的纵坐标必等于截距 a，据此可判断所绘图形是否正确。

六、线性回归方程的应用

（1）描述两变量之间数量上的依存关系　线性回归方程定量地表达了两个变量在数量上的依存关系，对回归系数 b 进行假设检验后，若 $P<\alpha$，可认为两变量间存在线性回归关系，则线性回归方程定量地表达了两个变量在数量上的依存关系。

（2）利用线性回归方程由一个容易测得的变量去推算另一个不易测得的变量　例如由唾液溶菌环的直径推算唾液中溶菌酶的含量，由头发中某种微量元素的含量去推算人体血液中该元素的含量，由年龄推算体重，由体重推算体表面积等。将自变量 X 代入回归方程，即可得到个体 Y 值的容许区间。方法详见其他参考书。

（3）利用线性回归方程进行统计控制　与（2）的过程相反，利用回归方程进行统计控制，是为满足 Y 最高不超过限定的某一个数值或最低不低于限定的某一个数值时，X 所对应的数值范围。这是利用回归方程进行的逆估计，即规定 Y 值的变化，通过控制 X 的范围来实现统计控制的目标。例如利用某市某交通点检测的样本数据拟合了汽车流量（X）与大气中二氧化氮浓度（Y）的直线回归方程，若二氧化氮最高容许浓度为 $0.15\mathrm{mg/m^3}$ 时，汽车流量如何控制？方法详见其他参考书。

七、应用线性回归的注意事项

（1）进行线性回归分析要有实际意义，不能忽视事物间的内在联系和规律，而随意把毫无关联的两种现象，进行线性回归分析，如对儿童身高与小树的生长数据进行线性回归分析既无道理也无实际用途。此外，即使两个变量间存在线性回归关系，但也未必是因果关系，必须结合专业知识作出合理的解释和结论。

（2）进行线性回归分析时，一般要求应变量 Y 是来自正态总体的随机变量，自变量 X 可以是正态随机变量，也可以是精确测量或严密控制的值。若稍偏离要求时，一般对回归方程中参数的估计影响不大，但可能影响到标准差的估计，也会影响假设检验时 P 值的真实性。

(3) 进行线性回归分析时，应先绘制散点图，若提示有线性趋势存在时，可作线性回归分析；若提示无明显直线趋势，则应根据散点分布类型，选择合适的曲线模型（curvilinear modal），经数据变换后，化为线性回归来解决。一般情况下，不满足线性条件的情形下去建立线性回归方程会毫无意义，最好采用非线性回归的方法进行分析。

(4) 绘制散点图后，若出现一些特大特小的离群值（异常点），则应及时复核检查，对由于测定、记录或计算机录入导致的错误数据，应予以修正和剔除。否则，异常点的存在会对回归方程中的截距、回归系数的估计产生较大影响。

(5) 回归直线不能外延。线性回归的适用范围一般以自变量取值范围为限，在此范围内求出的估计值 $\hat{Y}$ 称为内插（interpolation），超过自变量取值范围所计算的 $\hat{Y}$ 称为外延（extrapolation）。一般应该避免随意外延。

第三节　线性相关与线性回归的区别与联系

一、区别

(1) 资料要求不同　相关要求两个变量是双变量正态分布；回归要求应变量 Y 服从正态分布，而自变量 X 是能精确测量和严格控制的变量。

(2) 统计意义不同　相关反映两变量间的伴随关系，这种关系是相互的，对等的，不一定有因果关系；回归则反映两变量间的依存关系，有自变量与应变量之分，一般将"因"或较易测定、变异较小者定为自变量。这种依存关系可能是因果关系或从属关系。

(3) 分析目的不同　相关分析的目的是把两变量间线性关系的密切程度及方向用统计指标表示出来；回归分析的目的则是把自变量与应变量间的关系用函数公式定量表达出来。

二、联系

(1) 变量间关系的方向一致　对同一资料，其 r 与 b 的正负号一致。

(2) 假设检验等价　对同一样本，$t_r = t_b$，由于 t_b 计算较复杂，实际分析中常以 r 的假设检验代替对 b 的检验。

(3) r 与 b 值可相互换算

$$r = \frac{l_{XY}}{\sqrt{l_{XX}l_{YY}}} = \frac{l_{XY}}{l_{XX}}\sqrt{\frac{l_{XX}}{l_{YY}}} = b\sqrt{\frac{l_{XX}}{l_{YY}}}$$

$$b = r\sqrt{\frac{l_{YY}}{l_{XX}}}$$

(11-18)

(4) 用回归解释相关　相关系数的平方 r^2 称为决定系数（coefficient of determination）

$$r^2 = \frac{l_{XY}^2}{l_{XX}l_{YY}} = \frac{l_{XY}^2/l_{XX}}{l_{YY}} = \frac{SS_{回}}{SS_{总}}$$

(11-19)

r^2 是回归平方和与总的离均差平方和之比，故回归平方和是引入相关变量后总平方和减少的部分，其大小取决于 r^2。回归平方和越接近总平方和，则 r^2 越接近 1，说明引入相关的效果越好，反之，则说明引入相关的效果不好或意义不大。如例 11-2 资料，$r = 0.893$，$r^2 = 0.798$，从 r^2 的数值来看引入相关的效果较好，表明了男童体重在较大程度上影响了其心脏横径的大小。

对于医学研究中收集的资料拟进行线性相关或线性回归分析时，应先绘制散点图，若散点图呈现线性趋势则进行线性相关或线性回归分析，否则不宜作线性相关或线性回归分析。

【本章小结】

（1）线性相关与线性回归分析是用来分析具有线性趋势的两个变量间关系的统计分析方法。线性相关描述的是两变量之间的相互关系，要求资料服从双变量正态分布；线性回归描述的是两变量数量的依存关系，要求应变量 Y 服从正态分布。

（2）线性相关分析时通过线性相关系数来描述两变量间相关的密切程度和相关方向。线性相关系数的取值范围为 $-1\sim 1$，数值为正表示正相关，数值为负表示负相关；绝对值越接近1，表示两变量间的相关程度越密切；绝对值越接近于 0，表示相关程度越不密切。由样本计算得出的相关系数存在抽样误差，需进行假设检验。

（3）线性回归分析通过建立线性回归方程来描述两变量在数量上的依存关系，线性回归方程的形式为：$\hat{Y}=a+bX$。其中：b 为回归系数，其统计意义是：X 每增（减）一个单位，Y 平均改变 b 个单位。$b>0$，表示随 X 增加（减小），Y 亦增加（减小）；$b<0$，表示随 X 增加（减小），Y 值减少（增加）。由样本计算得出的回归系数存在抽样误差，需进行假设检验。

（4）无论是进行线性相关分析还是进行线性回归分析，均应具有实际意义。

思考题

一、单项选择题

1. 对两个变量进行线性相关分析，求得相关系数 $r\neq 0$，可认为（　　）。
 A. 两变量间有相关关系　　　　　　B. 两变量间无相关关系
 C. 对 r 值作假设检验后才能推论　　D. $|r|$ 大时就有意义
 E. 两变量间有因果关系

2. 相关系数的取值范围是（　　）。
 A. $-1<r<1$　　　B. $-1\leqslant r\leqslant 1$　　　C. $r>0$
 D. $r<0$　　　　　E. 取任意实数

3. 在线性相关与线性回归分析中（　　）。
 A. r 值和 b 值的符号相同　　　　B. r 值和 b 值毫无关系
 C. $|r|=|b|$　　　　　　　　　　D. $|r|$ 值越大，$|b|$ 值越小
 E. $|r|$ 值越小，$|b|$ 值越大

4. 检验线性回归方程是否有统计学意义可用（　　）。
 A. Z 检验或 χ^2 检验　　　　　B. 方差分析或 t 检验
 C. 方差分析或秩和检验　　　　　　D. Z 检验或 t 检验
 E. 方差分析或 χ^2 检验

5. 线性相关与线性回归分析时，下列说法中正确的是（　　）。
 A. $|b|\leqslant 1$　　　　　　　　B. 可作回归分析的资料均可作相关分析
 C. $0<r<1$ 时，$b>0$　　　　　D. r 表示 X 每增加一个单位时，Y 平均改变 b 个单位
 E. b 表示两个变量之间相关的密切程度与方向

二、判断题

1. $r=0.8$ 就可以认为两变量相关非常密切。（　　）

2. 同一资料有可能算得 $r=0.825$，$b=-2.1$ 的结果。（　　）
3. 相关系数是说明两变量间相关关系的密切程度与相关方向的指标。（　　）
4. 相关系数的假设检验 P 值越小，则说明两变量相关越密切。（　　）
5. 同一资料，回归系数 b 较大则相关系数 r 也较大。（　　）

三、简答题

1. 线性相关和线性回归分析的目的是什么？
2. 如何进行线性相关、线性回归分析？
3. 简述线性相关和线性回归的区别与联系。

四、计算与分析题

1. 测得 10 名 20 岁男青年身高（cm）与前臂长（cm）资料如表 11-3。据此：(1) 进行直线相关与直线回归分析；(2) 观察比较 r 与 b 在符号上是否一致、t_r 与 t_b 是否相等、t_b 是否等于 $\sqrt{F}$。

表 11-3　10 名 20 岁男青年身高（cm）与前臂长（cm）资料

编号	1	2	3	4	5	6	7	8	9	10
身高(cm)	170	173	160	155	173	188	178	183	180	165
前臂长(cm)	45	42	44	41	47	50	47	46	49	43

2. 某医生收集了 20 名肺癌患者病理与血中血管内皮生长因子（VEGF）数据见表 11-4，请问：病理 VEGF 水平（％）与血 VEGF 浓度（ng/L）有无相关关系？请描述二者在数量上的依存关系。

表 11-4　20 名肺癌患者病理与血中血管内皮生长因子（VEGF）资料

编号	1	2	3	4	5	6	7	8	9	10
病理 VEGF(%)	30	20	35	35	15	25	10	40	10	15
血 VEGF(ng/L)	152.3	134.6	162.8	162.3	142.3	156.1	136.5	164.1	136.4	144.7
编号	11	12	13	14	15	16	17	18	19	20
病理 VEGF(%)	20	15	5	20	30	25	5	40	30	25
血 VEGF(ng/L)	147.2	147.6	128.4	138.9	154.9	128.9	126.3	160.9	154.3	148.3

3. 某研究者收集了 10 名研究对象的载脂蛋白 B（mg/dl）与低密度脂蛋白（mg/dl）数据见表 11-5，对此进行直线相关分析，求得 $r=0.488$，因此认为载脂蛋白 B 与低密度脂蛋白具有直线相关关系，且为正相关；同时求得由载脂蛋白 B（X）推算低密度脂蛋白（Y）的直线回归方程为 $\hat{Y}=64.938+0.720X$。请问此分析结果是否正确？

表 11-5　10 名研究对象的载脂蛋白 B（mg/dl）与低密度脂蛋白（mg/dl）资料

编号	1	2	3	4	5	6	7	8	9	10
载脂蛋白 B(mg/dl)X	106	132	112	138	94	160	154	141	137	151
低密度脂蛋白(mg/dl)Y	137	162	134	188	138	215	171	148	197	113

（尹素凤）

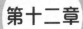

第十二章 实验设计

【学习目标】
- ◆ 掌握：实验设计的三个要素和四个基本原则。
- ◆ 熟悉：单因素设计的方法；样本含量估计的基本要求。
- ◆ 了解：多因素设计的方法；常用的样本含量估计方法。

研究人员经常进行科学研究，其中实验研究是常见的研究方法之一。实验研究（experimental research）是使设计的实验因素或处理因素在其他干扰因素被严格控制的条件下，观察其对实验结果或实验效应的作用及影响。为合理有效地开展实验研究并达到预期的实验结果，在开展实验研究之前，研究人员必须进行周密、细致而合理的实验设计。

第一节 实验设计概述

一、实验设计的概念

实验设计（experiment design）是指研究人员对实验因素作合理的、有效的安排，最大限度地减少实验误差，使实验研究达到高效、快速和经济的目的。在医学科研领域，常进行医学实验设计。医学实验设计（medical experimental design）是将实验设计的基本原理和方法应用于医学领域，主要包括基础医学、临床医学和预防医学。其目的是研究如何科学地、合理地安排实验因素，研究并排除实验中所有影响实验结果及效应的各种干扰因素的作用。干扰因素也称为非处理因素或背景因素，它是指处理因素以外的可以影响实验效应及实验结果的一切可能的因素。这些因素并不是研究人员所要研究分析的因素，但它们可以影响实验结果。因此，必须通过一定的手段和方法排除这些非处理因素的干扰作用。非处理因素一般多为受试对象本身的特征及外界环境因素，其来源复杂，范围广，经常不易控制或不易察觉。实验设计的基本构成包括三个基本要素及四个基本原则。三个基本要素是：受试对象、处理因素和实验效应。四个基本原则是：对照原则、随机化原则、重复原则和均衡原则。

二、实验设计的分类

实验研究有多种分类方法，一般常根据受试对象的特征分为三大类。

1. 动物实验

动物实验（animal experiment）是指用人工饲养繁殖的动物进行实验研究。其特点是，容易控制处理因素及背景干扰因素，实验误差较小，实验成本较低，观察的实验效应较为客观。如果在实验研究中，出现因各种原因而导致动物意外死亡或缺失时，可据情予以补充，收集资料及分析资料均较为方便。动物实验在医学科研中应用广泛。几乎可用于医学研究的各个领域。由于动物与人体之间在种属等方面存在巨大差异，因此，动物实验的研究结果不能直接推论到人体上，而是可以作为人体研究的参考依据或基础数据。常用于医学研究的实验动物有大白鼠、小白鼠、豚鼠、兔子、猫、狗、羊和猪等，还可以是猴及灵长目类动物。各种动物都有其自身的特点，选择动物时，要根据研究目的先确定动物的种类，还应特别注意动物的性别、年龄、品系等特征。

2. 临床试验

临床试验（clinical trial）是指按科学的实验方法，研究疾病在临床阶段规律的试验。临床试验研究的对象主要是患者或健康人。选择患者可以作为实验组也可以作为对照组。选择患者除考虑患者本身的特征外，还要考虑疾病的特征，如病情的发展状况，常规治疗方案的疗效情况，患者的生存状况是否存在危险等方面。选择健康人一般是作为试验的对照组，考虑的各方面因素与患者相同或相近。由于人的背景因素及个性特征极为复杂，在进行临床试验研究时，除考虑上述因素外，还要考虑医德等方面的问题。因此，进行临床试验研究时，在选择患者及健康人、选择处理因素时，要非常慎重。试验前应该经过科研小组成员及有关专家的认真讨论，并进行周密设计，以避免出现各种意外情况。因此，针对人体的临床试验研究与动物试验研究存在很大的区别。这是每位医学科研工作者应该十分注意的。

3. 社区干预试验

社区干预试验（community intervention trial）是指对社区中的所有人群施加某种处理因素并观察一段较长的时间。其目的是通过干扰某些在人群中存在的危险因素或施加某种保护性措施，观察处理因素在社区人群中产生的效应或预防效果。典型的社区干预试验的实例之一是在社区人群的饮水中加入氟化物以观察是否能够降低人群的龋齿发生率的试验。由于社区干预试验中涉及人群数量多，人群结构复杂，不易控制处理因素及背景干扰因素，且难以对人群给予处理因素时进行随机化分配，其试验效果及效应的确切性往往不易准确判断或确定。

三、实验设计的三个要素

实验设计主要包括三个基本要素，即受试对象、处理因素和实验效应。

1. 受试对象

受试对象（subject）又称为观察对象或研究对象，指处理因素作用的客体，常需根据研究目的来确定。受试对象可以是人、动物、器官、细胞和血标本等。选择受试对象时应注意几个问题。

（1）敏感性　即所选择的受试对象应对施加的处理因素比较敏感，容易产生因处理因素而引起的实验效应。例如，研究某新药对高血压病的治疗效果，经常选用Ⅰ、Ⅱ期高血压患者作为受试对象，因为Ⅲ期高血压患者对药物不够敏感。

（2）特异性　即受试对象在实验中对处理因素有较强的特异性，可以消除非处理因素对研究结果的干扰和影响。

（3）稳定性　即受试对象在实验中对处理因素所产生的效应有良好的稳定性，这样可以有效地控制实验误差。

（4）依从性　即受试对象在实验中对处理因素的服从程度，如按时服药等。

(5) 可行性 即设计中应考虑在整个实验阶段能否有足够的符合条件的受试对象,并且经济上是否能够承担。

(6) 动物的选择 研究目的不同,对动物的要求也不同,选择动物时要注意种类、性别、年龄、品性、窝别、体重和营养状况等,且要选择足够数量的动物,保证完成整个实验。

(7) 人的选择 研究对象可以是患者,也可以是健康人。若以患者为受试对象,病例的选择应明确疾病的诊断标准,要求对患者做到正确的诊断、正确的病程分期以及病情的正确判断,保证受试对象的一致性及良好的依从性;若受试对象为健康人,要考虑其年龄、性别、职业、种族、嗜好、生活习惯、经济状况、文化水平、居住条件等因素,根据研究目的而定。

2. 处理因素

处理因素(treatment)又称为实验因素、受试因素或研究因素,指根据研究目的施加于受试对象的干预措施。处理因素可以是产生自然现象的自然因素,也可以是人为施加的因素,但在实验研究中主要是研究者人为设置的处理因素。因此,研究者应正确地确定和控制处理因素是极为重要的。确定处理因素应注意以下几个问题。

(1) 抓住实验中的主要因素 实验中的主要因素是按以往研究基础上提出的某些假设和要求来决定的。往往一次实验涉及的处理因素一般不宜太多,否则会使分组增多,受试对象的例数增多,在实际工作中难以控制。但处理因素过少,又很难提高实验的广度和深度。因此,需根据研究的目的确定几个带有关键性的因素。

(2) 明确处理因素,控制非处理因素实验结果的影响 根据研究目的合理确定实验中的处理因素与非处理因素,并且严格控制混杂因素对处理因素产生的效应,尽可能减少或避免混杂因素所产生的影响,以保证实验结果的正确性和可靠性。

(3) 根据处理因素的性质确定研究方案 实验中的处理因素可以是物理因素、化学因素或生物因素。研究这些因素对受试对象所产生的作用时,因研究因素的性质不同,其研究方案也会不同。另外,受试对象的基本情况也可以是研究因素,所以要根据不同的处理因素选择不同的研究方案。

(4) 处理因素必须标准化 处理因素在实验中一经确定,应做到标准化,并使其在整个实验过程中保持不变,以免影响实验结果的准确性。

3. 实验效应

实验效应(experimental effect)是处理因素作用于受试对象的各种反应或结局,它通过观察指标来表达。因此,正确合理的选择、观察指标是关系研究成败的关键。

(1) 指标的选择 正确、合理、有效地选择观察指标是正确反映实验效应的重要环节之一。观察指标包括主观指标和客观指标两种。主观指标易受观察对象和研究人员的心理状态、暗示和感官差异的影响,具有随意性和偶然性,在实验设计中应尽量不作为主要指标;客观指标不易受主观因素的影响,如大多数临床化验数据(如血糖、甘油三酯)等都是客观指标,具有较好的真实性和可靠性。在实验设计中,选用的指标要尽量客观,如果一定要采取主观指标,就必须采取措施以减少或消除主观因素的影响。主观指标要尽可能满足临床诊断标准和疗效评价标准。在选择指标时要注意几个问题。

① 要选择灵敏度高和特异度好的指标:灵敏度是指某处理因素存在时所选指标能够表现出的效应程度,灵敏度高能充分地反映出处理因素的作用。特异度是指某处理因素不存在时所选指标不显示处理效应的程度。特异度高的指标更容易揭示处理因素的作用,不易受到混杂因素的干扰。因此,所选指标最好同时具有较高的灵敏度和特异度。

② 关联性：所选择的指标应与处理因素之间有一定的因果联系，能够真实地反映处理因素的作用，在专业上能运用专业知识加以解释。

③ 客观性和稳定性：所选的指标应尽可能选择客观指标、定量指标，以减少主观因素及心理因素对实验结果的影响。

④ 精确性：包括准确度和精密度。准确度指观察值与真值的接近程度，主要受系统误差的影响。精密度指重复观察时，观察值与其均数的吻合程度，其差值属随机误差。实验结果指标要求既准确又精密。

⑤ 选择指标的数量：选择指标的多少应根据研究目的及处理因素而定，可选择一个或多个指标。如果指标过多，就会分散研究目的，加重研究者的工作量；而指标过少，也会影响对处理因素所产生效应的全面了解，而且一旦出现失误，将引起该工作的失败。

(2) 指标的观察　实验效应的观察应避免带有偏性。如研究者的心理常偏于阳性结果，医生常偏重于新疗法的结果，而患者则会对新疗法的疗效产生怀疑态度等。这些都可能导致实验效应指标测定时带有偏性，从而影响结果的比较和分析。为了消除或减少这种偏性，在设计时，可采用随机分组或盲法等。盲法在实验设计时较多使用，如使受试对象不知道设计者的方案，哪组是实验组，哪组是对照组，预期结果是什么，称单盲法；若受试对象及实验执行者均不知道设计方案，称为双盲法。

四、实验设计的基本原则

在医学实验研究中，为了能够控制或避免各种误差，以较少的受试对象取得较为可靠的信息，在研究设计时，必须遵循实验设计的基本原则，即对照原则、随机化原则、重复原则和均衡原则。

1. 对照原则

对照原则（principle of control）是指在试验中设立对照组，在于通过对照可以判断最后的实验结果是否是处理因素产生的效应。医学研究中常用对照的形式主要有以下几种。

(1) 空白对照　对照组的受试对象不给予任何处理，也不给予任何干预，其处理因素完全空白。例如，如实验组为放射治疗或手术治疗等，对照组不给予任何处理，比较两组的差异。空白对照主要用于无损伤、无刺激的实验性研究。

(2) 安慰剂对照　是一种干预对照，对照组采用一种无药理作用的制剂，其外观如剂型、大小、颜色、重量、气味及口味等都与实验药物一样，不能为受试对象所识别。其目的是消除患者心理作用的影响。主要用于临床试验。

(3) 标准对照　不设专门的对照组，用现有标准方法或常规方法作为对照，来研究某种新的治疗方法或检验手段的效果。如有些临床实验，处于伦理上的考虑，对照组可用传统疗法或已经使用的规范疗法，实验组使用新的疗法。

(4) 自身对照　对照与实验在同一受试对象身上进行，不再另设对照组。例如，研究某种药的降压效果，记录同一患者服用这种降压药前后的血压值，服用前的血压就可以作为对照。

(5) 实验对照　对照组虽未施加处理因素，但却施加了某种与处理因素有关的实验因素。这是一种比较特殊的非处理因素。例如，研究赖氨酸对促进儿童的生长发育作用，实验组儿童的课间餐为加赖氨酸的面包，对照组课间餐为不加赖氨酸的面包，两组儿童面包的数量是一致的。这里，面包是与处理因素有关的实验因素。两组儿童除是否添加赖氨酸外，其他条件一致，这样才能显示和分析赖氨酸的作用。

(6) 相互对照　指实验组之间互为对照。例如，比较几种不同药物或同一种药物的不同剂量、剂型对某种疾病的疗效，目的是比较疗效差别时，可以使用相互对照。

（7）历史对照　以过去的研究结果作为对照。由于历史对照多是以不同时间或不同条件下产生的结果作为对照，故除了非处理因素影响较小的少数疾病外，一般不宜使用。必须使用时，设置历史对照一定要控制相互比较资料的可比性，否则将产生错误的结果结论。

2. 随机化原则

随机化原则（principle of random）是应用各种统计方法进行分析的基础。随机化就是在抽样时做到研究总体中任何一个个体都有相等机会被抽取到各组样本中。其目的是要尽量使实验组与对照组之间各种非处理因素分布一致，提高组间均衡性，减少偏倚。

（1）随机化原则的内容　随机化贯穿于实验研究设计的全过程，在受试对象的抽样、分组以及实验实施过程中均应遵循随机化原则，随机体现在以下三个方面。

① 随机抽样：每个符合条件的受试对象被抽取的机会相等，即总体中每一个体都有相同机会被抽取到样本中。它保证所得到的样本具有代表性，使实验结论具有普遍意义。

② 随机分配：每个受试对象分配到各组的机会相等，保证大量难以控制的非处理因素在对比组间尽可能均衡，以提高组间的可比性。

③ 实验顺序随机：每个受试对象先后接受处理的机会相等，使实验顺序的影响也达到均衡。

在实验设计中常通过随机数字来实现随机化。获得随机数字的方法常有两种：随机数字表和计算机（或计算器）的伪随机数发生器。随机数字表常用于随机分组及抽样研究，表内数字互相独立，无论横行、纵列或斜向等各种顺序均是随机的。使用时可从任一个数字开始，可查取单行、单列、双行、双列，也可以多行、多列，方向可向下或往上，也可向左或向右。伪随机数是由计算机或计算器产生的介于0和1之间均匀分布的数字，若要得到0和99之间的随机数，将每个数乘以100，取整即可。随着计算机的普及，目前大多推荐使用计算机进行随机化。应当注意的是，如果不同人将伪随机数发生器的种子数设为一样，则他们产生的伪随机数字将完全一样，这就是伪随机数的可重现性。

（2）随机化分组的方法　实验设计中常用的两种随机化分组方法：完全随机化和分层随机化。

① 完全随机化：完全随机化就是直接对受试对象进行随机化分组，分组后各组受试对象的例数不一定相等。具体步骤如下。

a. 编号：将 n 个受试对象按一定顺序编号，如动物可按体重大小，患者可按就诊顺序等。

b. 取随机数：可从随机数字表、计算器或计算机上获得。每个受试对象获得的随机数可以是一位数，也可以是两位数或三位数，一般要求与 n 的位数相同。

c. 确定组别：根据事先设定好的规则，按照受试对象获得的随机数字确定受试对象在哪一组。分两组可按随机数字的奇偶；分为 k 组可按随机数字除以 k 后的余数进行分组。

> **例 12-1**　试将15只体重相近、性别相同小白鼠随机分为 A、B、C 三组，每组5只。
> 【问题】如何将性别相同，体重相近的15只动物随机分到 A、B、C 三组？

【分析】

将15只小白鼠任意编号为1~15号。查随机数字表，可以从表中任意一行或一列，任意一个方向查抄随机数字。本例由该表的第11行第1列沿水平方向查抄15个两位随机数字，按随机数字从小到大的顺序编序号，如果随机数相同，则先出现的为小。事先设定规则：序号1~5对应的小白鼠分为 A 组，序号6~10对应的小白鼠分为 B 组，序号11~15对应的小白鼠分为 C 组。分组结果见表12-1。

表 12-1　用随机数字法将 15 只动物分为等量三组

动物编号	1	2	3	4	5	6	7	8	9	10	11	12	13	14	15
随机数字	57	35	27	33	72	24	53	63	94	09	41	10	76	47	91
序号	10	6	4	5	12	3	9	11	15	1	7	2	13	8	14
分组	B	B	A	A	C	A	B	C	C	A	B	A	C	B	C

最后分组结果：3，4，6，10，12 号小白鼠分到 A 组；1，2，7，11，14 号小白鼠分到 B 组；5，8，9，13，15 号小白鼠分到 C 组。

② 分层随机化：完全随机化虽然可提高各组的均衡性，但不能保证各组间一定达到良好的均衡性。此时应先对可能影响实验过程和结果的主要混杂因素进行分层，然后在每一层内进行完全随机化，称为分层随机化（stratified randomization）。把配对随机化（paired randomization）和区组随机化（block randomization）可看成是分层随机化的实际应用。下面以区组随机化为例介绍分层随机化的主要步骤。

a. 编号排序：将受试对象按照主要混杂因素相近的原则分层或区组，为同一层或区组内个体编号。

b. 取随机数：可从随机数字表、计算器或计算机上获得。每个受试对象可取两位数。

c. 确定组别：根据事先设定的规则，按照每层内受试对象获得的随机数字决定受试对象被分到哪一组。

例 12-2　为研究四种剂量的碘对小白鼠脾脏的影响，将 40 只小白鼠的体重作为区组因素，试作随机分配处理。

【问题】如何将 40 只小白鼠的体重作为区组因素随机分到 A、B、C、D 四组？

【分析】

将 40 只小白鼠体重由轻到重依次排列，相邻每 4 只形成一个区组，并对每个区组内的小鼠进行编号。从随机数字表中任取两列，如第 16 和第 17 列，得两位随机数字（同一区组如遇两个相同随机数则舍去后一个）填于表 12-2 中。事先规定，每一区组中，将随机数字从小到大排序，序号 1、2、3、4 分别对应于四种碘剂量 A、B、C、D。据此得到表 12-2 的区组内随机化分配方案。

表 12-2　小白鼠区组随机化的结果

分层	随机数				随机数序号				随机分组结果			
	鼠1	鼠2	鼠3	鼠4	鼠1	鼠2	鼠3	鼠4	鼠1	鼠2	鼠3	鼠4
1	93	43	69	64	4	1	3	2	D	A	C	B
2	07	34	18	04	2	4	3	1	B	D	C	A
3	52	35	56	27	3	2	4	1	C	B	D	A
⋮	⋮	⋮	⋮	⋮	⋮	⋮	⋮	⋮	⋮	⋮	⋮	⋮
10	38	20	46	95	2	1	3	4	B	A	C	D

3. 重复原则

重复原则（principle of replication）是指要在相同实验条件下进行多次实验或多次观察。即选择的样本具有足够的数量，以减少偶然现象或小概率事件的发生，使获得的结果较为稳定，能够真实地反映实际情况。重复是消除非处理因素影响的一种重要方法。由于各种因素的存在，不同受试对象对同一处理因素的反应不同，表现为其效应的指标数值不同，只有在大量重复实验的条件下，实验的效应才能反映其真正的客观规律性；反之，样本量小，重复性差，若个别实验效应出现极端值，指标不够稳定，就会产生偏倚的结论。为此，在保证实验结果具有一定可靠性、准确性的条件下，需要确定最少的样本例数，以节约人力和经费。

4. 均衡原则

均衡原则（principle of balance）又称为齐同原则，是指实验中的各组之间除处理因素不同外，尽可能要控制非处理因素，使实验组与对照组在非处理因素方面基本一致，以防止对实验结果产生影响。即组间的均衡性，只有在均衡的基础上才能进行比较，才具有可比性。在实验研究中要注意心理因素的影响，包括受试对象和观察者的心理因素，应尽可能地避免和消除。

第二节 单因素设计

单因素设计是指研究者根据研究目的需要只考察单个处理因素的效应的实验设计方法。具体包括单因素两水平或多水平效应的实验设计方法。在医学实验设计中具体可选用完全随机设计、配对设计、交叉设计和随机区组设计等方案。

一、完全随机设计

完全随机设计（completely randomized design）也称为单因素设计，是最为常见的一种研究单因素两水平或多水平效应的实验设计方法。它是采用完全随机分组的方法将同质的受试对象分配到各处理组，观察其实验效应，图 12-1 为随机分为两组示意图。可用抽签法、抓阄法或随机数字法等将受试对象随机分配到各实验组及对照组中。该设计的特点是，简单方便，应用广泛，容易进行统计分析；但只能分析一个因素的作用，效率相对较低。如果只有两个分组时，可用 t 检验或单因素方差分析处理资料。如果组数大于等于 3 时，可用单因素方差分析处理资料。该设计如果用于临床试验，也可称为临床试验设计中的随机对照试验（randomized control trial）；如果其中采用了盲法设计，则又称为随机盲法对照试验（randomized blind control trial）。注意，在受试对象分组前，应使其非处理因素尽量达到均衡，然后再采用随机方法对受试对象进行分组，这样才能使得各组的可比性高，均衡性强。各样本含量相等时，称为平衡设计（balanced design）；样本含量不等时，称非平衡设计（unbalanced design）。平衡设计效率较高，值得推荐。

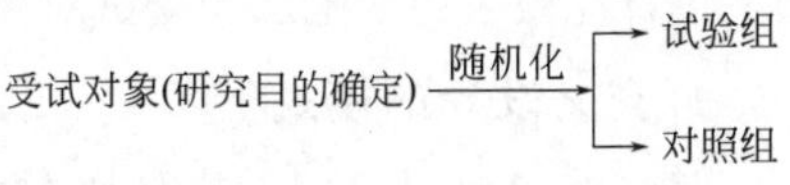

图 12-1 完全随机设计方案示意图

完全随机设计的优点是设计简单，易于实施，即使出现缺失数据（missing value）时仍可进行统计分析。缺点是小样本时，可能均衡性较差，误差较大，与随机区组设计相比效率较低。

二、配对设计

配对设计（paired design）是将受试对象按一定条件配成对子，分别给予每对中的两个受试对象以不同的处理。配对的条件是影响实验效应的主要非处理因素。在这些非处理因素中，动物主要有：种属、性别、年龄、体重、窝别等因素；人群主要有：种族、性别、年龄、体重、文化教育背景、生活背景、居住条件、劳动条件等。其中患者还应考虑疾病类型、病情严重程度、诊断标准等方面。配对设计的目的是降低、减弱或消除两个比较组的非处理因素的作用。该设计的特点是：可以节约样本含量，增强组间均衡性，提高试验效率，减轻人力、物力和财力负担。在临床试验中，配对设计应用广泛。医学科研中常见的配对设计有下列几种类型。

（1）将两个条件相近的受试对象按1∶1配成对子，然后对每对中的个体随机分组，再施加处理因素观察效应。

（2）自身前后配对，临床上常见情况是，把患者治疗前与治疗后的检测指标值作为一对数据，若干个患者的检测值作为若干对数据。注意的是自身前后配对设计常常难以做到非处理因素（如饮食、心理状态等）相同，不提倡单独使用。实际研究工作中，在应用自身前后配对的同时，常常需要设立一个平行的对照组。

（3）同一标本用两种方法检测　采集的同一份标本或样品如果用两种方法进行检测，则得到一对数据，检测一批样品则得到若干对数据。

定量资料的配对数据，可用配对 t 检验处理资料。注意：此类配对定量资料一般不能用两样本比较的 t 检验做统计分析。

配对设计和完全随机设计相比，其优点在于可增强处理组间的均衡性、实验效率较高；其缺点在于配对条件不容易严格控制，当配对失败或配对欠佳时，反而会降低效率。配对的过程还可能将实验的时间延长。

三、交叉设计

交叉设计（cross-over design）是一种特殊的自身对照设计，是指样本按异体配对方式分为两组，将A、B两种处理先后施加于两组试验对象，随机地使一组对象先接受A处理，后接受B处理；另一组先接受B处理，后接受A处理。两种处理在全部试验过程中"交叉"进行。交叉设计克服了由于施加于受试对象的处理因素在时间上的不同而导致的试验效应的偏差。

1. 交叉设计的模式

受试对象可以采用完全随机化或分层随机化的方法来安排。例如，设有两种处理A和B，首先将受试对象随机分为两组，再按随机分配的方法决定一组受试对象在第一阶段接受A处理，在第二阶段接受B处理，实验顺序为AB；另一组受试对象在第一阶段接受B，在第二阶段接受A，实验顺序为BA。两种处理因素在全部实验过程中"交叉"进行，该设计模式详见表12-3。

表12-3　二阶段交叉设计

受试对象	阶段Ⅰ		清洗阶段		阶段Ⅱ
1	处理A	→	无处理	→	处理B
2	…		…		…
…	…		…		…
n	…		…		…
1	处理B	→	无处理	→	处理A
2	…		…		…
…	…		…		…
n	…		…		…

在上述模式中，每个受试对象都接受了A、B两种处理，同时A和B两种处理在两个时间阶段Ⅰ和Ⅱ上都进行了实验，这样使处理A和B先后实验的机会均等，平衡了实验顺序的影响，而且还能够分别分析不同处理之间的差别及时间先后顺序的差别。这里处理因素（A、B）和时间因素（阶段Ⅰ、Ⅱ）均为两个水平，所以称为2×2交叉设计，它是交叉设计中最为简单的形式。例如，为研究某新药（A）治疗哮喘的疗效，以沙丁胺醇（B）为对

照组。将 40 名哮喘患者随机分为两组，一组第Ⅰ阶段给 A，第Ⅱ阶段给 B；另一组第Ⅰ阶段给 B，第Ⅱ阶段给 A。测定服药 8h 后的最大呼气流量（PEF）。

2. 交叉设计的基本前提

各种处理方式不能互相影响，即受试对象在接受第二种处理时，不能有前一种处理的剩余效应。因此，两次处理之间应有适当的时间间隔——清洗阶段。在药物临床试验中，该阶段的长短取决于药物在血清中的衰减程度，一般要求不少于 5 个半衰期。

3. 三阶段交叉设计

要进行三种处理的比较，可采用三阶段交叉设计，即分别按照 ABC、BCA 和 CAB 的顺序进行实验。两种处理的比较也可采用三阶段交叉设计，即分别按照 ABA 和 BAB 的顺序进行实验，这样的设计称为二处理、三阶段。

4. 四阶段交叉设计

四种处理比较可采用四阶段交叉设计，即分别按照 ABCD、BCDA、CDAB 和 DABC 的顺序进行实验。

5. 交叉设计的优点及缺点

（1）交叉设计的优点　①节约样本含量；②能够控制个体差异和时间处理因素的影响，故效率较高；③在临床试验中，每个受试对象均接受了各种处理（如试验药和对照药），因此均等地考虑了每个患者的利益。

（2）交叉设计的缺点　①每个处理时间不能太长，因在同一受试对象上作了多种处理，处理和清洗阶段过长会导致整个试验周期过长，受试对象中断试验；②当受试对象的状态发生了根本变化时，如死亡、治愈等，后一阶段的处理将无法进行；③受试对象一旦在某一阶段退出试验，可能会造成该阶段及其以后的数据缺失，增加统计分析的困难。

进行交叉设计应当注意：①尽可能采用盲法，以提高受试对象的依从性，避免偏倚；②本设计不宜用于具有自愈倾向或病程较短的疾病研究。在慢性病观察过程中，应尽可能保持条件的可比性。

四、随机区组设计

随机区组设计（randomized block design）也称为配伍组设计或双因素设计。它是 1∶1 配对设计的扩大。该设计是将受试对象按配对条件先划分成若干个区组或配伍组，再将每一区组中的各受试对象随机分配到各个处理组中去。设计应遵循"区组内差别越小越好，区组间差别越大越好"的原则。该设计的特点是：①进一步提高了处理组的均衡性及可比性；②可控制一般设计中的混杂性偏倚；③节约样本含量，增强试验效率；④可同时分析区组间和处理因素间的作用，且两因素应相互独立，无交互作用；⑤每一区组中受试对象的个数即为处理组数，每一处理组中受试对象的个数即为区组数。图 12-2 为随机区组设计的示意图。

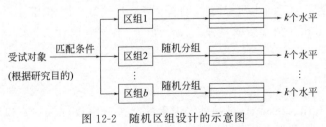

图 12-2　随机区组设计的示意图

例 12-3 研究人员在进行科研时,要观察 2 个因素的作用。欲用 16 只动物分为四个区组和四个处理组。

【问题】试进行设计及分组。

【分析】

设计及分组方法和步骤如下。

(1) 该设计可采用随机区组设计方案。分析的两个因素的作用可分别列为区组因素和处理组因素。两因素服从正态分布、方差齐性且相互独立。

(2) 取同一品系的动物 16 只。其中每一区组取同一窝出生的动物 4 只。四个区组即为四个不同窝别的动物。

(3) 将每一区组的 4 只动物分别顺序编号为 1~4 号,5~8 号,9~12 号,13~16 号,接受 A、B、C、D 四种处理方式。

(4) 查随机数字表,任意指定一行,如第 36 行最左端开始横向连续取 16 个两位数字。再将每一区组内的四个随机数字由小到大排序。事先规定:序号 1,2,3,4 分别对应 A,B,C,D 四个处理组。见表 12-4。

表 12-4　按随机区组设计要求对 20 只动物进行分组

区组编号	一				二				三				四			
动物编号	1	2	3	4	5	6	7	8	9	10	11	12	13	14	15	16
随机数	04	31	17	21	56	33	73	99	19	87	26	72	39	27	67	53
序　号	1	4	2	3	2	1	3	4	1	4	2	3	2	1	4	3
组　别	A	D	B	C	B	A	C	D	A	D	B	C	B	A	D	C

最后分组结果见表 12-5。

表 12-5　12 只动物的分组结果

区组	处理组			
	A	B	C	D
一	1	3	4	2
二	6	5	7	8
三	9	11	12	10
四	14	13	16	15

随机区组设计的优点是每个区组内的 k 个受试对象有较好的同质性,因此处理组之间的均衡性较好;与完全随机设计相比,更容易察觉处理之间的差别,实验效果较高。

第三节　多因素设计

在实验中包括两个或两个以上因素(自变量),并且每个因素都有两个或两个以上的水平,各因素的各水平相互结合构成多种组合处理的一种实验设计。析因设计是多因素设计中最常见的一种。

一、析因设计

析因设计(factorial design)是一种多因素的交叉分组设计。它不仅可检验每个因素各水平间的差异,而且可检验各因素间的交互作用。交互作用是指两个或多个因素的作用相互影响，各因素间互不独立，一个因素的水平有改变时，另一个或几个因素的效应也相应有所改变。交互作用的结果是使总的试验效应增强或降低。析因设计中用数字方式表达不同的因素数和水平数。最简单的析因设计为 2×2（或 2^2）析因设计。其意义为：试验中共有 2 个因素，每个因素各有两个水平。再如，2×2×2（或 2^3）析因设计，表示试验中有三个因素，每个因素各有两个水平。数字表达式中的指数表示因素个数，底数表示每个因素的水平数。析因设计的特点是：①可分析多个因素多个水平的试验效应，可以分析各因素的独立作用及其各级交互作用；②节省样本含量，试验效率高；③设计时较为复杂，计算较为烦琐。可用析因设计的方差分析处理数据。当因素个数较多时，计算量大，对计算结果的解释也会变得十分错综复杂。

表 12-6　2×2 析因设计模式

处理因素 A	处理因素 B	
	$b1$	$b2$
$a1$	$a1b1$	$a1b2$
$a2$	$a2b1$	$a2b2$

1. 2×2 析因设计模式

如表 12-6（2×2 析因设计模式）。设计中，观察 A、B 两个因素的效应，每个因素有两个水平，$a1$ 表示 A 因素 1 水平，$a2$ 表示 A 因素 2 水平，$b1$ 表示 B 因素 1 水平，$b2$ 表示 B 因素 2 水平。共有 2×2=4 种不同因素水平的组合，即 4 种处理方式，这样的设计简记为 2^2 或 2×2 析因设计。当观察 k 个处理因素，每个因素均有 m 个水平时，共有 m^k 种组合，简记为 m^k 析因设计。实践中，大多数析因设计是等水平的，即每个因素的水平数相等，但也可以不等，如 3×5 析因设计表示一个因素有 3 个水平，另一个因素有 5 个水平。

在析因设计中，每个因素各水平的选择取决于研究目的，如仅想了解因素的主次及两因素有无交互作用，可将因素设为有、无两个水平；如想探讨两因素各水平的最佳组合，则应以两因素的实际剂量分别作为不同的水平。

2. 析因设计的优点及缺点

(1) 析因设计的优点　优点在于其全面、高效性。析因设计可以均衡地对各因素的不同水平全面进行组合，分组进行实验，以最小的实验次数探讨各因素不同水平的效应，同时可获得各因素间的交互作用；通过比较还能寻求最佳组合。

(2) 析因设计的缺点　缺点为工作量大，析因设计的处理组（各水平的组合数）等于各因素水平数的乘积，如四因素三水平的析因设计，其处理数为 $3^4=81$。其统计分析不但计算复杂，而且给众多交互作用的解释带来困难。因此，含有较多因素和水平时一般不宜采用完全交叉分组的析因设计，而采用非全面交叉分组的正交设计，这样可大幅度地减少实验次数。

二、正交试验设计

正交试验设计（orthogonal experimental design）是一种高效的多因素试验的设计方法。它利用一套规格化的正交表，合理地安排实验，通过对实验结果进行分析，获得有用的信息，是一种高效率、快速、经济的实验设计方法。正交设计的特点是：①可分析三个及三个以上因素的作用及其交互作用；②用最少的试验次数获得更多的信息；③可用方差分析处理正交设计的测量数据，但计算十分烦琐。

1. 正交表

日本著名的统计学家田口玄一将正交试验选择的水平组合列成表格，称为正交表。例如作一个三因素三水平的实验，按全面实验要求，须进行 $3^3=27$ 种组合的实验，且尚未考虑每一组合的重复数。若按 $L_9(3)$ 正交表安排实验，只需作 9 次，按 $L_{18}(3)$ 正交表需作 18 次实验，显然大大减少了工作量，因而正交实验设计在很多领域的研究中已经得到广泛应用。

正交表是一整套规则的设计表格 $L_n(t^c)$，L 为正交表的代号，n 为试验的次数，t 为水平数，c 为列数，也就是可能安排最多的因素个数。例如 $L_9(3^4)$，它表示需作 9 次实验，最多可观察 4 个因素，每个因素均为 3 水平。一个正交表中也可以各列的水平数不相等，我们称它为混合型正交表，如 $L_8(4\times 2^4)$，此表的 5 列中，有 1 列为 4 水平，4 列为 2 水平。

2. 正交试验设计的关键在于试验因素的安排

通常，在不考虑交互作用的情况下，可以自由的将各个因素安排在正交表的各列，只要不在同一列安排两个因素即可（否则会出现混杂）。但当要考虑交互作用时，就会受到一定的限制，如果任意安排，将会导致交互效应与其他效应混杂的情况。

第四节　样本含量的估计

一、确定样本含量的意义

正确确定样本含量是实验设计中的一个重要部分，在估计样本含量时，应当注意克服两种倾向：某些研究工作者片面追求增大样本例数，认为样本例数越大越好，甚至提出"大量观察"是确定样本含量的一个重要原则，其结果导致人力、物力和时间上的浪费。由于过分追求数量，可能引入更多的混杂因素，对研究结果造成不良影响；另一种倾向是在科研设计中，忽视应当保证足够的样本含量的重要性，使得样本含量偏少，检验效能 $1-\beta$ 偏低，导致总体中本来存在的差异未能检验出来，出现了非真实的阴性结果，这是当前医学研究中值得注意的问题。而且所需样本含量的大小还受到个体差异和所研究的试验要求的精度有关。因此，在医学科研设计中，必须根据资料的性质，借助适当的公式，进行样本含量的估计。另一方面，当医务工作者阅读专业文献时，对于那些假设检验的阴性结果（$P>0.05$），有必要复核样本含量和检验效能是否偏低，以便正确分析假设检验的结论。

二、样本含量估计的基本条件及要求

估计样本含量应考虑下列基本条件和要求。

(1) 确定所比较的两个总体参数间的差值 δ　δ 可以是两个总体均数或总体率的差值。如两总体均数间的差值 $\delta=\mu_1-\mu_2$，两总体率间的差异 $\delta=\pi_1-\pi_2$。总体参数可使用公认的标准值、常规值或经样本预试验而获得的估计值。

(2) 确定总体标准差 σ　由于总体标准差 σ 往往未知或不易获得，一般可用预试验的样本标准差 S 来估计或代替。

(3) 确定第一类错误的概率 α　α 也称为检验水准或显著性水平，α 越小，所需样本例数越多。习惯上，检验水准一般取 $\alpha=0.05$，并可根据专业要求决定取单侧 α 或双侧 α。

(4) 检验效能（$1-\beta$）　检验效能也称为把握度，是指在特定 α 水准下，若总体间确实存在差异，则该次试验能发现此差异的概率。其中的 β 为第二类错误。$(1-\beta)$ 越大，即把握度越高，所需样本例数越多。通常取 $\beta=0.1$ 或 $\beta=0.2$，相应的检验效能为 0.9 或 0.8。一般检验效能不宜低于 0.75，否则第二类错误增大，"假阴性"的概率增加。用公式计算法所确定的样本例数进行实验研究,其意义为:若总体参数间确实相差 δ,则预期有 $(1-\beta)$ 的把握概率,按 α 检验水准得出有统计学意义的结论。

三、常用的样本含量估计方法

样本含量估计的方法较多,有些公式较为复杂,计算烦琐。本节只介绍最常用的几种方法。

(一) 样本均数与总体均数的比较

该法也可用于配对定量资料均数的比较。计算公式为

$$n = \left[\frac{(Z_\alpha + Z_\beta)S}{\delta}\right]^2 \tag{12-1}$$

式中,n 为所需样本例数;S 为样本标准差,用来作为总体标准差的估计值或替代值;δ 为容许误差,即指在该 δ 的误差大小下,可作出有统计学意义的推断;Z_α 和 Z_β 可由 t 值表($\nu=\infty$)查得。一般 Z_α 根据专业知识可有单侧和双侧之分,而 Z_β 一般只取单侧。注意,该公式若用于配对定量资料比较时,应将公式中的 S 换为 S_d。

> **例 12-4** 观察高血压患者服用某降压药的降压效果。其标准差 $S=40\text{mmHg}$。若平均降压 20mmHg 才能认为有降压效果。
> 【问题】需要对多少患者进行降压试验?

【分析】
具体计算如下:
(1) 已知 $S=40$,$\delta=20$,取单侧 $\alpha=0.05$,$\beta=0.10$,则 $Z_{0.05}=1.645$,$Z_{0.10}=1.282$。
(2) 代入公式(12-1)

$$n = \left[\frac{(Z_\alpha + Z_\beta)S}{\delta}\right]^2 = \left[\frac{(1.645+1.282)40}{20}\right]^2 = 34.27$$

(3) 结果 按条件要求,需要随机抽取 35 例患者作为一个样本进行药物的降压试验。

(二) 两样本均数的比较

计算公式为

$$n = 2\left[\frac{(Z_\alpha + Z_\beta)S}{\delta}\right]^2 \tag{12-2}$$

式中,n 为每个样本所需的例数,一般设计为两样本例数相等;S 为两总体标准差的估计值,通常假设其相等;δ 为两均数差值;Z_α 和 Z_β 的意义同前。

> **例 12-5** 某人欲比较 A、B 两种药物对改善贫血的疗效,假设两药增加红细胞数相差 1.0($\times 10^{12}/\text{L}$)及以上有专业意义。若 $S=1.8$($\times 10^{12}/\text{L}$),α 取双侧 0.05,β 取单侧 0.10。
> 【问题】试估计每组应需要多少例数。

【分析】
具体计算如下:
(1) 已知 $S=1.8$($\times 10^{12}/\text{L}$),$\delta=1.0$($\times 10^{12}/\text{L}$),$Z_{0.05/2}=1.96$,$Z_{0.10}=1.282$。
(2) 代入公式(12-2)

$$n = 2\left[\frac{(Z_{\alpha/2}+Z_{\beta})S}{\delta}\right]^2 = 2\times\left[\frac{(1.96+1.282)\times 1.8}{1.0}\right]^2 = 68.11$$

(3) 结果　按条件要求，每组需 69 例，两组共计 $69\times 2=138$ 例。

（三）两样本率的比较

计算公式为

$$n = \frac{2(Z_{\alpha}+Z_{\beta})^2 p(1-p)}{(p_1-p_2)^2} \tag{12-3}$$

式中，n 为每组样本所需例数；p_1 和 p_2 为两总体率的估计值；p 为两样本合并率，$p=(p_1+p_2)/2$；Z_{α} 和 Z_{β} 的意义同前。

> **例 12-6**　用常规疗法治疗某病，有效率为 30%。今用新药 A 药治疗该病，预计其有效率约为 60%。
> **【问题】**试计算每组需多少病例。

【分析】

具体计算如下：

(1) 已知 $p_1=0.3$，$p_2=0.6$，$p=(0.3+0.6)/2=0.45$。取单侧 $\alpha=0.05$，单侧 $\beta=0.10$，$Z_{0.05}=1.645$，$Z_{0.10}=1.282$。

(2) 代入公式(12-3)

$$n = \frac{2(Z_{\alpha}+Z_{\beta})^2 p(1-p)}{(p_1-p_2)^2} = \frac{2\times(1.645+1.282)^2\times 0.45(1-0.45)}{(0.3-0.6)^2} = 47.12$$

(3) 结果　每组需约 48 例患者，两组共需 $48\times 2=96$ 例。

【本章小结】

(1) 实验设计主要包括三个基本要素，即受试对象、处理因素和实验效应。

(2) 研究设计过程中必须遵循的基本原则，即对照原则、随机化原则、重复原则和均衡原则。

(3) 单因素设计一般可选用完全随机设计、配对设计、交叉设计和随机区组设计等方法。

(4) 多因素设计一般可选用析因设计、正交试验设计等方法。

(5) 样本含量估计的基本要求。

思考题

一、单项选择题

1. 实验性研究随机化分组的目的是（　　）。
   A. 减少抽样误差　　　　　　　　B. 减少实验例数
   C. 提高检验效能　　　　　　　　D. 提高检验准确度
   E. 保持各组的非处理因素均衡一致

2. 实验设计的基本原则是（　　）。
   A. 重复、随机化、盲法　　　　　B. 对照、重复、安慰剂
   C. 对照、重复、随机化　　　　　D. 对照、随机化、区组
   E. 随机化、效应、均衡

3. 实验组与对照组的主要区别是（　　）。
A. 处理因素不同　　B. 处理因素相同　　C. 安慰剂不同
D. 样本含量不同　　E. 样本含量相同
4. 均衡的原则是指（　　）。
A. 实验组与对照组处理因素一致　　　　B. 实验组与对照组处理因素不一致
C. 实验组与对照组非处理因素不一致　　D. 实验组与对照组非处理因素基本一致
E. 实验组与对照组的重复数相同
5. 实验设计的三个基本要素是（　　）。
A. 化学因素、物理因素、研究对象　　　B. 研究者、受试者、效果
C. 受试对象、背景因素、实验效应　　　D. 处理因素、实验效应、受试对象
E. 干扰因素、实验场所、处理因素

二、简答题

1. 简述实验设计的基本要素和基本原则。
2. 简述随机化的常用方法。
3. 简述样本含量估计的基本要求。

三、计算与分析题

1. 用 20 只小白鼠做一个单因素 2 水平的完全随机设计方案，写出随机分组过程以及此设计的具体分析方法。
2. 为确定一种降脂药物的起始用药剂量，将 30 例新诊断的高脂血症患者按就诊的先后顺序依次分入低、中、高三个剂量组，经一段时间治疗后，通过比较三组患者的治疗前后低密度脂蛋白变化值来选择该降脂药的剂量。请根据以上描述回答：
（1）在这项研究中，研究的三个要素分别是什么？
（2）请从实验设计的角度对此项研究进行评价，并对此研究设计提出改进意见。

（孔　浩）

第十三章 资料综合分析

【学习目标】

◆ **掌握**：医学资料处理中常见统计学分析方法；根据资料类型、设计方法、选择适当的统计描述和统计推断方法。

◆ **熟悉**：医学研究资料的综合分析方法；医学研究资料的数据提取，统计分析步骤，统计结论、专业结论的推断和描述。

◆ **了解**：了解常用的高级统计方法。

在医学研究中，大部分的研究结果需要进行统计分析。医学研究资料的统计分析，首先要考虑的是研究目的和研究设计，再根据资料的类型和分布情况，选择合适的统计分析方法进行统计分析。前面我们已经介绍了常用统计描述和统计推断方法，这里我们讨论资料的综合分析方法，医学科研者收集的资料往往是多个变量的综合性资料，根据研究目的提取变量，依据设计方法和变量特点选择适宜的描述和检验方法，得出统计学结论来证明科学研究结论。综合性资料变量、数据多，分析复杂，需按照统计学思路进行分析完成统计推断。首先我们复习总结一下统计分析思路和方法，详见图 13-1。

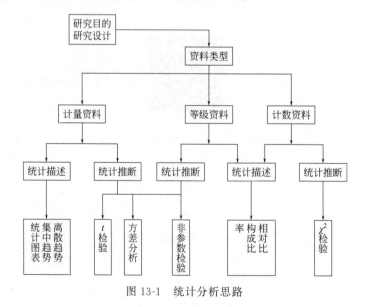

图 13-1 统计分析思路

医学研究资料按其变量属性分为计量资料、计数资料、等级资料，对资料进行统计分析包括统计描述和统计推断。

计量资料统计描述可以先绘制频数分布表和频数分布图，描述其频数分布图类型（对称分布、正偏态分布、负偏态分布）和分布特征（集中和离散情况），根据分布类型选择适合的集中趋势指标和离散趋势指标。集中趋势指标有算术均数、几何均数、中位数；算数均数描述对称分布或正态分布、近似正态分布的变量值的平均水平；几何均数描述观察值之间呈倍数关系变化的变量值的平均水平；中位数描述各种分布尤其是偏态分布资料和末端无确切数值资料的平均水平。离散趋势指标有标准差、四分位数间距、全距；标准差描述正态分布、近似正态分布的变量值的离散水平；四分位数间距描述各种分布尤其是偏态分布资料和末端无确切数值资料的离散水平；极差描述除开口资料外的任何分布资料的离散水平。

计量资料统计推断根据研究设计和资料分布选择适合的检验方法。两个样本比较首先考虑 t 检验，采用配对设计的计量资料宜采用配对 t 检验；完全随机设计两样本的比较，如果两样本来自正态分布总体且两组资料方差齐可采用两独立样本设计的 t 检验；如果差异有统计学意义，再根据样本均数大小判定总体均数大小。两组资料方差不齐或不服从正态分布则可采用两独立样本比较的秩和检验，再根据平均秩次判定总体分布大小。配对设计的计量资料，配对差值服从正态分布宜采用配对 t 检验，否则采用配对秩和检验。多个样本比较，如果各样本均来自正态分布总体且方差齐可采用方差分析，完全随机化分组设计方法可采用完全随机设计资料的方差分析，随机区组设计方法可采用随机区组设计资料的方差分析，如果差异有统计学意义，可以进行多个样本均数两两比较，例如 SNK-q 检验等；如果资料方差不齐或不服从正态分布可采用多个样本比较的秩和检验，如果差异有统计学意义，可以进行多个样本组间两两比较。

等级资料统计描述可以用构成比，或者就用绝对数来描述不同等级上的频数水平。统计推断根据分组情况两样本比较选择两独立样本比较的秩和检验，多个样本比较则选多个样本比较的秩和检验，如果差异有统计学意义，可以进行多个样本的两两比较。再根据平均秩次判定分布大小。

计数资料统计描述可以用率、构成比或者相对比指标，统计推断根据研究设计和分组情况选择 χ^2 检验方法，配对设计选择配对设计的 χ^2 检验，随机设计两样本选择两独立样本比较的 χ^2 检验，如果差异有统计学意义，再根据样本率的大小判定总体率的大小；多个样本比较选择行×列表的 χ^2 检验，如果差异有统计学意义，想知道哪两个率之间有差别，需要进行行×列表的 χ^2 分割。

研究两变量之间有无关联性可以进行相关分析，研究两变量之间是否存在数量依存关系可以进行线性回归分析。

例 13-1　欲研究男性人群中冠状动脉病变的有关因素，随机抽取了有冠状动脉病变者男性 67 人作为病例组，无冠状动脉病变男性 93 人作为对照组，共 160 人，分别调查两组人群的年龄、高血压、糖尿病患病情况，同时测定两组人群的体质指数（BMI）、收缩压、舒张压、空腹血糖、甘油三酯等，对病例组还测定了其冠状动脉病变支数情况。对资料进行收集、整理，按年龄大小进行分段 30~、40~、50~、60~、70~80 共 5 个组段，资料整理后统一填入统计表中，见表 13-1。

注：$BMI = \dfrac{体重（kg）}{[身高（m）]^2}$

【问题】
1. 病例组与对照组体质指数（BMI）、收缩压、舒张压、空腹血糖有无差异？

2. 病例组按冠状动脉病变支数分为3组，各组间体质指数（BMI）、收缩压、舒张压有无差异？
3. 病例组与对照组高血压、糖尿病患病率有无差异？
4. 研究对象按年龄大小分段，分析病例组与对照组年龄段上有无差异？
5. 体质指数（BMI）与收缩压有无关联性？
6. 体质指数（BMI）与甘油三酯是否存在依存关系？

【分析】

本例为综合性研究资料，有10个变量，构成的资料含有计量资料、计数资料、等级资料，根据题意和要求，从中提取出需要的变量资料，根据其类型、分布特点选择适宜的描述指标和统计推断方法，并绘制符合统计学要求的统计表或统计图来描述资料特征，通过统计推断得出统计结论，并按照专业知识得出专业结论。

表 13-1 病例组与对照组调查情况

ID	年龄段（岁）	分组	冠状动脉病变支数	BMI (kg/m^2)	收缩压 (mmHg)	舒张压 (mmHg)	空腹血糖 (mmol/L)	甘油三酯 TG (mmol/L)	高血压	糖尿病
1	30~	对照组	0	26.00	124.5	71.0	5.9	1.61	否	否
2	30~	对照组	0	26.60	113.0	73.5	5.6	2.66	否	否
3	30~	对照组	0	22.27	117.5	77.5	4.9	0.57	否	否
4	30~	对照组	0	22.50	117.5	74.2	4.2	1.66	否	否
5	40~	对照组	0	28.14	138.3	87.0	5.5	1.18	是	否
6	30~	对照组	0	24.30	105.0	70.0	5.2	2.11	否	否
7	30~	病例组	2	35.20	133.0	85.0	11.2	3.54	否	是
8	40~	病例组	1	29.70	137.0	87.2	5.0	3.78	是	否
9	50~	对照组	0	27.70	112.0	85.0	4.9	2.75	否	否
10	40~	对照组	0	25.70	109.2	72.0	4.7	3.14	否	否
11	40~	对照组	0	27.10	118.3	76.7	4.6	4.22	否	否
12	30~	对照组	0	24.90	118.3	82.5	4.6	4.39	否	否
13	40~	对照组	0	22.60	110.0	70.0	5.7	1.64	否	否
14	40~	病例组	1	25.40	124.5	72.3	5.7	2.37	否	是
15	40~	病例组	3	24.20	144.5	92.0	6.7	3.49	是	是
16	40~	病例组	2	24.17	148.7	94.2	5.2	1.59	是	否
17	40~	对照组	0	20.06	104.0	62.0	5.4	0.86	否	否
18	40~	病例组	1	29.40	117.0	76.2	4.8	6.27	否	是
19	40~	病例组	1	28.71	132.5	82.3	8.3	2.18	是	否
20	40~	病例组	1	26.30	151.2	90.0	4.6	2.54	是	否
21	40~	病例组	1	35.50	155.8	92.3	7.9	9.07	是	是
22	40~	病例组	1	26.53	135.0	83.0	4.9	1.03	是	否
23	40~	病例组	1	23.30	116.0	83.7	5.4	2.27	否	否
24	40~	病例组	3	35.00	130.0	75.0	5.6	2.76	是	是
25	40~	对照组	0	20.10	111.6	72.0	4.6	0.99	否	否
26	40~	对照组	0	23.00	110.0	80.0	5.1	2.88	否	否
27	50~	对照组	0	28.81	119.0	69.4	5.8	1.98	否	否
28	40~	对照组	0	25.10	114.0	83.3	4.7	0.65	否	否
29	40~	病例组	2	27.10	128.0	77.6	13.8	2.15	是	是
30	50~	病例组	1	29.00	118.0	87.0	5.0	1.52	否	否
31	50~	对照组	0	25.00	113.0	77.5	5.0	2.72	否	是
32	50~	对照组	0	26.10	125.0	80.0	6.8	0.83	否	否
33	40~	对照组	0	24.00	111.3	67.5	6.2	1.17	否	否
34	50~	对照组	0	25.31	123.2	81.8	5.5	3.23	否	否
35	40~	对照组	0	25.08	123.0	80.0	4.6	1.11	否	否

续表

ID	年龄段（岁）	分组	冠状动脉病变支数	BMI (kg/m²)	收缩压 (mmHg)	舒张压 (mmHg)	空腹血糖 (mmol/L)	甘油三酯 TG (mmol/L)	高血压	糖尿病
36	40～	对照组	0	25.70	130.0	80.0	7.2	0.97	否	是
...										
...										

注：原始资料扫描本页的二维码可见。

1. 病例组与对照组体质指数（BMI）、收缩压、舒张压、空腹血糖有无差异？

（1）确定资料类型 体质指数（BMI）、收缩压、舒张压、空腹血糖为计量资料。

（2）统计描述

① 图表描述：可以绘制频数分布表和频数分布图（直方图）观察分布特征。体质指数（BMI）病例组与对照组均呈对称分布（对照组 BMI 的频数分布见表 13-2 和图 13-2，病例组略），空腹血糖病例组与对照组均呈正偏态分布（对照组空腹血糖的频数分布见表 13-3 和图 13-3，病例组略）。

表 13-2 对照组 BMI 的频数表

BMI(kg/m²)	组中值	频率	百分比(%)	累计百分比(%)
16.50～	17.25	2	2.2	2.2
18.00～	18.75	5	5.4	7.5
19.50～	20.25	5	5.4	12.9
21.00～	21.75	12	12.9	25.8
22.50～	23.25	19	20.4	46.2
24.00～	24.75	22	23.7	69.9
25.50～	26.25	16	17.2	87.1
27.00～	27.75	6	6.5	93.5
28.50～	29.25	5	5.4	98.9
30.00～31.50	30.75	1	1.1	100.0
合计	—	93	100.0	—

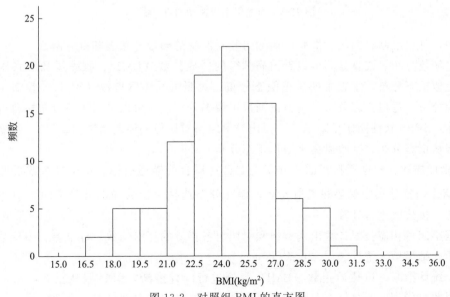

图 13-2 对照组 BMI 的直方图

表 13-3　对照组空腹血糖的频数表

空腹血糖(mmol/L)	组中值	频率	百分比(%)	累计百分比(%)
3.50~	3.75	1	1.1	1.1
4.00~	4.25	6	6.5	7.5
4.50~	4.75	29	31.2	38.7
5.00~	5.25	23	24.7	63.4
5.50~	5.75	17	18.3	81.7
6.00~	6.25	10	10.8	92.5
6.50~	6.75	3	3.2	95.7
7.00~	7.25	2	2.2	97.8
7.50~	7.75	1	1.1	98.9
8.00~8.50	8.25	1	1.1	100.0
合计	—	93	100.0	—

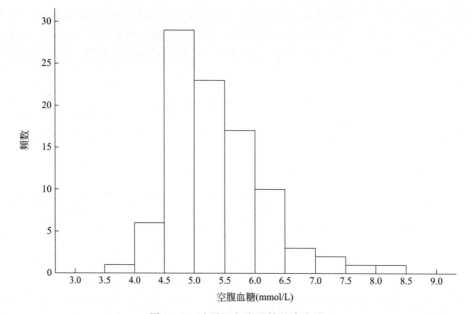

图 13-3　对照组空腹血糖的直方图

同理，可以绘制收缩压、舒张压病例组和对照组的频数分布表和直方图。

通过频数分布表或直方图可以看出病例组的体质指数（BMI）、收缩压和舒张压呈对称分布，近似正态分布，空腹血糖呈正偏态分布；对照组的体质指数（BMI）、收缩压和舒张压呈对称分布，近似正态分布，空腹血糖呈正偏态分布。也可以进行正态分布检验（请查阅相关书籍，SPSS 软件操作见附录二）得出病例组与对照组的体质指数（BMI）、收缩压和舒张压均服从正态分布，空腹血糖不服从正态分布。

② 指标描述：根据资料特征和分布类型选择适合的描述指标。正态分布或近似正态分布选择（$\bar{X} \pm s$）描述集中趋势和离散趋势，偏态分布选择中位数和四分位数间距描述集中和离散趋势，按公式进行计算。

根据第四章相应公式计数出病例组和对照组各指标的算术均数、标准差、中位数、四分位数间距，结果填入统计表内（见表 13-4）。

（3）统计推断　以体质指数（BMI）为例进行统计推断，BMI 服从正态分布，如果病例组和对照组代表的两总体方差相等，可以进行 t 检验，首先进行方差齐性检验。

表 13-4　病例组和对照组 BMI、收缩压、舒张压、空腹血糖情况

分组	n	BMI(kg/m²)	收缩压(mmHg)	舒张压(mmHg)	空腹血糖(mmol/L)	
					M	QR
病例组	67	26.43±3.13	129.41±12.14	79.59±7.47	5.60	1.70
对照组	93	24.01±2.80	119.73±10.26	75.69±7.46	5.10	0.95

方差齐性检验：

① 建立检验假设，确定检验水准

H_0：$\sigma_1^2 = \sigma_2^2$，即病例组与对照组体质指数 BMI 的总体方差相等

H_1：$\sigma_1^2 \neq \sigma_2^2$，即病例组与对照组体质指数 BMI 的总体方差不等

$\alpha = 0.10$

② 计算检验统计量：根据表 13-4 的数据按照方差齐性检验 F 检验的公式进行计算

$$F = \frac{S_1^2}{S_2^2} = \frac{3.13^2}{2.80^2} = \frac{9.797}{7.840} = 1.25$$

③ 确定 P 值，作出统计推断：自由度 $\nu_1 = 67 - 1 = 66$，$\nu_2 = 93 - 1 = 92$，查方差齐性检验用表 F 界值表（附表 3-3），$P > 0.10$，差异无统计学意义，尚不能认为病例组与对照组体质指数（BMI）的总体方差不等。病例组与对照组为完全随机设计，因此可以进行两独立样本设计的 t 检验。

t 检验：

① 建立检验假设，确定检验水准

H_0：$\mu_1 = \mu_2$，即病例组与对照组体质指数 BMI 的总体均数相等

H_1：$\mu_1 \neq \mu_2$，即病例组与对照组体质指数 BMI 的总体均数不等

$\alpha = 0.05$

② 计算检验统计量：根据表 13-4 的数据按照两独立样本均数 t 检验的公式进行计算

$$t = \frac{|\overline{X}_1 - \overline{X}_2|}{s_{\overline{X}_1 - \overline{X}_2}} = 5.130$$

③ 确定 P 值，作出统计推断：查 t 界值表，确定 $P < 0.05$，按 $\alpha = 0.05$ 的水准拒绝 H_0，接受 H_1，病例组和对照组差异有统计学意义，可以认为病例组与对照组体质指数（BMI）存在差异，病例组样本均数大于对照组样本均数（26.43 > 24.01），因此可以认为男性中有冠状动脉病变人群的体质指数（BMI）高于无冠状动脉病变人群。

同理，病例组与对照组的收缩压、舒张压不能认为总体方差不等，也为完全随机设计，可以进行两独立样本设计的 t 检验，经 t 检验，可得出病例组与对照组差异均有统计学意义，结果填入统计表，见表 13-5。

病例组与对照组的空腹血糖值不服从正态分布，宜采用非参数秩和检验，两组为完全随机设计，宜采用两独立样本比较的秩和检验。

两独立样本比较的秩和检验：

① 建立检验假设，确定检验水准

H_0：病例组与对照组空腹血糖的总体分布位置相同

H_1：病例组与对照组空腹血糖的总体分布位置不同

$\alpha = 0.05$

② 计算检验统计量：编秩次，计算秩次和，本例病例组样本为 67，秩次和为 6210，对照组样本为 93，秩次和为 6670，取样本较小者为 $n_1 = 67$，$T = T_1 = 6210$，则 $n_2 = 93$。

③ 确定 P 值,作出统计推断:本例样本量超出 T 界值表的范围,可按正态近似检验,z 检验的公式进行计算

$$z=\frac{|T-n_1(N+1)/2|-0.5}{\sqrt{n_1 n_2(N+1)/12}}=2.829$$

$z=2.829>1.96$,则 $P<0.05$,按照 $\alpha=0.05$ 检验水准拒绝 H_0,接受 H_1,差异有统计学意义,认为病例组与对照组空腹血糖的总体分布位置不同。

病例组平均秩次为

$$6210\div 67=92.69$$

对照组平均秩次为

$$6670\div 93=71.72$$

平均秩次比较

$$92.69>71.72$$

可以认为病例组空腹血糖高于对照组空腹血糖。以上统计分析结果统一填入统计表,见表 13-5。

结论:病例组的体质指数(BMI)、收缩压、舒张压、空腹血糖和胆固醇与对照组差异均有统计学意义,且病例组人群均高于对照组,见表 13-5。

表 13-5 病例组与对照组 BMI、收缩压、舒张压比较结果

分组	n	BMI(kg/m²)	收缩压(mmHg)	舒张压(mmHg)	空腹血糖(mmol/L)	
					M	QR
病例组	67	26.43±3.13	129.41±12.14	79.59±7.47	5.60	1.70
对照组	93	24.01±2.80	119.73±10.26	75.69±7.46	5.10	0.95
t/z		5.130	5.447	3.265	2.829	
P		<0.001	<0.001	0.001	0.005	

2. 病例组按冠状动脉病变支数分为 3 组,各组间体质指数(BMI)、收缩压、舒张压有无差异?

按冠状动脉病变发生支数的多少把病例组人群分成 3 个组,冠状动脉病变 1 支者为 A 组、2 支者为 B 组、3 支者为 C 组。A、B、C 三组间分别进行体质指数(BMI)、收缩压、舒张压的比较,三组均为计量资料,比较首先考虑方差分析,需要其服从正态分布,且方差齐,首先对体质指数(BMI)、收缩压和舒张压的三组资料分别进行正态性检验和方差齐性检验,此检验方法略,请参考相关书籍。SPSS 软件进行正态性检验和方差齐性检验可以得出其服从正态分布且方差齐,操作方法见附录二,可以认为体质指数(BMI)、收缩压和舒张压 A、B、C 三组间均服从正态分布和方差齐,符合方差分析条件。

(1) 统计描述 体质指数(BMI)、收缩压、舒张压为计量资料,服从正态分布用,用 $(\overline{X}\pm s)$ 来描述,结果见表 13-8。

(2) 统计推断 本例为完全随机设计的单因素设计方法,符合方差分析使用条件,可以采用完全随机设计的方差分析,按完全随机设计方差分析表公式进行计算,见前书所述。

方差分析(以收缩压为例):

① 建立检验假设,确定检验水准

H_0:$\mu_1=\mu_2=\mu_3$,即病例 A、B、C 三个组的收缩压总体均数相等

H_1:$\mu_1、\mu_2、\mu_3$ 不全相等,即病例 A、B、C 三个组的收缩压总体均数不全相等

$\alpha=0.05$

② 计算检验统计量：按方差分析公式进行计算，结果填入表 13-6 中。

表 13-6　完全随机设计方差分析结果表

变异来源	SS（平方和）	ν（自由度）	MS（均方）	F 值	P
总变异	9723.41	66			
处理组间	1985.94	2	992.97	8.21	<0.01
误差（组内）	7737.46	64	120.90		

③ 确定 P 值，作出统计推断：由于 $F>F_{0.01(2,64)}$，因此 $P<0.01$，按照 $\alpha=0.05$ 的检验水准拒绝 H_0，接受 H_1，可以认为病例人群 A、B、C 三个组的收缩压不相等或不全相等。想要知道哪些组不相等，需要进行多个样本均数的两两比较，以 SNK-q 法即 q 检验进行两两比较。

q 检验：
① 建立检验假设，确定检验水准
H_0：$\mu_A=\mu_B$，即病例 A、B、C 组任意两组的收缩压总体均数相等
H_1：$\mu_A\neq\mu_B$，即病例 A、B、C 组任意两组的收缩压总体均数不等
$\alpha=0.05$

② 计算检验统计量：先将收缩压 A、B、C 组样本均数由大到小排序，并编组次原组别 CBA

均数	138.57	132.54	124.42
组次	1	2	3

三组共做 3 次两两比较
组次 1 与组次 3 比较

$$q_{1,3}=\frac{\overline{X_3}-\overline{X_1}}{\sqrt{\dfrac{MS_{误差}}{2}\left(\dfrac{1}{n_3}+\dfrac{1}{n_1}\right)}}=\frac{138.57-124.42}{\sqrt{\dfrac{120.90}{2}\left(\dfrac{1}{11}+\dfrac{1}{34}\right)}}=5.25$$

其余类推，可以得出 $q_{1,2}$、$q_{2,3}$ 值，查 q 界值表（附表 3-5），以 $q_{0.05(a,60)}$ 代替 $q_{0.05(a,64)}$ 界值得出 P 值，结果见表 13-7。

表 13-7　多个均数两两比较 q 检验结果表

对比组 A 与 B	$\overline{X_i}-\overline{X_j}$	q 值	组数 a	$q_{0.05(a,60)}$ 界值	P 值
组次 1 与 2	6.03	2.10	2	2.83	>0.05
组次 1 与 3	14.15	5.25	3	3.40	<0.05
组次 2 与 3	8.12	3.82	2	2.83	<0.05

③ 确定 P 值，作出统计推断：由表 13-7 可以得出，组次 1 与 3、2 与 3 差异有统计学意义，组次 1 与 2 差异无统计学意义，即 B 组与 C 组收缩压差异无统计学意义，A 组与 B、C 组收缩压总体均数不同，三组中 A 组均数 124.42mmHg 最低，因此冠状动脉病变 A 组收缩压低于其他两组。

同理，对体质指数（BMI）、舒张压进行完全随机设计的方差分析及两两比较的 q 检验，可以得出 BMI 三组差异无统计学意义，舒张压三组差异有统计学意义，其中 A 组舒张压低于其他两组，B 与 C 组差异无统计学意义。统计描述与统计推断结果最后整理成统计表，见表 13-8。

结论：冠状动脉病变人群中三组比较，体质指数（BMI）差异无统计学意义，收缩压、舒张压差异有统计学意义，收缩压、舒张压 A 组（即冠状动脉病变 1 支者）与其余两组差

异有统计学意义，冠状动脉病变 1 支者收缩压和舒张压较低。

表 13-8　冠状动脉病变人群不同组 BMI、收缩压、舒张压比较

病例组分组	n	BMI(kg/m^2)	收缩压(mmHg)	舒张压(mmHg)
A 组	34	26.86±3.37	124.42±12.85*	76.74±7.68*
B 组	22	26.14±2.67	132.54±9.04	81.69±5.47
C 组	11	25.67±3.29	138.57±7.56	84.20±7.10
F		0.742	8.213	6.308
P		0.480	0.001	0.003

注：三组间两两比较 * $P<0.05$。

3.病例组与对照组高血压、糖尿病患病率有无差异？

（1）确定资料类型　高血压、糖尿病指标为计数资料。

（2）统计描述　用率来描述发生的频率，计算病例组与对照组高血压、糖尿病的患病率，见表 13-9。

（3）统计推断　计数资料统计推断主要考虑 χ^2 检验，本例进行高血压病例组患病率与对照组患病率的比较，和糖尿病病例组患病率与对照组患病率的比较，各有两个率的比较，为四格表资料，进行四格表资料的 χ^2 检验。

四格表资料的 χ^2 检验（以高血压为例）：

① 建立检验假设，确定检验水准

H_0：$\pi_1=\pi_2$，即病例组与对照组高血压患病率相等

H_1：$\pi_1\neq\pi_2$，即病例组与对照组高血压患病率不等

$\alpha=0.05$

② 计算检验统计量：本例四格表理论频数均大于 5，最小为 18.84，选择 χ^2 检验公式代入数据进行计算，以专用公式为例

$$\chi^2=\frac{(ad-bc)^2 n}{(a+b)(c+d)(a+c)(b+d)}=\frac{(37\times86-7\times30)^2\times160}{(37+30)(7+86)(37+7)(30+86)}=44.437$$

③ 确定 P 值，作出统计推断：自由度 $\nu=1$，查 χ^2 界值表，得 $P<0.01$，按 $\alpha=0.05$ 水准，拒绝 H_0，接受 H_1，差异有统计学意义，可以认为病例组高血压患病率与对照组不等，病例组高血压患病率高于对照组（58.2%>6.5%），结果整理成统计表见表 13-9。

同理，病例组糖尿病患病率与对照组进行 χ^2 检验，可以得出差异有统计学意义，病例组糖尿病患病率高于对照组，见表 13-9。

表 13-9　病例组与对照组高血压、糖尿病患病率比较

分组	n	高血压		糖尿病	
		人数	患病率(%)	人数	患病率(%)
病例组	67	37	55.2	36	53.7
对照组	93	7	7.5	5	5.4
χ^2		44.437		47.778	
P		<0.001		<0.001	

结论：病例组高血压患病率与对照组高血压患病率差异用统计学意义，病例组高血压患病率高于对照组；病例组糖尿病患病率与对照组糖尿病患病率差异用统计学意义，病例组糖尿病患病率高于对照组。

4.研究对象按年龄大小分段，分析病例组与对照组年龄段上有无差异？

按年龄分段清点各组段人数，制作成统计表，见表 13-10。

表 13-10　病例组与对照组各年龄段构成情况比较

分组	30～岁	40～岁	50～岁	60～岁	70～80岁	合计
病例组	1	11	25	14	16	67
对照组	6	18	36	21	12	93

按年龄来分段，年龄段有大小顺序，因此为有序分类，等级资料，应该选择非参数秩和检验，本例为随机抽取两样本比较，可以选择两独立样本比较的秩和检验。

秩和检验：

① 建立检验假设，确定检验水准

H_0：病例组与对照组年龄总体分布位置相同

H_1：病例组与对照组年龄总体分布位置不同

$\alpha = 0.05$

② 计算检验统计量：按年龄等级编秩次，计算秩次和，见表 13-11。

表 13-11　病例组和对照组年龄分段的秩和计算

年龄段(岁)	倒数		合计	编秩次		秩和	
	病例人数	对照人数		秩次范围	平均秩次	病例组	对照组
30～	1	6	7	1～7	4.0	4	24
40～	11	18	29	8～36	22.0	242	396
50～	25	36	61	37～97	67.0	1675	2412
60～	14	21	35	98～132	115.0	1610	2415
70～80	16	12	28	133～160	146.5	2344	1758
合计	67	93	160	—	—	5875	7005

按正态近似法，以样本量小的病例组秩和 $T = 6230.5$ 代入公式计算

$$z_c = \frac{|T - n_1(N+1)/2| - 0.5}{\sqrt{\frac{n_1 n_2 (N+1)}{12}\left(1 - \frac{\sum t_j^3 - t_j}{N^3 - N}\right)}} = 1.734$$

③ 确定 P 值，作出统计推断：由于 $z_c = 1.734 < z_{0.05/2} = 1.96$，$P > 0.05$，按 $\alpha = 0.05$ 检验水准差异无统计学意义，拒绝 H_0 接受 H_0，尚不能认为病例组与对照组年龄段分布有差异。

结论：不能认为病例组与对照组年龄段总体分布位置不同。

5.体质指数（BMI）与收缩压有无关联性？

对两变量有无关系的研究可以进行相关分析，体质指数（BMI）和收缩压为计量资料，均服从正态分布，可以进行线性相关分析（简单相关），计算相关系数 r，描述相关性。

线性相关分析：

首先绘制散点图，描述体质指数（BMI）与收缩压之间的关系，见图 13-4。

观察散点图可以看出体质指数（BMI）与收缩压有相关趋势，呈正相关，可以计算相关系数并对相关系数进行假设检验。

$$r = \frac{l_{XY}}{\sqrt{l_{XX} l_{YY}}} = 0.326$$

对相关系数进行假设检验（t 检验）

① 建立检验假设，确定检验水准

H_0：$\rho = 0$，即体质指数 BMI 与收缩压之间不存在线性相关关系

H_1：$\rho \neq 0$，即体质指数 BMI 与收缩压之间存在线性相关关系

$\alpha = 0.05$

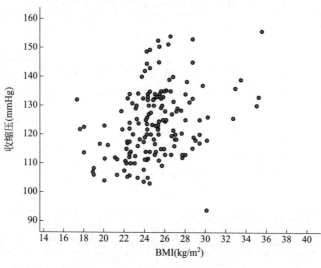

图 13-4　BMI 与收缩压散点图

②计算检验统计量

$$t=\frac{|r-0|}{\sqrt{\frac{1-r^2}{n-2}}}=\frac{|0.326-0|}{\sqrt{\frac{1-0.326^2}{160-2}}}=4.33$$

$$\nu=n-2=158$$

③ 确定 P 值，作出统计推断：查 t 界值表（附表 3-2），$P<0.01$，按 $\alpha=0.05$ 检验水准，差异有统计学意义，拒绝 H_0，接受 H_1，认为体质指数（BMI）与收缩压之间存在线性相关关系。

结论：体质指数（BMI）与收缩压之间存在线性相关关系，相关系数 $r=0.326>0$，为正相关，收缩压随着体质指数（BMI）的增加而升高。

6. 体质指数（BMI）与甘油三酯是否存在依存关系？

体质指数（BMI）与甘油三酯均为计量资料，研究两变量依存关系可以采用线性回归分析，计算回归系数 b、截距 a，得出回归方程。

首先绘制散点图，见图 13-5。

从散点图可以看出体质指数（BMI）与甘油三酯存在一定直线趋势，因此可以进行线性回归分析，计算回归系数。

$$b=\frac{l_{XY}}{l_{XX}}=0.216$$

$$a=\bar{Y}-b\bar{X}=2.0608-0.216\times 25.0207$$

$$a=-3.344$$

则回归方程为

$$\hat{Y}=-3.344+0.216X$$

决定系数

$$R^2=r^2=\frac{l_{XY}^2}{l_{XX}l_{YY}}=\frac{SS_{回归}}{SS_{总}}=0.203$$

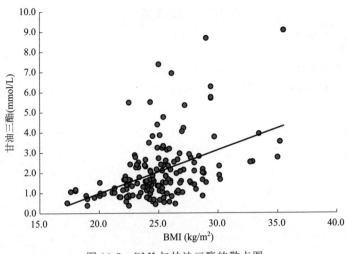

图 13-5　BMI 与甘油三酯的散点图

本例体质指数（BMI）与甘油三酯存在 $\hat{Y}=-3.344+0.216X$ 的线性关系。

线性回归假设检验：

① 建立检验假设，确定检验水准

H_0：$\beta=0$，即体质指数 BMI 与甘油三酯之间无直线关系

H_1：$\beta\neq 0$，即体质指数 BMI 与甘油三酯之间有直线关系

$\alpha=0.05$

② 计算检验统计量（线性回归假设检验有方差分析或 t 检验）

$$F=\frac{MS_{回归}}{MS_{残差}}=40.218$$

结果见表 13-12。

表 13-12　线性回归方差分析结果表

变异来源	SS（平方和）	ν（自由度）	MS（均方）	F 值	P
总变异	365.530	159			
回归	74.166	1	74.166	40.218	<0.01
残差	291.364	158	1.844		

③ 确定 P 值，作出统计推断：查 F 界值表（附表 3-4），$\nu_{回}=1$，$\nu_{剩}=n-2$，$P<0.01$，拒绝 H_0 接受 H_1，差异有统计学意义，可以认为体质指数 BMI 与甘油三酯之间存在线性回归关系。

t 检验：

$$t=\frac{|b-0|}{s_b}=6.342$$

查表得 $P<0.01$，结论与 F 检验相同，也得出体质指数（BMI）与甘油三酯之间存在线性回归关系。

结论：体质指数（BMI）与甘油三酯之间存在线性回归关系，在 BMI 实测范围内，甘油三酯随 BMI 的升高而升高，可以用 $\hat{Y}=-3.344+0.216X$ 方程根据体质指数 X 推测甘油三酯 Y 的大小，决定系数 $R^2=0.203$，说明甘油三酯的变异有 20.3% 可以由体质指数所解释，可见还存在其他因素影响甘油三酯的变异。

思考题

计算与分析题

1. 根据表 13-1 的资料分析收缩压的影响因素。（多元线性回归分析）
2. 根据表 13-1 的资料分析冠状动脉病变的影响因素。（logistic 回归分析）

（米术斌）

附录一

函数型计算器的基本操作

一、函数型计算器简介

计算器的类型主要有四种：简易型、函数型、程序型和复合型。①简易型：功能主要是四则运算、开平方运算、存储运算。例如 BL-825A 型号计算器。②函数型：功能主要是函数计算。如计算三角函数、指数函数、对数函数、双曲线函数等；还可以用于单变量统计指标计算。例如 fx-100、fx-140、fx-120 等型号计算器。③程序型：除了具备函数型计算器的功能外，还可编写程序，运算程序；能进行双变量统计分析。例如 fx-100W、fx-180P、fx-82TL、fx-3600P、fx-3800P、fx-82MS、fx-350MS 等型号计算器。④复合型：相当于函数型计算器的功能，附加日历显示、报时、时钟或打印功能。例如 fx-6100、fx-8100 等型号计算器。本附录主要介绍程序性计算器（fx-350MS）的使用，为统计资料的分析打下基础。fx-350MS 型号计算器的结构示意图如附图 1-1。

fx-350MS 型号计算器由显示屏区、功能键区、数字键区三部分组成。共有白色、黄色、红色、灰色四种颜色的按键。白色是第一功能键。黄色是第二功能键，与 SHIFT 一起联合使用。红色 A、B、C、D、E、F、X、Y、M 表示 9 个储存仓库，例如储存 90-SHIFT-STO-A，调出 RCL-A 等。灰色：REPLAY、MODE、ON 键。

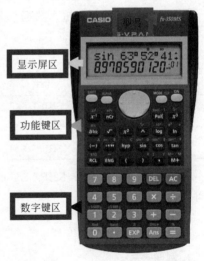

附图 1-1　fx-350MS 型号计算器的结构示意图

二、各功能键的意义

（1）开关机　①ON：开机键；②OFF（与 SHIFT 联合使用）：关机键。

（2）MODE/CLR　工作状态选择键/记忆器清除键。

（3）REPLAY　查找键，↑↓→←　移动光标到相应的位置。

（4）ALPHA　公式存储器，控制红色键。

（5）SHIFT　换档键（第二功能键），控制黄色键。

（6）RCL/STO　读取键（读取 SD 状态下的指标）/存储输入键。

（7）DEL　清除光标前的一个字符。

（8）ANS　答案记忆器（只能记住最后一次运算答案）。

（9）AC/OFF　全清除键/关机（清除独立内存以外的全部数据）。

(10) CLR（内存清除键）　①MC1：清除所有变量的数值；②MODE：清除计算模式；③ALL：初始化计算器模式和设置（全部清除）。

(11) 独立运算器 M 的记忆功能　Shift M-：表示累减；M+：表示累加

三、工作状态选择键 MODE 的使用

(1) MODE

① COMP：基本计算。

② SD：统计计算（单变量统计）。

③ REG：回归计算。

(2) MODE MODE

① DEG：角度计算。

② RAD：弧度计算。

③ GRA：百分度计算。

(3) MODE MODEMODE

① Fix：小数位数设定。

② Sci：有效位数设定。

③ Norm：指数显示。

(4) 1 表示科学记数法显示，2 表示普通现实。

四、单变量统计计算

(1) 选择工作状态　MODE 2 SD 状态。

(2) 清零　SHIFT CLR 1 ＝。

(3) 输入数据　例如输入数据 1、2、3、4、5。操作：1M+、2M+、3M+、4M+、5M+。

(4) 读取结果　见附表 1-1。

附表 1-1　SD 状态下统计量的读取

统计量	执行健操作	统计量	执行健操作
ΣX^2	SHIFT S-SUM 1	$\overline{X}$	SHIFT S-VAR 1
ΣX	SHIFT S-SUM 2	$X\sigma_n(\sigma_n)$	SHIFT S-VAR 2
n	SHIFT S-SUM 3	$X\sigma_{n-1}(\sigma_{n-1})$	SHIFT S-VAR 3

(5) 输入错误时，按 REPALY 的 ↑↓ 键到输错数据后，然后输入正确数值，按"＝"即可。

五、频数表资料计算

1. 例题

频数表资料如附表 1-2。

附表 1-2　频数表资料

X 取值	频数	X 取值	频数
18	4	22	30
20	24	24	20

(1) 选择工作状态　MODE 2 SD 状态。

(2) 清零　SHIFT CLR 1 ＝。

(3) 输入数据

X	SHIFT，	f	M+
18	SHIFT，	4	M+
20	SHIFT，	24	M+
22	SHIFT，	30	M+
24	SHIFT，	20	M+

2. 读取结果

见附表 1-3。

附表 1-3　SD 状态下统计量的读取

统计量	执行健操作	统计量	执行健操作
ΣX^2	SHIFT S-SUM 1	$\overline{X}$	SHIFT S-VAR 1
ΣX	SHIFT S-SUM 2	$X\sigma_n(\sigma_n)$	SHIFT S-VAR 2
n	SHIFT S-SUM 3	$X\sigma_{n-1}(\sigma_{n-1})$	SHIFT S-VAR 3

六、相关和回归计算

(1) 清除计算器所有内存　SHIFT→CLR→3(ALL)→AC。

(2) 选择计算模式　MODE→3(REG)→1(Lin)。

(3) 输入数据

X_1，　Y_1　　M+
X_2，　Y_2　　M+
X_3，　Y_3　　M+
…　　…　　…

(4) 读取结果　见附表 1-4。

附表 1-4　REG 状态下统计量的读取

统计量	执行健操作	统计量	执行健操作
Σx^2	SHIFT S-SUM 1	$\overline{x}$	SHIFT S-VAR 1
Σx	SHIFT S-SUM 2	$\overline{y}$	SHIFT S-VAR→1
n	SHIFT S-SUM 3	a	SHIFT S-VAR→→1
Σy^2	SHIFT S-SUM→1	b	SHIFT S-VAR→→2
Σy	SHIFT S-SUM→2	r	SHIFT S-VAR→→3
Σxy	SHIFT S-SUM→3		

SPSS 简介及简单操作

SPSS 是国际上流行的权威性统计分析软件之一,其英文名称原为 Statistics Package for Social Sciences(社会科学统计软件包),现在随着产品服务领域的扩大和服务深度的增加,其英文全称改为 Statistical Product and Service Solutions(统计产品和服务解决方案)。

SPSS 由美国斯坦福大学的三位不同专业的研究生 Norman H. Nie、C. Hadklai Hull 和 Dale H. Bent 研发于 1968 年。1984 年推出用于个人电脑的 SPSS/PC+,基于 DOS 环境;1992 年推出 Windows 版本,随后不断升级更新,现在已经更新到 24.0 版本。

SPSS 与其他国际权威软件相比,虽然也可以通过编辑程序来进行,但其最显著的特点是采用菜单和对话框方式,绝大多数采用鼠标点击就可以完成。因此,SPSS 以易于操作而成为最受欢迎的统计软件之一。

一、SPSS 的窗口及菜单

1. SPSS 的窗口

SPSS 常用的主要操作窗口有三个:数据编辑窗口(Data Editor)、结果输出窗口(Viewer)和程序编辑窗口(Syntax Editor)。每个窗口都有自己的命令菜单。三个基本窗口都可以从菜单选择 File→New 中打开,其中结果输出窗口和程序编辑窗口可以同时打开多个。

(1)数据编辑窗口　启动 SPSS 以后,数据编辑窗口将首先自动打开。数据编辑窗主要是用于对数据文件的录入、修改、管理等。在 SPSS 软件中一次只能打开和显示一个数据文件。当打开新的数据文件时,系统自动关闭前一个数据文件。SPSS 中数据文件以 .sav 格式保存。

数据编辑窗口由数据窗口(Date View)和变量窗口(Variable View)组成,两个窗口可切换显示。在数据窗口中以数据一览表形式显示数据,可以输入或修改各变量值。数据窗口一行为一个观测(case),一列是一个变量(variable)。变量窗口可以定义、编辑和显示变量的名称、类型、长度、标签等信息。

(2)结果输出窗口　所有统计分析结果,包括文本、图形和表格形式,均显示在结果输出窗口内。系统启动时并不打开输出窗口,当执行统计分析后,结果输出窗口会自动打开,并显示处理结果或提示出错信息。之后执行的结果会陆续添加在结果输出窗口内。

结果输出窗口左侧是一个导航栏,点击左侧不同标题,右侧的内容窗口会自动切换到相应的输出内容。右侧输出内容包括统计分析的统计图、统计表和文字说明。双击右侧内容窗的文本、图形和表格可激活相应的编辑器以编辑相应内容和格式,比如文本的字体、表中的线条粗细及颜色、图形的颜色、线条、注释和标题等。

SPSS 软件的输出结果以 .spo 格式保存。在 SPSS 环境下可以浏览、打印,也可以 .txt 或 .htm 格式导出,可以通过复制、粘贴等操作插入到其他文件中。

(3) 程序编辑窗口　在 SPSS 软件中,可以通过 file→new→Syntax 打开程序编辑窗口,也可以在对话框选择操作过程中单击 Paste 按钮,自动打开程序编辑窗口,同时操作过程的相应程序语句会自动按顺序出现在程序编辑窗口中。这是一个文本编辑器,用户可以自由修改、编辑程序,最终可存为以 .sps 为扩展名的程序文件供以后调用。点击程序编辑窗中的 Run 菜单可发送并运行当前程序,运行结果自动产生在结果窗口。

2. SPSS 的菜单

SPSS 的主界面主要由 10 个菜单项目组成,其内容为:

File	文件操作
Edit	文本编辑
View	视图
Data	数据文件的建立和编辑
Transform	数据转换
Analyze	统计分析
Graphs	统计图表的建立和编辑
Utilities	实用的一些工具
Window	窗口信息与控制
Help	帮助

每个菜单都包括一系列功能,用鼠标点击即可出现下拉式菜单,供读者进一步选择和操作。

二、数据文件的建立

数据文件的建立是指把科研工作过程中采集的各种信息、数据以某种方式存入到计算机的磁盘中,建立可以随时存取、修改、统计分析的数据文件的全过程。

1. 定义变量

定义变量包括定义变量名、变量类型、变量长度、变量标签、变量值标签、缺失值和变量显示格式等。

(1) 激活定义变量的窗口　启动 SPSS 后,首先进入数据窗口,鼠标点击界面下面的"Variable View",此时屏幕切换到"Variable View"定义变量窗口;或者在"Data View"窗口中双击"var"单元格,屏幕自动切换到"Variable View"定义变量窗口。

(2) 定义变量　在"Variable View"定义变量窗口可以对变量进行定义。具体内容为:

Name:变量名,对变量进行命名。

Type:变量类型。Type 对话框中列出如下 8 种数据类型:

　Numeric:数值型,同时定义数值的宽度(Width)和小数位数(Decimal Places);

　Comma:带逗号的数值型;

　Dot:3 位加点数值型;

　Scientific notation:科学记数型;

　Date:日期型,用户可从系统提供的形式中选择自己需要的日期显示形式;

　Dollar:货币型,显示形式为数值前有 $;

　Custom currency:常用型,显示为整数部分每 3 位加一逗号;

　String:字符型,用户可定义字符长度(Characters)。

Width:变量宽度。

Decimals：小数位数。
Label：变量标签，对变量含义的解释及说明。
Values：变量值标签，对变量取值的说明。
Missing：缺失值，定义变量的缺失值。
Columns：数据列宽，指定数据列的宽度。
Align：对齐方式，指定变量值的对齐方式，包括左对齐、居中和右对齐。
Measure：变量的测量尺度，分为定量变量、等级变量和定性变量三种。

2. 数据录入

在主窗口下部，点击"Data View"，可以得到数据文件的二维表格。按照变量或者记录输入数据。

3. 数据文件的保存

点击主菜单中的"File"，在下拉菜单中，点击"Save"或"Save As"，在弹出对话框中输入文件名及路径。

4. 其他类型数据文件的读入

SPSS有很好的兼容性，可以读取和导入SPSS（*.sav）、Excel（*.xls）、dBase（*.dbf）、ASCII（*.dat，*.txt）、Access（*.mdb）、Lotus（*.w）、Foxpro（*.dbc）和SAS等软件产生的数据文件。读取数据的具体步骤为：打开"Open File"对话框，下拉菜单中点击"Open"，在弹出小菜单中选择"Data"点击之，屏幕出现"Open Data File"的对话框；选择相应的文件类型；然后选择指定文件所在的路径并找到文件；指定文件名，点击"OK"即可打开文件。

三、数据的整理和转换

1. 选择操作对象

在对数据进行剪切、拷贝、粘贴之前，首先要选定操作对象。选择每个变量或观察单位，光标定位选定的变量名或观察单位序号，单击鼠标左键；选择多个变量或者多个观察单位方法同Excel中操作。

2. 数据剪切、拷贝和粘贴

（1）剪切 选择要剪切的内容，从"Edit"菜单项中选择"Cut"，或点击右键选择"Cut"，或鼠标左键点击工具栏的图标按钮，或同时按下"Ctrl"和"X"。

（2）拷贝 选择要拷贝的内容，从"Edit"菜单项中选择"Copy"，或点击右键选择"Copy"，或鼠标左键点击工具栏的图标按钮，或同时按下"Ctrl"和"C"。

（3）粘贴 首先剪切或复制相应内容并移动光标到相应位置，从"Edit"菜单项中选择"Paste"，或点击右键选择"Paste"，或鼠标左键点击工具栏的图标按钮，或同时按下"Ctrl"和"V"。

3. 数据搜索

（1）搜索指定的记录号 从"Data"主菜单中选择"Go To Case…"，在弹出对话框中键入欲搜索的记录号。

（2）搜索指定数据的单元格 如搜索变量"年龄"中变量值为"15"的单元格，步骤为光标移动到"年龄"所在列，点击鼠标左键，从"Edit"菜单项中选择"Find…"；弹出对话框中键入"15"。

4. 变量和观察单位的插入和删除

（1）插入变量 光标定位插入位置，点击左键，"Data"主菜单中选择"Insert Variable"

或者点击右键选择"Insert Variable"。

（2）删除变量 光标定位相应变量，"Edit"菜单中选择"Cut"或"Clear"，或者点击"Delete"。

（3）插入观察单位 光标定位插入位置，点击左键，"Data"主菜单中选择"Insert Case"或者点击右键选择"Insert Case"。

（4）删除观察单位 光标定位相应变量，"Edit"菜单中选择"Cut"或"Clear"，或者点击"Delete"。

5. 观察值排序

操作步骤是从"Data"主菜单项中选择"Sort Case…"，弹出"Sort Case"对话框。对话框中填入排序基于的变量，然后选择"Ascending（升序）"，或者"Descending（降序）"。

6. 数据的拆分

数据可根据需要，事先按用户的指定作分组，此后的所有分析都将按这种分组进行，除非取消数据拆的命令。数据拆分的方法：选 Data 菜单的 Split File…命令项，弹出 Split File 对话框，选择 compare groups 表示此后都按指定的分组方式作相同项目的分析，将 1 个或多个分组变量选入 Groups Based on 框来作分组的依据。若在数据拆之后要取消这种分组，可选 Analyze all cases 项恢复。

7. 数据的选择

该过程可以从所有资料中选择一些数据进行统计分析。选 Data 菜单的 Select Cases…命令项，弹出 Select Cases 对话框，SPSS 提供如下几种选择方法。

① All cases：所有的观察例数都被选择，该选项可用于解除先前的选择。
② If condition is satisfied：按指定条件选择。
③ Random sample of cases：对观察单位进行随机抽样，有大概抽样（Approximately）和精确抽样（Exactly）两种选择分式。
④ Based on time or case range：顺序抽样。
⑤ Use filter variable：用指定的变量作过滤。

8. 变量的加权

选 Data 菜单的 Weight Cases…命令，可对数值变量进行加权。在弹出的 Weight Cases 对话框中，Do not weight cases 表示不做加权，这可用于对做过加权的变量取消加权；Weight cases by 表示选择 1 个变量做加权。在加权操作中，系统只对数值变量进行有效加权，大于 0 的数按变量的实际值加权，0、负数和缺失值加权为 0。

9. 数据的运算

选 Transform 菜单的 Compute…命令，既可对选定的变量进行运算操作，同时可通过运算操作生成新的变量。在弹出的 Compute Variable 对话框中，Target Variable 用于指定一个变量（可以是已有变量，也可以是新变量），点击 Type & Label…钮确定变量类型及变量标签。在 Numeric Expression 框中键入运算公式，SPSS 提供计算器和 82 种函数（在 Functions 框内）；If…钮会弹出 Compute Variable：If Cases 对话框，可指定符合条件的变量参与运算。

10. 变量的重新赋值

SPSS 可对变量的取值重新赋予新值。这种操作只适用于数值型变量。选 Transform 菜单的 Recode 命令，此时有两种选择：一是对变量重新赋值（Into Same Variables…），一是对新生成变量或其他变量进行赋值（Into Different Variables…）。Recode 方法不能进行运算，只能根据指定变量值作数值转换，且这种转换是单一数值的转换。在两种赋值情况下，用户均可点击 If…钮指定条件来确定参与清点的观察单位。

四、实现常用统计分析方法计算

1. 实现描述性统计

（1）Frequencies 过程　Analyze→Descriptive Statistics→Frequencies→因变量选入 Variable（s）→选择 Statistics→在 Statistics 对话框中选择与数据资料相配的描述统计量（可勾选 Quartiles、Mean、Median 等统计量）→点击 OK。

（2）Descriptives 过程　Analyze→Descriptive Statistics→Descriptives→因变量选入 Variable（s）→Options 对话框→根据需要勾选 Mean \ Std. deviation \ Variance……→点击 OK。

（3）Explore 过程　Analyze→Descriptive Statistics→Explore→将因变量选入 Dependent List 框中→Display 复选框中勾选 Both→Statistics 对话框→勾选 Descriptives→Confidence Interval for Mean 95 %（系统默认值为 95%）→Continue→Plots 对话框（选择需要的描述性统计图）→Options 对话框→勾选 Exclude cases listwise（系统默认）→点击 OK。

2. 实现 t 检验

（1）单样本 t 检验　Analyze→Compare Means→One Sample T Test 进入单样本资料 t 检验模块。将分析变量选入 Test Variable（s）的变量列表中→在 Test Value 后输入需要比较的总体均数→点击 OK。

（2）配对样本资料 t 检验　Analyze→Compare Means→Paired Sample T Test 进入配对样本资料 t 检验模块。将一对分析变量同时选入 Test Variable（s）的变量列表中→点击 OK。

（3）两独立样本 t 检验　Analyze→Compare Means→Independent Sample T Test 进入两独立样本资料 t 检验模块。将分析变量选入 Test Variable（s）的变量列表中→将分组变量选入 Grouping Variable 中→单击"Define Groups"按钮→定义 Group1 和 Group2，点击 Continue→点击 OK。

3. 实现方差分析

（1）单因素方差分析　Analyze→Compare Means→One-Way ANOVA，进入单因素方差分析模块。在 One-Way ANOVA 窗口因变量选入 Dependent List 变量列表中→将分组变量选入 Factor 中→单击 Options，在 Statistics 中勾选 Descriptive 和 Homogeneity of variance test 表示进行分组统计描述和方差齐性检验，单击 Continue→点击 Post Hoc 对话框，勾选相应的两两比较方法，单击 Continue→点击 OK。

（2）随机区组方差分析　Analyze→General Linear Model→Univariate，进入随机区组方差分析模块。在 Univariate 窗口因变量选入 Dependent Variable 变量列表中，将分组变量选入固定效应因素（Fixed Factors）变量列表中→单击 Model 对话框，选择 Custom 自主建立模型，将固定效应因素的主效应（main effect）通过 Build Terms 的箭头选入方程，单击 Continue→单击 Post Hoc 对话框，将处理因素选入 Post Hoc Tests for 的框中并勾选相应的两两比较方法，对其进行两两比较，单击 Continue→点击 OK。

4. 实现 χ^2 检验

（1）行×列表及四格表 χ^2 检验　Analyze→Descriptive Statistics→Crosstabs 菜单下，按照需要将变量分别选入 Row（s）和 Column（s）→选择 Statistics 对话框，勾选 Chi-square，点击 Continue→点击 OK。

（2）配对 χ^2 检验　　Analyze→Descriptive Statistics→Crosstabs 菜单下，按照需要将变量分别选入 Row（s）和 Column（s）→选择 Statistics 对话框，勾选 McNemar，点击 Continue→点击 OK。

5. 实现秩和检验

（1）配对设计两样本比较的秩和检验　　Analyze→Nonparametric Tests →2 Related Samples Tests，进入主对话框。将变量列中相关变量选到右边变量表中，Test Type 中选择 Wilcoxon 方法（符号秩和检验）→Option 对话框中在 Statistics 栏中勾选 Descriptive 和 Quartiles，点击 Continue 钮返回 2 Related Samples Tests 对话框→点击 OK。

（2）两个独立样本比较的秩和检验　　Analyze→Nonparametric Tests→2 independent Samples→将对话框左侧要检验的变量选中移入 Test Variable List 框内，将分组变量调入 Grouping Variables→点击 Define Group，定义 Group 1 和 Group 2 的数值，之后点击 Continue 钮返回 2 Independent Samples Test 对话框→点击 OK。

（3）多个独立样本比较的秩和检验　　Analyze→Nonparametric Tests→K Independent Samples→将对话框左侧要检验的变量选中移入 Test Variable List 框内，将分组变量调入 Grouping Variables→点击 Define Group 按钮，在弹出的 K Independent Samples：Define Range 对话框内定义 Minimum 和 Maximum 的数值，之后点击 Continue 钮返回 K Independent Samples Test 对话框→点击 OK。

6. 实现线性相关与线性回归

（1）线性相关　　Analyze→Correlate→Bivariate…→将分析变量选入 Variables 中→在 Correlation Coefficients 中选择 Pearson→在 Test of Significance 中选择 Two-tailed（双侧检验）→点击 OK。

（2）线性回归　　Analyze→Regression→Linear，弹出 Linear Regression 主对话框，自变量选入 Independent 框，因变量选入 Dependent 框→单击 Statistics，打开 Statistics 对话框，选择 Descriptives、Estimates、Model fit，点击 Continue→点击 OK。

附录三

统计用表

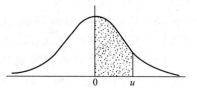

附表 3-1 标准正态曲线下的面积表

u	0	1	2	3	4	5	6	7	8	9
0.0	0.0000	0.0040	0.0080	0.0120	0.0160	0.0199	0.0239	0.0276	0.0319	0.0359
0.1	0.0398	0.0438	0.0478	0.0517	0.0557	0.0596	0.0636	0.0675	0.0714	0.0754
0.2	0.0793	0.0832	0.0871	0.0910	0.0948	0.0987	0.1026	0.1064	0.1103	0.1141
0.3	0.1179	0.1217	0.1255	0.1293	0.1331	0.1368	0.1406	0.1443	0.1480	0.1517
0.4	0.1554	0.1591	0.1628	0.1664	0.1700	0.1736	0.1772	0.1808	0.1844	0.1879
0.5	0.1915	0.1950	0.1985	0.2019	0.2054	0.2088	0.2123	0.2157	0.2190	0.2224
0.6	0.2258	0.2291	0.2324	0.2357	0.2389	0.2422	0.2454	0.2486	0.2518	0.2549
0.7	0.2580	0.2612	0.2642	0.2673	0.2704	0.2734	0.2764	0.2794	0.2823	0.2852
0.8	0.2881	0.2910	0.2939	0.2967	0.2996	0.3023	0.3051	0.3078	0.3106	0.3133
0.9	0.3159	0.3186	0.3212	0.3238	0.3264	0.3289	0.3316	0.3340	0.3365	0.3389
1.0	0.3413	0.3438	0.3461	0.3485	0.3508	0.3531	0.3554	0.3577	0.3599	0.3621
1.1	0.3643	0.3665	0.3686	0.3708	0.3729	0.3749	0.3770	0.3790	0.3810	0.3830
1.2	0.3849	0.3869	0.3888	0.3907	0.3925	0.3944	0.3962	0.3980	0.3997	0.4015
1.3	0.4032	0.4049	0.4066	0.4082	0.4099	0.4115	0.4131	0.4147	0.4162	0.4177
1.4	0.4192	0.4207	0.4222	0.4236	0.4251	0.4265	0.4270	0.4292	0.4306	0.4319
1.5	0.4332	0.4345	0.4357	0.4370	0.4382	0.4394	0.4406	0.4418	0.4429	0.4441
1.6	0.4452	0.4463	0.4474	0.4484	0.4495	0.4505	0.4515	0.4525	0.4535	0.4545
1.7	0.4554	0.4564	0.4573	0.4582	0.4591	0.4599	0.4608	0.4616	0.4625	0.4633
1.8	0.4641	0.4649	0.4656	0.4664	0.4671	0.4678	0.4686	0.4693	0.4699	0.4706
1.9	0.4713	0.4719	0.4726	0.4732	0.4733	0.4744	0.4750	0.4756	0.4761	0.4767
2.0	0.4772	0.4778	0.4783	0.4788	0.4793	0.4798	0.4803	0.4808	0.4812	0.4817
2.1	0.4821	0.4826	0.4830	0.4834	0.4838	0.4842	0.4846	0.4850	0.4854	0.4857
2.2	0.4861	0.4864	0.4868	0.4871	0.4875	0.4878	0.4881	0.4884	0.4887	0.4890
2.3	0.4893	0.4896	0.4898	0.4901	0.4904	0.4906	0.4909	0.4911	0.4913	0.4916
2.4	0.4918	0.4920	0.4922	0.4925	0.4927	0.4929	0.4931	0.4932	0.4934	0.4936
2.5	0.4938	0.4940	0.4941	0.4943	0.4945	0.4946	0.4948	0.4949	0.4951	0.4952
2.6	0.4953	0.4955	0.4956	0.4957	0.4959	0.4960	0.4961	0.4962	0.4963	0.4964
2.7	0.4965	0.4966	0.4967	0.4968	0.4960	0.4970	0.4971	0.4972	0.4973	0.4974
2.8	0.4974	0.4975	0.4976	0.4977	0.4977	0.4978	0.4979	0.4979	0.4980	0.4981
2.9	0.4981	0.4982	0.4982	0.4983	0.4984	0.4984	0.4985	0.4985	0.4986	0.4986
3.0	0.4987	0.4987	0.4987	0.4988	0.4998	0.4989	0.4989	0.4989	0.4990	0.4990
3.1	0.4990	0.4991	0.4991	0.4991	0.4992	0.4992	0.4992	0.4992	0.4993	0.4993
3.2	0.4993	0.4993	0.4994	0.4994	0.4994	0.4994	0.4994	0.4995	0.4995	0.4995
3.3	0.4995	0.4995	0.4995	0.4996	0.4996	0.4996	0.4996	0.4996	0.4996	0.4997
3.4	0.4997	0.4997	0.4997	0.4997	0.4997	0.4997	0.4907	0.4997	0.4997	0.4998
3.5	0.4998	0.4998	0.4998	0.4998	0.4998	0.4998	0.4998	0.4998	0.4998	0.4998
3.6	0.4998	0.4998	0.4999	0.4999	0.4999	0.4999	0.4999	0.4999	0.4999	0.4999
3.7	0.4999	0.4999	0.4999	0.4999	0.4999	0.4999	0.4999	0.4999	0.4999	0.4999
3.8	0.4999	0.4999	0.4999	0.4999	0.4999	0.4999	0.4999	0.4999	0.4999	0.4999
3.9	0.5000	0.5000	0.5000	0.5000	0.5000	0.5000	0.5000	0.5000	0.5000	0.5000

附表 3-2　t 界值表

ν	双侧： 单侧：	0.50 0.25	0.20 0.10	0.10 0.05	0.05 0.025	0.02 0.01	0.01 0.005	0.005 0.0025	0.002 0.001	0.001 0.0005
1		1.000	3.078	6.314	12.706	31.821	63.657	127.321	318.309	636.619
2		0.816	1.886	2.920	4.303	6.965	9.925	14.089	22.327	31.599
3		0.765	1.638	2.353	3.182	4.541	5.841	7.453	10.215	12.924
4		0.741	1.533	2.132	2.776	3.747	4.604	5.598	7.173	8.610
5		0.727	1.476	2.015	2.571	3.365	4.032	4.773	5.893	6.869
6		0.718	1.440	1.943	2.447	3.143	3.707	4.317	5.208	5.959
7		0.711	1.415	1.895	2.365	2.998	3.499	4.029	4.785	5.408
8		0.706	1.397	1.860	2.306	2.896	3.355	3.833	4.501	5.041
9		0.703	1.383	1.833	2.262	2.821	3.250	3.690	4.297	4.781
10		0.700	1.372	1.812	2.228	2.764	3.169	3.581	4.144	4.587
11		0.697	1.363	1.796	2.201	2.718	3.106	3.497	4.025	4.437
12		0.695	1.356	1.782	2.179	2.681	3.055	3.428	3.930	4.318
13		0.694	1.350	1.771	2.160	2.650	3.012	3.372	3.852	4.221
14		0.692	1.345	1.761	2.145	2.624	2.977	3.326	3.787	4.140
15		0.691	1.341	1.753	2.131	2.602	2.947	3.286	3.733	4.073
16		0.690	1.337	1.746	2.120	2.583	2.921	3.252	3.686	4.015
17		0.689	1.333	1.740	2.110	2.567	2.898	3.222	3.646	3.965
18		0.688	1.330	1.734	2.101	2.552	2.878	3.197	3.610	3.922
19		0.688	1.328	1.729	2.093	2.539	2.861	3.174	3.579	3.883
20		0.687	1.325	1.725	2.086	2.528	2.845	3.153	3.552	3.850
21		0.686	1.323	1.721	2.080	2.518	2.831	3.135	3.527	3.819
22		0.686	1.321	1.717	2.074	2.508	2.819	3.119	3.505	3.792
23		0.685	1.319	1.714	2.069	2.500	2.807	3.104	3.485	3.768
24		0.685	1.318	1.711	2.064	2.492	2.797	3.091	3.467	3.745
25		0.684	1.316	1.708	2.060	2.485	2.787	3.078	3.450	3.725
26		0.684	1.315	1.706	2.056	2.479	2.779	3.067	3.435	3.707
27		0.684	1.314	1.703	2.052	2.473	2.771	3.057	3.421	3.690
28		0.683	1.313	1.701	2.048	2.467	2.763	3.047	3.408	3.674
29		0.683	1.311	1.699	2.045	2.462	2.756	3.038	3.396	3.659
30		0.683	1.310	1.697	2.042	2.457	2.750	3.030	3.385	3.646
31		0.682	1.309	1.696	2.040	2.453	2.744	3.022	3.375	3.633
32		0.682	1.309	1.694	2.037	2.449	2.738	3.015	3.365	3.622
33		0.682	1.308	1.692	2.035	2.445	2.733	3.008	3.356	3.611
34		0.682	1.307	1.091	2.032	2.441	2.728	3.002	3.348	3.601
35		0.682	1.306	1.690	2.030	2.438	2.724	2.996	3.340	3.591
36		0.681	1.306	1.688	2.028	2.434	2.719	2.990	3.333	3.582
37		0.681	1.305	1.687	2.026	2.431	2.715	2.985	3.326	3.574
38		0.681	1.304	1.686	2.024	2.429	2.712	2.980	3.319	3.566
39		0.681	1.304	1.685	2.023	2.426	2.708	2.976	3.313	3.558
40		0.681	1.303	1.684	2.021	2.423	2.704	2.971	3.307	3.551
50		0.679	1.299	1.676	2.009	2.403	2.678	2.937	3.261	3.496
60		0.679	1.296	1.671	2.000	2.390	2.660	2.915	3.232	3.460
70		0.678	1.294	1.667	1.994	2.381	2.648	2.899	3.211	3.436
80		0.678	1.292	1.664	1.990	2.374	2.639	2.887	3.195	3.416
90		0.677	1.291	1.662	1.987	2.368	2.632	2.878	3.183	3.402
100		0.677	1.290	1.660	1.984	2.364	2.626	2.871	3.174	3.390
200		0.676	1.286	1.653	1.972	2.345	2.601	2.839	3.131	3.340
500		0.675	1.283	1.648	1.965	2.334	2.586	2.820	3.107	3.310
1000		0.675	1.282	1.646	1.962	2.330	2.581	2.813	3.098	3.300
∞		0.6745	1.2816	1.6449	1.9600	2.3263	2.5758	2.8070	3.0902	3.2905

附表 3-3　F 界值表（方差齐性检验用，$P=0.05$，双侧）

n_2-1	n_1-1													
	2	3	4	5	6	7	8	9	10	12	15	20	30	60	∞
1	799	864	899	922	937	948	957	963	969	977	985	993	1001	1010	1018
2	39.0	39.2	39.2	39.3	39.3	39.3	39.4	39.4	39.4	39.4	39.4	39.4	39.5	39.5	39.5
3	10.0	15.4	15.1	14.9	14.7	14.6	14.5	14.5	14.4	14.3	14.2	14.2	14.1	14.0	13.9
4	10.6	9.98	9.60	9.36	9.20	9.07	8.98	8.90	8.84	8.75	8.66	8.56	8.46	8.36	8.26
5	8.43	7.76	7.39	7.16	6.98	6.85	6.76	6.68	6.62	6.52	6.43	6.33	6.23	6.12	6.01
6	7.26	6.60	5.23	5.99	5.82	5.69	5.60	5.52	5.46	5.37	5.27	5.17	5.06	4.96	4.85
7	6.54	5.89	5.52	5.28	5.12	4.99	4.90	4.82	4.76	4.67	4.57	4.47	4.36	4.25	4.14
8	6.06	5.42	5.05	4.82	4.65	4.53	4.43	4.36	4.29	4.20	4.10	4.00	3.89	3.78	3.67
9	5.71	5.08	4.72	4.48	4.32	4.20	4.10	4.03	3.96	3.87	3.77	3.67	3.56	3.45	3.33
10	5.46	4.83	4.47	4.24	4.07	3.95	3.85	3.78	3.72	3.62	3.52	3.42	3.31	3.20	3.08
11	5.26	4.63	4.27	4.04	3.88	3.76	3.66	3.59	3.53	3.43	3.33	3.23	3.12	3.00	2.88
12	5.10	4.47	4.12	3.89	3.73	3.61	3.51	3.44	3.37	3.28	3.18	3.07	2.96	2.85	2.72
13	4.96	4.35	4.00	3.77	3.60	3.48	3.39	3.31	3.25	3.15	3.05	2.95	2.84	2.72	2.59
14	4.86	4.24	3.89	3.66	3.50	3.38	3.28	3.21	3.15	3.05	2.95	2.84	2.73	2.61	2.49
15	4.76	4.15	3.80	3.58	3.41	3.29	3.20	3.12	3.06	2.96	2.86	2.76	2.64	2.52	2.39
16	4.69	4.08	3.73	3.50	3.34	3.22	3.12	3.05	2.99	2.89	2.79	2.68	2.57	2.45	2.32
17	4.62	4.01	3.66	3.44	3.28	3.16	3.06	2.98	2.92	2.82	2.72	2.62	2.50	2.38	2.25
18	4.56	3.95	3.61	3.38	3.22	3.10	3.00	2.93	2.87	2.77	2.67	2.56	2.44	2.32	2.19
19	4.51	3.90	3.56	3.33	3.17	3.05	2.96	2.88	2.82	2.72	2.62	2.51	2.39	2.27	2.13
20	4.46	3.86	3.51	3.29	3.13	3.01	2.91	2.84	2.77	2.68	2.57	2.46	2.35	2.22	2.08
21	4.42	3.82	3.47	3.25	3.09	2.97	2.87	2.80	2.73	2.64	2.53	2.42	2.31	2.18	2.04
22	4.38	3.73	3.44	3.21	3.05	2.93	2.84	2.76	2.70	2.60	2.50	2.39	2.27	2.14	2.00
23	4.35	3.75	3.41	3.18	3.02	2.90	2.81	2.73	2.67	2.57	2.47	2.36	2.24	2.11	1.97
24	4.32	3.72	3.38	3.15	2.99	2.87	2.78	2.70	2.64	2.54	2.44	2.33	2.21	2.08	1.93
25	4.29	3.69	3.35	3.13	2.97	2.85	2.75	2.68	2.61	2.51	2.41	2.30	2.18	2.05	1.91
26	4.26	3.67	3.33	3.10	2.94	2.82	2.73	2.65	2.59	2.49	2.39	2.28	2.16	2.03	1.88
27	4.24	3.65	3.31	3.08	2.92	2.80	2.71	2.63	2.57	2.47	2.36	2.25	2.13	2.00	1.85
28	4.22	3.63	3.29	3.06	2.90	2.78	2.69	2.61	2.55	2.45	2.34	2.23	2.11	1.98	1.83
29	4.20	3.61	3.27	3.04	2.88	2.76	2.67	2.59	2.53	2.43	2.32	2.21	2.09	1.96	1.81
30	4.18	3.59	3.25	3.03	2.87	2.75	2.65	2.57	2.51	2.41	2.31	2.19	2.07	1.94	1.79
31	4.16	3.57	3.23	3.01	2.85	2.73	2.63	2.56	2.49	2.40	2.29	2.18	2.06	1.92	1.77
32	4.15	3.56	3.22	2.99	2.84	2.71	2.62	2.54	2.48	2.38	2.27	2.16	2.04	1.90	1.75
33	4.13	3.54	3.20	2.98	2.82	2.70	2.61	2.53	2.47	2.37	2.26	2.15	2.03	1.89	1.73
34	4.12	3.53	3.19	2.97	2.81	2.69	2.59	2.52	2.45	2.35	2.25	2.13	2.01	1.87	1.72
35	4.11	3.52	3.18	2.96	2.80	2.68	2.58	2.50	2.44	2.34	2.23	2.12	2.00	1.86	1.70
36	4.09	3.50	3.17	2.94	2.78	2.66	2.57	2.49	2.43	2.33	2.22	2.11	1.99	1.85	1.69
37	4.08	3.49	3.16	2.93	2.77	2.65	2.56	2.48	2.42	2.32	2.21	2.10	1.97	1.84	1.67
38	4.07	3.48	3.14	2.92	2.76	2.64	2.55	2.47	2.41	2.31	2.20	2.09	1.96	1.82	1.66
39	4.06	3.47	3.13	2.91	2.75	2.63	2.54	2.46	2.40	2.30	2.19	2.08	1.95	1.81	1.65
40	4.05	3.46	3.13	2.90	2.74	2.62	2.53	2.45	2.39	2.29	2.18	2.07	1.94	1.80	1.64
42	4.03	3.45	3.11	2.89	2.73	2.61	2.51	2.43	2.37	2.27	2.16	2.05	1.92	1.78	1.61
44	4.02	3.43	3.09	2.87	2.71	2.59	2.50	2.42	2.35	2.25	2.15	2.03	1.91	1.77	1.60
46	4.00	3.41	3.08	2.86	2.70	2.58	2.48	2.40	2.34	2.24	2.13	2.02	1.89	1.75	1.58
48	3.99	3.40	3.07	2.84	2.68	2.56	2.47	2.39	2.33	2.23	2.12	2.01	1.88	1.73	1.56
50	3.97	3.39	3.05	2.83	2.67	2.56	2.46	2.38	2.32	2.22	2.11	1.99	1.87	1.72	1.54
60	3.92	3.34	3.01	2.79	2.63	2.51	2.41	2.33	2.27	2.17	2.06	1.94	1.81	1.67	1.48
80	3.86	3.28	2.95	2.73	2.57	2.45	2.35	2.28	2.21	2.11	2.00	1.88	1.75	1.60	1.40
120	3.80	3.23	2.89	2.67	2.51	2.39	2.30	2.22	2.16	2.05	1.94	1.82	1.69	1.53	1.31
240	3.75	3.17	2.84	2.62	2.46	2.34	2.24	2.17	2.10	2.00	1.89	1.77	1.63	1.46	1.20
∞	3.69	3.12	2.79	2.57	2.41	2.29	2.19	2.11	2.05	1.94	1.83	1.71	1.57	1.39	1.00

附表 3-4　F 界值表（方差分析用）

$P = 0.05$, n_1 1~20

n_2	n_1														
	1	2	3	4	5	6	7	8	9	10	12	14	16	18	20
1	161	200	216	225	230	234	237	239	241	242	244	245	246	247	248
2	18.5	19.0	19.2	19.2	19.3	19.3	19.4	19.4	19.4	19.4	19.4	19.4	19.4	19.4	19.4
3	10.1	9.55	9.28	9.12	9.01	8.94	8.89	8.85	8.81	8.79	8.74	8.71	8.69	8.67	8.66
4	7.71	6.94	6.59	6.39	6.26	6.16	6.09	6.04	6.00	5.96	5.91	5.87	5.84	5.82	5.80
5	6.61	5.79	5.41	5.19	5.05	4.95	4.88	4.82	4.77	4.74	4.68	4.64	4.60	4.58	4.56
6	5.99	5.14	4.76	4.53	4.39	4.28	4.21	4.15	4.10	4.06	4.00	3.96	3.92	3.90	3.87
7	5.59	4.74	4.35	4.12	3.97	3.87	3.79	3.73	3.68	3.64	3.57	3.53	3.49	3.47	3.44
8	5.32	4.46	4.07	3.84	3.69	3.58	3.50	3.44	3.39	3.35	3.28	3.24	3.20	3.17	3.15
9	5.12	4.26	3.86	3.63	3.48	3.37	3.29	3.23	3.18	3.14	3.07	3.03	2.99	2.96	2.94
10	4.96	4.10	3.71	3.48	3.33	3.22	3.14	3.07	3.02	2.98	2.91	2.86	2.83	2.80	2.77
11	4.84	3.98	3.59	3.36	3.20	3.09	3.01	2.95	2.90	2.85	2.79	2.74	2.70	2.67	2.65
12	4.75	3.89	3.49	3.26	3.11	3.00	2.91	2.85	2.80	2.75	2.69	2.64	2.60	2.57	2.54
13	4.67	3.81	3.41	3.18	3.03	2.92	2.83	2.77	2.71	2.67	2.60	2.55	2.51	2.48	2.46
14	4.60	3.74	3.34	3.11	2.96	2.85	2.76	2.70	2.65	2.60	2.53	2.48	2.44	2.41	2.39
15	4.54	3.68	3.29	3.06	2.90	2.79	2.71	2.64	2.59	2.54	2.48	2.42	2.38	2.35	2.33
16	4.49	3.63	3.24	3.01	2.85	2.74	2.66	2.59	2.54	2.49	2.42	2.37	2.33	2.30	2.28
17	4.45	3.59	3.20	2.96	2.81	2.70	2.61	2.55	2.49	2.45	2.38	2.33	2.29	2.26	2.23
18	4.41	3.55	3.16	2.93	2.77	2.66	2.58	2.51	2.46	2.41	2.34	2.29	2.25	2.22	2.19
19	4.38	3.52	3.13	2.90	2.74	2.63	2.54	2.48	2.42	2.38	2.31	2.26	2.21	2.18	2.16
20	4.35	3.49	3.10	2.87	2.71	2.60	2.51	2.45	2.39	2.35	2.28	2.22	2.18	2.15	2.12
21	4.32	3.47	3.07	2.84	2.68	2.57	2.49	2.42	2.37	2.32	2.25	2.20	2.16	2.12	2.10
22	4.30	3.44	3.05	2.82	2.66	2.55	2.46	2.40	2.34	2.30	2.23	2.17	2.13	2.10	2.07
23	4.28	3.42	3.03	2.80	2.64	2.53	2.44	2.37	2.32	2.27	2.20	2.15	2.11	2.07	2.05
24	4.26	3.40	3.01	2.78	2.62	2.51	2.42	2.36	2.30	2.25	2.18	2.13	2.09	2.05	2.03
25	4.24	3.39	2.99	2.76	2.60	2.49	2.40	2.34	2.28	2.24	2.16	2.11	2.07	2.04	2.01
26	4.23	3.37	2.98	2.74	2.59	2.47	2.39	2.32	2.27	2.22	2.15	2.09	2.05	2.02	1.99
27	4.21	3.35	2.96	2.73	2.57	2.46	2.37	2.31	2.25	2.20	2.13	2.08	2.04	2.00	1.97
28	4.20	3.34	2.95	2.71	2.56	2.45	2.36	2.29	2.24	2.19	2.12	2.06	2.02	1.99	1.96
29	4.18	3.33	2.93	2.70	2.55	2.43	2.35	2.28	2.22	2.18	2.10	2.05	2.01	1.97	1.94
30	4.17	3.32	2.92	2.69	2.53	2.42	2.33	2.27	2.21	2.16	2.09	2.04	1.99	1.96	1.93
32	4.15	3.29	2.90	2.67	2.51	2.40	2.31	2.24	2.19	2.14	2.07	2.01	1.97	1.94	1.91

n_2	n_1														
	1	2	3	4	5	6	7	8	9	10	12	14	16	18	20
34	4.13	3.28	2.88	2.65	2.49	2.38	2.29	2.23	2.17	2.12	2.05	1.99	1.95	1.92	1.89
36	4.11	3.26	2.87	2.63	2.48	2.36	2.28	2.21	2.15	2.11	2.03	1.98	1.93	1.90	1.87
38	4.10	3.24	2.85	2.62	2.46	2.35	2.26	2.19	2.14	2.09	2.02	1.96	1.92	1.88	1.85
40	4.08	3.23	2.84	2.61	2.45	2.34	2.25	2.18	2.12	2.08	2.00	1.95	1.90	1.87	1.84
42	4.07	3.22	2.83	2.59	2.44	2.32	2.24	2.17	2.11	2.06	1.99	1.93	1.89	1.86	1.83
44	4.06	3.21	2.82	2.58	2.43	2.31	2.23	2.16	2.10	2.05	1.98	1.92	1.88	1.84	1.81
46	4.05	3.20	2.81	2.57	2.42	2.30	2.22	2.15	2.09	2.04	1.97	1.91	1.87	1.83	1.80
48	4.04	3.19	2.80	2.57	2.41	2.29	2.21	2.14	2.08	2.03	1.96	1.90	1.86	1.82	1.79
50	4.03	3.18	2.79	2.56	2.40	2.29	2.20	2.13	2.07	2.03	1.95	1.89	1.85	1.81	1.78
60	4.00	3.15	2.76	2.53	2.37	2.25	2.17	2.10	2.04	1.99	1.92	1.86	1.82	1.78	1.75
80	3.96	3.11	2.72	2.49	2.33	2.21	2.13	2.06	2.00	1.95	1.88	1.82	1.77	1.73	1.70
100	3.94	3.09	2.70	2.46	2.31	2.19	2.10	2.03	1.97	1.93	1.85	1.79	1.75	1.71	1.68
125	3.92	3.07	2.68	2.44	2.29	2.17	2.08	2.01	1.96	1.91	1.83	1.77	1.72	1.69	1.65
150	3.90	3.06	2.66	2.43	2.27	2.16	2.07	2.00	1.94	1.89	1.82	1.76	1.71	1.67	1.64
200	3.89	3.04	2.65	2.42	2.26	2.14	2.06	1.98	1.93	1.88	1.80	1.74	1.69	1.66	1.62
300	3.87	3.03	2.63	2.40	2.24	2.13	2.04	1.97	1.91	1.86	1.78	1.72	1.68	1.64	1.61
500	3.86	3.01	2.62	2.39	2.23	2.12	2.03	1.96	1.90	1.85	1.77	1.71	1.66	1.62	1.59
1000	3.85	3.00	2.61	2.38	2.22	2.11	2.02	1.95	1.89	1.84	1.76	1.70	1.65	1.61	1.58
∞	3.84	3.00	2.60	2.37	2.21	2.10	2.01	1.94	1.88	1.83	1.75	1.69	1.64	1.60	1.57

$P = 0.05$, n_1 22~∞

n_2	n_1													
	22	24	26	28	30	35	40	45	50	60	80	100	200	500	∞
1	249	249	249	250	250	251	251	251	252	252	252	253	254	254	254
2	19.5	19.5	19.5	19.5	19.5	19.5	19.5	19.5	19.5	19.5	19.5	19.5	19.5	19.5	19.5
3	8.65	8.64	8.63	8.62	8.62	8.60	8.59	8.59	8.58	8.57	8.56	8.55	8.54	8.53	8.53
4	5.79	5.77	5.76	5.75	5.75	5.73	5.72	5.71	5.70	7.69	5.67	5.66	5.65	5.64	5.63
5	4.54	5.53	4.52	4.50	4.50	4.48	4.46	4.45	4.44	4.43	4.41	4.41	4.39	4.37	4.37
6	3.86	3.84	3.83	3.82	3.81	3.79	3.77	3.76	3.75	3.74	3.72	3.71	3.69	3.68	3.67
7	3.43	3.41	3.40	3.39	3.38	3.36	3.34	3.33	3.32	3.30	3.29	3.27	3.25	3.24	3.23
8	3.13	3.12	3.10	3.09	3.08	3.06	3.04	3.03	3.02	3.01	2.99	2.97	2.95	2.94	2.93
9	2.92	2.90	2.89	2.87	2.83	2.84	2.83	2.81	2.80	2.79	2.77	2.76	2.73	2.72	2.71
10	2.75	2.74	2.72	2.71	2.70	2.68	2.66	2.65	2.64	2.62	2.60	2.59	2.56	2.55	0.54
11	2.63	2.61	2.59	2.58	2.57	2.55	2.53	2.52	2.51	2.49	2.47	2.46	2.43	2.42	2.40
12	2.52	2.51	2.49	2.48	2.47	2.44	2.43	2.41	2.40	2.38	2.36	2.35	2.32	2.31	2.30
13	2.44	2.42	2.41	2.39	2.38	2.36	2.34	2.33	2.31	2.30	2.27	2.26	2.23	2.22	2.21
14	2.37	2.35	2.33	2.32	2.31	2.28	2.27	2.25	2.24	2.22	2.20	2.19	2.16	2.14	2.13
15	2.31	2.29	2.27	2.26	2.25	2.22	2.20	2.19	2.18	2.16	2.14	2.12	2.10	2.08	2.07

续表

n_2	n_1													
	22	24	26	28	30	35	40	45	50	60	80	100	200	500	∞
16	2.25	2.24	2.22	2.21	2.19	2.17	2.15	2.14	2.12	2.11	2.08	2.07	2.04	2.02	2.01
17	2.21	2.19	2.17	2.16	2.15	2.12	2.10	2.09	2.08	2.06	2.03	2.02	1.99	1.97	1.96
18	2.17	2.15	2.13	2.12	2.11	2.08	2.06	2.05	2.04	2.02	1.99	1.98	1.95	1.93	1.92
19	2.13	2.11	2.10	2.08	2.07	2.05	2.03	2.01	2.00	1.98	1.96	1.94	1.91	1.89	1.88
20	2.10	2.08	2.07	2.05	2.04	2.01	1.99	1.98	1.97	1.95	1.92	1.91	1.88	1.86	1.84
21	2.07	2.05	2.04	2.02	2.01	1.98	1.96	1.95	1.94	1.92	1.89	1.88	1.84	1.82	1.81
22	2.05	2.03	2.01	2.00	1.98	1.96	1.94	1.92	1.91	1.89	1.86	1.85	1.82	1.80	1.78
23	2.02	2.00	1.99	1.97	1.96	1.93	1.91	1.90	1.88	1.86	1.84	1.82	1.79	1.77	1.76
24	2.00	1.98	1.97	1.95	1.94	1.91	1.89	1.88	1.86	1.84	1.82	1.80	1.77	1.75	1.73
25	1.98	1.96	1.95	1.93	1.92	1.89	1.87	1.86	1.84	1.82	1.80	1.78	1.75	1.73	1.71
26	1.97	1.95	1.93	1.91	1.90	1.87	1.85	1.84	1.82	1.80	1.78	1.76	1.73	1.71	1.69
27	1.95	1.93	1.91	1.90	1.88	1.86	1.84	1.82	1.81	1.79	1.76	1.74	1.71	1.69	1.67
28	1.93	1.91	1.90	1.88	1.87	1.84	1.82	1.80	1.79	1.77	1.74	1.73	1.69	1.67	1.65
29	1.92	1.90	1.88	1.87	1.85	1.83	1.81	1.79	1.77	1.75	1.73	1.71	1.67	1.65	1.64
30	1.91	1.89	1.87	1.85	1.84	1.81	1.79	1.77	1.76	1.74	1.71	1.70	1.66	1.64	1.62
32	1.88	1.86	1.85	1.83	1.82	1.79	1.77	1.75	1.74	1.71	1.69	1.67	1.63	1.61	1.59
34	1.86	1.84	1.82	1.80	1.80	1.77	1.75	1.73	1.71	1.69	1.66	1.65	1.61	1.59	1.57
36	1.85	1.82	1.81	1.79	1.78	1.75	1.73	1.71	1.69	1.67	1.64	1.62	1.59	1.56	1.55
38	1.83	1.81	1.79	1.77	1.76	1.73	1.71	1.69	1.68	1.65	1.62	1.61	1.57	1.54	1.53
40	1.81	1.79	1.77	1.76	1.74	1.72	1.69	1.67	1.66	1.64	1.61	1.59	1.55	1.53	1.51
42	1.80	1.78	1.76	1.74	1.73	1.70	1.68	1.66	1.65	1.62	1.59	1.57	1.53	1.51	1.49
44	1.79	1.77	1.75	1.73	1.72	1.69	1.67	1.65	1.63	1.61	1.58	1.56	1.52	1.49	1.48
46	1.78	1.76	1.74	1.72	1.71	1.68	1.65	1.64	1.62	1.60	1.57	1.55	1.51	1.48	1.46
48	1.77	1.75	1.73	1.71	1.70	1.67	1.64	1.62	1.61	1.59	1.56	1.54	1.49	1.47	1.45
50	1.76	1.74	1.72	1.70	1.69	1.66	1.63	1.61	1.60	1.58	1.54	1.52	1.48	1.46	1.44
60	1.72	1.70	1.68	1.66	1.65	1.62	1.59	1.57	1.56	1.53	1.50	1.48	1.44	1.41	1.39
80	1.68	1.65	1.63	1.62	1.60	1.57	1.54	1.52	1.51	1.48	1.45	1.43	1.38	1.35	1.32
100	1.65	1.63	1.61	1.59	1.57	1.54	1.52	1.49	1.48	1.45	1.41	1.39	1.34	1.31	1.28
125	1.63	1.60	1.58	1.57	1.55	1.52	1.49	1.47	1.45	1.42	1.39	1.36	1.31	1.27	1.25
150	1.61	1.59	1.57	1.55	1.53	1.50	1.48	1.45	1.44	1.41	1.37	1.34	1.29	1.25	1.22
200	1.60	1.57	1.55	1.53	1.52	1.48	1.46	1.43	1.41	1.39	1.35	1.32	1.26	1.22	1.19
300	1.58	1.55	1.53	1.51	1.50	1.46	1.43	1.41	1.39	1.36	1.32	1.30	1.23	1.19	1.15
500	1.56	1.54	1.52	1.50	1.48	1.45	1.42	1.40	1.38	1.34	1.30	1.28	1.21	1.16	1.11
1000	1.55	1.53	1.51	1.49	1.47	1.44	1.41	1.38	1.36	1.33	1.29	1.26	1.19	1.13	1.08
∞	1.54	1.52	1.50	1.48	1.46	1.42	1.39	1.37	1.35	1.32	1.27	1.24	1.17	1.11	1.00

$P=0.01$, n_1 1~20 续表

n_2	n_1														
	1	2	3	4	5	6	7	8	9	10	12	14	16	18	20
1	4052	5000	5403	5625	5754	5859	5928	5981	6022	6056	6106	6142	6169	6190	6209
2	98.5	99.0	99.2	99.2	99.3	99.3	99.4	99.4	99.4	99.4	99.4	99.4	99.4	99.4	99.4
3	34.1	30.8	29.5	28.7	28.2	27.9	27.7	27.5	27.3	27.2	27.1	26.9	26.8	26.8	26.7
4	21.2	18.0	16.7	16.0	15.5	15.2	15.0	14.8	14.7	14.5	14.4	14.2	14.2	14.1	14.0
5	16.3	13.3	12.1	11.4	11.0	10.7	10.5	10.3	10.2	10.1	9.89	9.77	9.68	9.61	9.55
6	13.7	10.9	9.78	9.15	8.75	8.47	8.26	8.10	7.98	7.87	7.72	7.60	7.52	7.45	7.40
7	12.2	9.55	8.45	7.85	7.46	7.19	6.99	6.84	6.72	6.62	6.47	6.36	6.27	6.21	6.16
8	11.3	8.65	7.59	7.01	6.63	6.37	6.18	6.03	5.91	5.81	5.67	5.56	5.48	5.41	5.36
9	10.6	8.02	6.99	6.42	6.06	5.80	5.61	5.47	5.35	5.26	5.11	5.00	4.92	4.86	4.81
10	10.0	7.56	6.55	5.99	5.64	5.39	5.20	5.06	4.94	4.85	4.71	4.60	4.52	4.46	4.41
11	9.65	7.21	6.22	5.67	5.32	5.07	4.89	4.74	4.63	4.54	4.40	4.29	4.21	4.15	4.10
12	9.33	6.93	5.95	5.41	5.06	4.82	4.64	4.50	4.39	4.30	4.16	4.05	3.97	3.91	3.86
13	9.07	6.70	5.74	5.21	4.86	4.62	4.44	4.30	4.19	4.10	2.96	3.86	3.73	3.71	3.66
14	8.86	6.51	5.56	5.04	4.70	4.46	4.23	4.14	4.03	3.94	3.80	3.70	3.62	3.56	3.51
15	8.68	6.36	5.42	4.89	4.56	4.32	4.14	4.00	3.89	3.80	3.67	3.56	3.49	3.42	3.37
16	8.53	6.23	5.29	4.77	4.44	4.20	4.03	3.89	3.78	3.69	3.55	3.45	3.37	3.31	3.26
17	8.40	6.11	5.18	4.67	4.34	4.10	3.93	3.79	3.68	3.59	3.46	3.35	3.27	3.21	3.16
18	8.29	6.01	5.39	4.58	4.25	4.01	3.84	3.71	3.60	3.51	3.37	3.27	3.19	3.13	3.68
19	8.18	5.93	5.01	4.50	4.17	3.94	3.77	3.63	3.52	3.43	3.30	3.10	3.12	3.05	3.00
20	8.10	5.85	4.94	4.43	4.10	3.37	3.70	3.56	3.46	3.37	3.23	3.13	3.05	2.99	2.94
21	8.02	5.78	4.87	4.37	4.04	3.81	3.64	3.51	3.40	3.31	3.17	3.07	2.99	2.93	2.88
22	7.95	5.72	4.82	4.31	3.99	3.76	3.59	3.45	3.35	3.26	3.12	3.02	2.94	2.88	2.83
23	7.88	5.66	4.76	4.26	3.94	3.71	3.54	3.41	3.30	3.21	3.07	2.97	2.89	2.83	2.78
24	7.82	5.61	4.72	4.22	3.90	3.67	3.50	3.36	3.26	3.17	3.03	2.93	2.85	2.79	2.74
25	7.77	5.57	4.68	4.18	3.86	3.63	3.46	3.32	3.22	3.13	2.99	2.89	2.81	2.75	2.70
26	7.72	5.53	4.64	4.14	3.82	3.59	3.42	3.29	3.18	3.09	2.96	2.86	2.78	2.72	2.66
27	7.68	5.49	4.60	4.11	3.78	3.56	3.39	3.26	3.15	3.06	2.93	2.82	2.75	2.68	2.63
28	7.64	5.45	4.57	4.07	3.75	3.53	3.36	3.23	3.12	3.03	2.90	2.79	2.72	2.65	2.60
29	7.60	5.42	4.54	4.04	3.73	3.50	3.33	3.20	3.09	3.00	2.87	2.77	2.69	2.62	2.57
30	7.56	5.39	4.51	4.02	3.70	3.47	3.30	3.17	3.07	2.98	2.84	2.74	2.66	2.60	2.55
32	7.50	5.34	4.46	3.07	3.65	3.43	3.26	3.13	3.02	2.93	2.80	2.70	2.62	2.55	2.50
34	7.44	5.29	4.42	3.93	3.61	3.39	3.22	3.09	2.98	2.89	2.76	2.66	2.58	2.51	2.46
36	7.40	5.25	4.38	3.89	3.57	3.35	3.18	3.05	2.95	2.86	2.72	2.62	2.54	2.48	2.43
38	7.35	5.21	4.34	3.86	3.54	3.32	3.15	3.02	2.92	2.83	2.69	2.59	2.51	2.45	2.40
40	7.31	5.18	4.31	3.83	3.51	3.29	3.12	2.99	2.89	2.80	2.66	2.56	2.48	2.42	2.37
42	7.28	5.15	4.29	3.80	3.49	3.27	3.10	2.97	2.86	2.78	2.64	2.54	2.46	2.40	2.34
44	7.25	5.12	4.26	3.78	3.47	3.24	3.08	2.95	2.84	2.75	2.62	2.52	2.44	2.37	2.32

续表

n_2	n_1														
	1	2	3	4	5	6	7	8	9	10	12	14	16	18	20
46	7.22	5.10	4.24	3.76	3.44	3.22	3.06	2.93	2.82	2.73	2.60	2.50	2.42	2.35	2.30
48	7.20	5.08	4.22	3.74	3.43	3.20	3.04	2.91	2.80	2.72	2.58	2.48	2.40	2.33	2.28
50	7.17	5.06	4.20	3.72	3.41	3.19	3.02	2.89	2.79	2.70	2.56	2.46	2.38	2.32	2.27
60	7.08	4.98	4.13	3.65	3.34	3.12	2.95	2.82	2.72	2.63	2.59	2.39	2.31	2.25	2.20
80	6.96	4.88	4.04	3.56	3.26	3.04	2.87	2.74	2.64	2.55	2.42	2.31	2.23	2.17	2.12
100	6.90	4.82	3.98	3.51	3.21	2.99	2.82	2.69	2.59	2.50	2.37	2.26	2.19	2.12	2.07
125	6.84	4.78	3.94	3.47	3.17	2.95	2.79	2.66	2.55	2.47	2.33	2.23	2.15	2.08	2.03
150	6.81	4.75	3.92	3.45	3.14	2.92	2.76	2.63	2.53	2.44	2.31	2.20	2.12	2.06	2.00
200	6.76	4.71	3.88	3.41	3.11	2.89	2.73	2.60	2.50	2.41	2.27	2.17	2.09	2.02	1.97
300	6.72	4.68	3.85	3.38	3.08	2.86	2.70	2.57	2.47	2.38	2.24	2.14	2.06	1.99	1.94
500	6.69	4.65	3.82	3.36	3.05	2.84	2.68	2.55	2.44	2.36	2.22	2.12	2.04	1.97	1.92
1000	6.66	4.63	3.80	3.34	3.04	2.82	2.66	2.53	2.43	2.34	2.20	2.10	2.02	1.95	1.90
∞	6.63	4.61	3.78	3.32	3.02	2.80	2.64	2.51	2.41	2.32	2.18	2.08	2.00	1.93	1.88

$P=0.01$, n_1 22~∞

n_2	n_1														
	22	24	26	28	30	35	40	45	50	60	80	100	200	500	∞
1	6220	6234	6240	6250	6258	6280	6286	6300	6302	6310	6334	6330	6352	6361	6366
2	99.5	99.5	99.5	99.5	99.5	99.5	99.5	99.5	99.5	99.5	99.5	99.5	99.5	99.5	99.5
3	26.6	26.6	26.6	26.5	26.5	26.5	26.4	26.4	26.4	26.3	26.3	26.2	26.2	26.1	26.1
4	14.0	13.9	13.9	13.9	13.8	13.8	13.7	13.7	13.7	13.7	13.6	13.6	13.5	13.5	13.5
5	9.51	9.47	9.43	9.40	9.38	9.33	9.29	9.26	9.24	9.20	9.16	9.13	9.08	9.04	9.02
6	7.35	7.31	7.28	7.25	7.23	7.18	7.14	7.11	7.09	7.06	7.01	6.99	6.93	6.90	6.88
7	6.11	6.07	6.04	6.02	5.99	5.94	5.91	5.88	5.86	5.82	5.78	5.75	5.70	5.67	5.65
8	5.32	5.28	5.25	5.22	5.20	5.15	5.12	5.00	5.07	5.03	4.99	4.96	4.91	4.88	4.86
9	4.77	4.73	4.70	4.67	4.65	4.60	4.57	4.54	4.52	4.48	4.44	4.42	4.36	4.33	4.31
10	4.36	4.33	4.30	4.27	4.25	4.20	4.17	4.14	4.12	4.08	4.04	4.01	3.96	3.93	3.91
11	4.06	4.02	5.99	3.96	3.94	3.89	3.86	3.83	3.81	3.78	3.73	3.71	3.66	3.62	3.60
12	3.82	3.78	3.75	3.72	3.70	3.65	3.62	3.59	3.57	3.54	3.49	3.47	3.41	3.38	3.36
13	3.62	3.59	3.56	3.53	3.51	3.46	3.43	3.40	3.38	3.34	3.30	3.27	3.22	3.19	3.17
14	3.46	3.43	2.40	3.37	3.35	3.30	3.27	3.24	3.22	3.18	3.14	3.11	3.06	3.03	3.00
15	3.33	3.29	3.26	3.24	3.21	3.17	3.13	3.10	3.08	3.05	3.00	2.98	2.92	2.89	2.87
16	3.22	3.18	3.15	3.12	3.10	3.05	3.02	2.99	2.97	2.93	2.89	2.86	2.81	2.78	2.75
17	3.12	3.08	3.05	3.03	3.00	2.96	2.92	2.89	2.87	2.83	2.79	2.76	2.71	2.68	2.65

续表

n_2	n_1													
	22	24	26	28	30	35	40	45	50	60	80	100	200	500	∞
18	3.03	3.00	2.97	2.94	2.92	2.87	2.84	2.81	2.78	2.75	2.70	2.68	2.62	2.59	2.57
19	2.96	2.92	2.89	2.87	2.84	2.80	2.76	2.73	2.71	2.67	2.63	2.60	2.55	2.51	2.49
20	2.90	2.86	2.83	2.80	2.78	2.73	2.69	2.67	2.64	2.61	2.56	2.54	2.48	2.44	2.42
21	2.84	2.80	2.77	2.74	2.72	2.67	2.64	2.61	2.58	2.55	2.50	2.48	2.42	2.38	2.36
22	2.78	2.75	2.72	2.69	2.67	2.62	2.58	2.55	2.53	2.50	2.45	2.42	2.36	2.33	2.31
23	2.74	2.70	2.67	2.64	2.62	2.57	2.54	2.51	2.48	2.45	2.40	2.37	2.32	2.28	2.26
24	2.70	2.66	2.63	2.60	2.58	2.53	2.49	2.46	2.44	2.40	2.36	2.33	2.27	2.24	2.21
25	2.66	2.62	2.59	2.56	2.54	2.49	2.45	2.42	2.40	2.36	2.32	2.29	2.23	2.19	2.17
26	2.62	2.58	2.55	2.53	2.50	2.45	2.42	2.39	2.36	2.33	2.28	2.25	2.19	2.16	2.13
27	2.59	2.55	2.52	2.49	2.47	2.42	2.38	2.35	2.33	2.29	2.25	2.22	2.16	2.12	2.10
28	2.56	2.52	2.49	2.46	2.44	2.39	2.35	2.32	2.30	2.26	2.22	2.19	2.13	2.09	2.06
29	2.53	2.49	2.46	2.44	2.41	2.36	2.33	2.30	2.27	2.23	2.19	2.16	2.10	2.06	2.03
30	2.51	2.47	2.44	2.41	2.39	2.34	2.30	2.27	2.25	2.21	2.16	2.13	2.07	2.03	2.01
32	2.46	2.42	2.39	2.36	2.34	2.29	2.25	2.22	2.20	2.16	2.11	2.08	2.02	1.98	1.96
34	2.42	2.38	2.35	2.32	2.30	2.25	2.21	2.18	2.16	2.12	2.07	2.04	1.98	1.94	1.91
36	2.38	2.35	2.32	2.29	2.26	2.21	2.17	2.14	2.12	2.08	2.03	2.00	1.94	1.90	1.87
38	2.35	2.32	2.28	2.26	2.23	2.18	2.14	2.11	2.09	2.05	2.00	1.97	1.90	1.86	1.84
40	2.33	2.29	2.26	2.23	2.20	2.15	2.11	2.08	2.06	2.02	1.97	1.94	1.87	1.83	1.80
42	2.30	2.26	2.23	2.20	2.18	2.13	2.09	2.06	2.03	1.99	1.94	1.91	1.85	1.80	1.78
44	2.28	2.24	2.21	2.18	2.15	2.10	2.06	2.03	2.01	1.97	1.92	1.89	1.82	1.78	1.75
46	2.26	2.22	2.19	2.16	2.13	2.08	2.04	2.01	1.99	1.95	1.90	1.86	1.80	1.75	1.73
48	2.24	2.20	2.17	2.14	2.12	2.06	2.02	1.99	1.97	1.93	1.88	1.84	1.78	1.73	1.70
50	2.22	2.18	2.15	2.12	2.10	2.05	2.01	1.97	1.95	1.91	1.86	1.82	1.76	1.71	1.68
60	2.15	2.12	2.08	2.05	2.03	1.98	1.94	1.90	1.88	1.84	1.78	1.75	1.68	1.63	1.60
80	2.07	2.03	2.00	1.97	1.94	1.89	1.85	1.81	1.79	1.75	1.69	1.66	1.58	1.53	1.49
100	2.02	1.98	1.94	1.92	1.89	1.84	1.80	1.76	1.73	1.69	1.63	1.60	1.52	1.47	1.43
125	1.98	1.94	1.91	1.88	1.85	1.80	1.76	1.72	1.69	1.65	1.59	1.55	1.47	1.41	1.37
150	1.96	1.92	1.88	1.85	1.83	1.77	1.73	1.69	1.66	1.62	1.56	1.52	1.43	1.38	1.33
200	1.93	1.89	1.85	1.82	1.79	1.74	1.69	1.66	1.63	1.58	1.52	1.48	1.39	1.33	1.28
300	1.89	1.85	1.82	1.79	1.76	1.71	1.66	1.62	1.59	1.55	1.48	1.44	1.35	1.28	1.22
500	1.87	1.83	1.79	1.76	1.74	1.68	1.63	1.60	1.56	1.52	1.45	1.41	1.31	1.23	1.16
1000	1.85	1.81	1.77	1.74	1.72	1.66	1.61	1.57	1.54	1.50	1.43	1.38	1.28	1.19	1.11
∞	1.83	1.79	1.76	1.72	1.70	1.64	1.59	1.55	1.52	1.47	1.40	1.36	1.25	1.15	1.00

附表 3-5 q 界值表

上行：$P=0.05$，下行：$P=0.01$

	a（组数）								
	2	3	4	5	6	7	8	9	10
5	3.64	4.60	5.22	5.67	6.03	6.33	6.58	6.80	6.99
	5.70	6.98	7.80	8.42	8.91	9.32	9.67	9.97	10.24
6	3.46	4.34	4.90	5.30	5.63	5.90	6.12	6.32	6.49
	5.24	6.33	7.03	7.56	7.97	8.32	8.61	8.87	9.10
7	3.34	4.16	4.63	5.06	5.36	5.61	5.82	6.00	6.16
	4.95	5.92	6.54	7.01	7.37	7.68	7.94	8.17	8.37
8	3.26	4.04	4.53	4.89	5.17	5.40	5.60	5.77	5.92
	4.75	5.64	6.20	6.62	6.96	7.24	7.47	7.68	7.86
9	3.20	3.95	4.41	4.76	5.02	5.24	5.43	5.59	5.74
	4.60	5.43	5.96	6.35	6.66	6.91	7.13	7.33	7.49
10	3.15	3.88	4.33	4.65	4.91	5.12	5.30	5.46	5.60
	4.48	5.27	5.77	6.14	6.43	6.67	6.87	7.05	7.21
12	3.08	3.77	4.20	4.51	4.75	4.95	5.12	5.27	5.39
	4.32	5.05	5.50	5.84	6.10	6.32	6.51	6.67	6.81
14	3.03	3.70	4.11	4.41	4.64	4.83	4.99	5.13	5.25
	4.21	4.89	5.32	5.63	5.88	6.08	6.26	6.41	6.54
16	3.00	3.65	4.05	4.33	4.56	4.74	4.90	5.03	5.15
	4.13	4.79	5.19	5.49	5.72	5.92	6.08	6.22	6.35
18	2.97	3.61	4.00	4.28	4.49	4.67	4.82	4.96	5.07
	4.07	4.70	5.09	5.38	5.60	5.79	5.94	6.08	6.20
20	2.95	3.58	3.96	4.23	4.45	4.62	4.77	4.90	5.01
	4.02	4.64	5.02	5.29	5.51	5.69	5.84	5.97	6.09
30	2.89	3.49	3.85	4.10	4.30	4.46	4.60	4.72	4.82
	3.89	4.45	4.80	5.05	5.24	5.40	5.54	5.65	5.76
40	2.86	3.44	3.79	4.04	4.23	4.39	4.52	4.63	4.73
	3.82	4.37	4.70	4.93	5.11	5.26	5.39	5.50	5.60
60	2.83	3.40	3.74	3.98	4.16	4.31	4.44	4.55	4.65
	3.76	4.28	4.59	4.82	4.99	5.13	5.25	5.36	5.45
120	2.80	3.36	3.68	3.92	4.10	4.24	4.36	4.47	4.56
	3.70	4.20	4.50	4.71	4.87	5.01	5.12	5.21	5.30
∞	2.77	3.31	3.63	3.86	4.03	4.17	4.29	4.39	4.47
	3.64	4.12	4.40	4.60	4.76	4.88	4.99	5.08	5.16

附表 3-6 Dunnett-t 检验临界值表（双侧）

上行 $P=0.05$，下行 $P=0.01$

误差自由度 ν	处理数(不包括对照组)T								
	1	2	3	4	5	6	7	8	9
5	2.57	3.03	3.39	3.66	3.88	4.06	4.22	4.36	4.49
	4.03	4.63	5.09	5.44	5.73	5.97	6.18	6.36	6.53
6	2.45	2.86	3.18	3.41	3.60	3.75	3.88	4.00	4.11
	3.71	4.22	4.60	4.88	5.11	5.30	5.47	5.61	5.74
7	2.36	2.75	3.04	3.24	3.41	3.54	3.66	3.76	3.86
	3.50	3.95	4.28	4.52	4.71	4.87	5.01	5.13	5.24
8	2.31	2.67	2.94	3.13	3.28	3.40	3.51	3.60	3.68
	3.36	3.77	4.06	4.27	4.44	4.58	4.70	4.81	4.90
9	2.26	2.61	2.86	3.04	3.18	3.29	3.39	3.48	3.55
	3.25	3.63	3.90	4.09	4.24	4.37	4.48	4.57	4.65
10	2.23	2.57	2.81	2.97	3.11	3.21	3.31	3.39	3.46
	3.17	3.53	3.78	3.95	4.10	4.21	4.31	4.40	4.47
11	2.20	2.53	2.76	2.92	3.05	3.15	3.24	3.31	3.38
	3.11	3.45	3.68	3.85	3.98	4.09	4.18	4.26	4.33
12	2.18	2.50	2.72	2.88	3.00	3.10	3.18	3.25	3.32
	3.05	3.39	3.61	3.76	3.89	3.99	4.08	4.15	4.22
13	2.16	2.48	2.69	2.84	2.96	3.06	3.14	3.21	3.27
	3.01	3.33	3.54	3.69	3.81	3.91	3.99	4.06	4.13
14	2.14	2.46	2.67	2.81	2.93	3.02	3.10	3.17	3.23
	2.98	3.29	3.49	3.64	3.75	3.84	3.92	3.99	4.05
15	2.13	2.44	2.64	2.79	2.90	2.99	3.07	3.13	3.19
	2.95	3.25	3.45	3.59	3.70	3.79	3.86	3.93	3.99
16	2.12	2.42	2.63	2.77	2.88	2.96	3.04	3.10	3.16
	2.92	3.22	3.41	3.55	3.65	3.74	3.82	3.88	3.93
17	2.11	2.41	2.61	2.75	2.85	2.94	3.01	3.08	3.13
	2.90	3.19	3.38	3.51	3.62	3.70	3.77	3.83	3.89
18	2.10	2.40	2.59	2.73	2.84	2.92	2.99	3.05	3.11
	2.88	3.17	3.35	3.48	3.58	3.67	3.74	3.80	3.85
19	2.09	2.39	2.58	2.72	2.82	2.90	2.97	3.04	3.09
	2.86	3.15	3.33	3.46	3.55	3.64	3.70	3.76	3.81
20	2.09	2.38	2.57	2.70	2.81	2.89	2.96	3.02	3.07
	2.85	3.13	3.31	3.43	3.53	3.61	3.67	3.73	3.78
24	2.06	2.35	2.53	2.66	2.76	2.84	2.91	2.96	3.01
	2.80	3.07	3.24	3.36	3.45	3.52	3.58	3.64	3.69
30	2.04	2.32	2.50	2.62	2.72	2.79	2.86	2.91	2.96
	2.75	3.01	3.17	3.28	3.37	3.44	3.50	3.55	3.59
40	2.02	2.29	2.47	2.58	2.67	2.75	2.81	2.86	2.90
	2.70	2.95	3.10	3.21	3.29	3.36	3.41	3.46	3.50
60	2.00	2.27	2.43	2.55	2.63	2.70	2.76	2.81	2.85
	2.66	2.90	3.04	3.14	3.22	3.28	3.33	3.38	3.42
120	1.98	2.24	2.40	2.51	2.59	2.66	2.71	2.76	2.80
	2.62	2.84	2.98	3.08	3.15	3.21	3.25	3.30	3.33
∞	1.96	2.21	2.37	2.47	2.55	2.62	2.67	2.71	2.75
	2.58	2.79	2.92	3.01	3.08	3.14	3.18	3.22	3.25

附表 3-7 百分率的置信区间表

上行:95%置信区间   下行:99%置信区间

n	0	1	2	3	4	5	6	7	8	9	10	11	12	13
1	0~98													
	0~100													
2	0~84	1~99												
	0~93	0~100												
3	0~71	1~91	9~99											
	0~83	0~96	4~100											
4	0~60	1~81	7~93											
	0~73	0~89	3~97											
5	0~52	1~72	5~85	15~95										
	0~65	0~81	2~92	8~98										
6	0~46	0~64	4~78	12~88										
	0~59	0~75	2~86	7~93										
7	0~41	0~58	4~71	10~82	18~90									
	0~53	0~68	2~80	6~88	12~94									
8	0~37	0~53	3~65	9~76	16~84									
	0~48	0~63	1~74	5~83	10~90									
9	0~34	0~48	3~60	7~70	14~79	21~86								
	0~45	0~59	1~69	4~78	9~85	15~91								
10	0~31	0~45	3~56	7~65	12~74	19~81								
	0~41	0~54	1~65	4~74	8~81	13~87								
11	0~28	0~40	2~52	6~61	11~69	17~77	23~83							
	0~38	0~51	1~61	3~69	7~77	11~83	17~89							
12	0~26	0~38	2~48	5~57	10~65	15~72	21~79							
	0~36	0~48	1~57	3~66	6~73	10~79	15~85							
13	0~25	0~36	2~45	5~54	9~61	14~68	19~75	25~81						
	0~34	0~45	1~54	3~62	6~69	9~76	14~81	19~86						
14	0~23	0~34	2~43	5~51	8~58	13~65	18~71	23~77						
	0~32	0~42	1~51	3~59	5~66	9~72	13~78	17~83						
15	0~22	0~32	2~41	4~48	8~55	12~62	16~68	21~73	27~79					
	0~30	0~40	1~49	2~56	5~63	8~69	12~74	16~79	21~84					
16	0~21	0~30	2~38	4~46	7~52	11~59	15~65	20~70	25~75					
	0~28	0~38	1~46	2~53	5~60	8~66	11~71	15~76	19~81					
17	0~20	0~29	2~36	4~34	7~50	10~56	14~62	18~67	23~72	28~77				
	0~27	0~36	1~44	2~51	4~57	7~63	10~69	14~74	18~78	22~82				
18	0~19	0~27	1~35	3~41	6~48	10~54	13~59	17~64	22~69	26~74				
	0~26	0~35	1~42	2~49	4~55	7~61	10~66	13~71	17~75	21~79				
19	0~18	0~26	1~33	3~40	6~46	9~51	13~57	16~62	20~67	24~71	29~76			
	0~24	0~33	1~40	2~47	4~53	6~58	9~63	12~68	16~73	19~77	23~81			
20	0~17	0~25	1~32	3~38	6~44	9~49	12~54	15~59	19~64	23~69	27~73			
	0~23	0~32	1~39	2~45	4~51	6~56	9~61	11~66	15~70	18~74	22~78			
21	0~16	0~24	1~30	3~36	5~42	8~47	11~52	15~57	18~62	22~66	26~70	30~74		
	0~22	0~30	1~37	2~43	3~49	6~54	8~59	11~63	14~68	17~71	21~76	24~80		
22	0~15	0~23	1~29	3~35	5~40	8~45	11~50	14~55	17~59	21~64	24~68	28~72		
	0~21	0~29	1~36	2~42	3~47	5~52	8~57	10~61	13~66	16~70	20~73	23~77		
23	0~15	0~22	1~28	3~34	5~39	8~44	10~48	13~53	16~57	20~62	23~66	27~69	31~73	
	0~21	0~28	1~35	2~40	3~45	5~50	7~55	10~59	13~63	15~67	19~71	22~75	25~78	
24	0~14	0~21	1~27	3~32	5~37	7~42	10~47	13~51	16~55	19~59	22~63	26~67	29~71	
	0~20	0~27	0~33	2~39	3~44	5~49	7~53	9~57	12~61	15~65	18~69	21~73	24~76	
25	0~14	0~20	1~26	3~31	5~36	7~41	9~45	12~49	15~54	18~58	21~61	24~65	28~69	31~72
	0~19	0~16	0~32	1~37	3~42	5~47	7~51	9~56	11~60	14~63	17~67	20~71	23~74	26~77

续表

n	\multicolumn{14}{c}{x}													
	0	1	2	3	4	5	6	7	8	9	10	11	12	13
26	0~13	0~20	1~25	2~30	4~35	7~39	9~44	12~48	14~52	17~56	20~60	23~63	27~67	30~70
	0~18	0~25	1~31	1~36	3~41	4~46	5~50	9~54	11~58	13~62	16~65	19~69	22~72	25~75
27	0~13	0~19	1~24	2~29	4~34	6~38	9~42	11~46	19~50	17~54	19~58	22~61	26~65	29~68
	0~18	0~25	0~30	1~35	3~40	4~44	6~48	8~52	10~56	13~60	15~63	18~67	21~70	24~73
28	0~12	0~18	1~24	2~28	4~33	6~37	8~41	11~45	13~49	16~52	19~56	22~59	25~63	28~66
	0~17	0~24	0~29	1~34	3~39	4~43	6~47	8~51	10~55	12~58	15~62	17~65	20~68	23~71
29	0~12	0~18	1~23	2~27	4~32	6~36	8~40	10~44	13~47	15~51	18~54	21~58	24~61	26~64
	0~17	0~23	0~28	1~33	2~37	4~42	6~46	8~49	10~53	12~57	14~60	17~63	19~66	22~70
30	0~12	0~17	1~22	2~27	4~31	6~35	8~39	10~42	12~46	15~49	17~53	20~56	23~59	26~43
	0~16	0~22	0~27	1~32	2~36	4~40	5~44	7~48	9~52	11~55	14~58	16~62	19~65	21~68
31	0~11	0~17	1~22	2~26	4~30	6~34	8~38	10~41	12~45	14~48	17~51	19~55	22~58	25~61
	0~16	0~22	0~27	1~31	2~35	4~39	5~43	7~47	9~50	11~54	13~57	16~60	18~63	20~66
32	0~11	0~16	1~21	2~25	4~29	5~33	7~36	9~40	12~43	14~47	16~50	19~53	21~56	24~59
	0~15	0~21	0~26	1~30	2~34	4~38	5~42	7~46	9~49	11~52	13~56	15~59	17~62	20~65
33	0~11	0~15	1~20	2~24	3~28	5~32	7~36	9~39	11~42	13~46	16~49	18~52	20~55	23~58
	0~15	0~20	0~25	130	2~34	3~37	5~41	7~44	8~48	10~51	12~54	14~57	17~60	19~63
34	0~10	0~15	1~19	2~23	3~28	5~31	7~35	9~38	11~41	13~44	15~48	17~51	20~54	22~56
	0~14	0~20	0~25	1~29	2~33	3~36	5~40	6~43	8~47	10~50	12~53	14~56	16~59	18~62
35	0~10	0~15	1~19	2~23	3~27	5~30	6~34	8~37	10~40	13~43	15~46	17~49	19~52	22~55
	0~14	0~20	0~24	1~28	2~32	3~35	5~39	6~42	8~45	10~49	12~52	14~55	16~57	18~60
36	0~10	0~15	1~18	2~22	3~26	5~29	6~33	8~36	10~39	12~42	14~45	16~48	19~51	21~54
	0~14	0~19	0~23	1~27	2~31	3~35	5~38	6~41	8~44	9~47	11~50	13~53	15~56	17~59
37	0~10	0~14	1~18	2~22	3~25	5~28	6~32	8~35	10~38	12~41	14~44	16~47	18~50	20~54
	0~13	0~18	0~23	1~27	2~30	3~34	4~37	6~40	7~43	9~46	11~49	13~52	15~55	17~58
38	0~10	0~14	1~18	2~21	3~25	5~28	6~32	8~34	10~37	11~40	13~43	15~46	18~49	20~51
	0~13	0~18	0~22	1~26	2~30	3~33	4~36	6~39	7~42	9~45	11~48	12~51	14~54	16~56
39	0~9	0~14	1~17	2~21	3~24	4~27	6~31	8~33	9~36	11--39	13~42	15~45	17~48	19~50
	0~13	0~18	0~21	1~25	2~29	3~32	4~35	6~38	7~41	9~44	10~47	12~49	14~53	16~55
40	0~9	0~13	1~17	2~21	3~24	4~27	6~30	8~33	9~35	11~38	13~41	15~44	14~47	19~49
	0~12	0~17	0~21	1~25	2~28	3~32	4~35	5~38	7~40	9~43	10~46	12~49	13~52	15~54
41	0~9	0~13	1~17	2~20	3~23	4~26	6~29	7~32	9~35	11~37	12~40	14~43	16~46	18~48
	0~12	0~17	0~21	1~24	2~28	3~31	4~34	5~37	7~40	8~42	10~45	11~48	13~50	15~53
42	0~9	0~13	1~16	2~20	3~23	4~26	6~28	7~31	9~34	10~37	12~39	14~42	16~45	18~47
	0~12	0~17	0~20	1~24	2~27	3~30	4~33	5~36	7~39	8~42	9~44	11~47	13~49	15~52
43	0~9	0~12	1~16	2~19	3~23	4~25	5~28	7~31	8~33	10~36	12~39	14~41	15~44	17~45
	0~12	0~16	0~20	1~23	2~26	3~30	4~33	5~35	6~38	8~41	9~43	11~46	13~49	14~51
44	0~9	0~12	1~15	2~19	3~22	4~25	5~28	7~30	8~33	10~35	11~38	13~40	15~43	17~45
	0~11	0~16	0~19	1~23	2~26	3~29	4~32	5~35	6~37	8~40	9~42	11~45	12~47	14~51
45	0~8	0~12	1~15	2~18	3~21	4~24	5~27	7~30	8~32	9~34	11~37	13~39	15~42	16~44
	0~11	0~15	0~19	1~22	2~25	3~28	4~31	5~34	6~37	8~39	9~42	10~44	12~47	14~49
46	0~8	0~12	1~15	2~18	3~21	4~24	5~26	7~29	8~31	9~34	11~36	13~39	14~41	16~43
	0~11	0~15	0~19	1~22	2~25	3~28	4~31	5~33	6~36	7~39	9~41	10~43	12~46	13~48
47	0~8	0~12	1~15	2~17	3~20	4~23	6~26	6~28	8~31	9~34	11~36	12~38	14~40	16~43
	0~11	0~15	0~18	1~21	2~24	2~27	3~30	5~33	6~35	7~38	9~40	10~42	11~45	13~47
48	0~8	0~11	1~14	2~17	3~20	4~22	5~25	6~28	8~30	9~33	11~35	12~37	14~49	15~42
	0~10	0~14	0~18	1~21	2~24	2~27	3~29	5~32	6~35	7~37	8~40	10~42	11~44	13~47
49	0~8	0~11	1~14	2~17	3~20	4~22	5~25	6~27	7~30	9~32	10~35	12~37	13~39	15~41
	0~10	0~14	0~17	1~20	1~24	2~26	3~29	4~32	6~34	7~36	8~39	9~41	11~44	12~46
50	0~7	0~11	1~14	2~17	2~19	3~22	5~24	6~26	7~29	9~31	10~34	11~36	13~38	15~41
	0~10	0~14	0~17	1~20	1~23	2~26	3~28	4~31	5~33	7~36	8~38	9~40	11~43	12~45

续表

n	\$x\$											
	14	15	16	17	18	19	20	21	22	23	24	25
26												
27	32~71											
	27~76											
28	31~69											
	26~74											
29	30~68	33~71										
	25~72	28~75										
30	28~66	31~69										
	24~71	27~74										
31	27~64	30~67	33~70									
	23~69	26~72	28~75									
32	26~62	29~65	32~68									
	22~67	25~70	27~73									
33	26~61	28~64	31~67	34~69								
	21~66	24~69	26~71	29~74								
34	25~59	27~62	30~65	32~68								
	21~64	23~67	25~70	28~72								
35	24~58	26~61	29~63	31~66	34~69							
	20~63	22~66	24~68	27~71	29~73							
36	23~57	26~59	28~62	30~65	33~67							
	19~62	22~64	23~67	26~69	28~72							
37	23~55	25~58	27~61	30~63	32~66	34~68						
	19~60	21~63	23~65	25~68	28~70	30~73						
38	22~54	24~57	26~59	29~62	31~64	33~67						
	18~59	20~61	22~64	25~66	27~69	29~71						
39	21~53	23~55	26~58	28~60	30~63	32~65	35~68					
	18~58	20~60	22~63	24~65	26~68	28~70	30~72					
40	21~52	23~54	25~57	27~59	29~62	32~64	34~66					
	17~57	19~59	21~61	23~64	25~66	27~68	30~71					
41	20~51	22~53	24~56	26~58	29~60	31~63	33~65	35~67				
	17~55	19~58	21~60	23~63	25~65	27~67	29~69	31~71				
42	20~50	22~52	24~54	26~57	28~59	30~61	32~64	34~66				
	16~54	18~57	20~59	22~61	24~64	26~06	28~67	30~70				
43	19~49	21~51	23~53	25~56	27~58	29~60	31~62	33~65	36~67			
	16~53	18~56	19~58	21~60	23~62	25~65	27~66	29~69	31~71			
44	19~48	21~50	22~52	24~55	26~57	28~59	30~61	33~63	35~65			
	15~52	14~55	19~57	21~59	23~61	25~63	26~65	28~68	30~70			
45	18~47	20~49	22~51	24~54	26~56	28~58	30~60	32~62	34~64	36~66		
	15~51	17~54	19~56	20~58	22~60	24~62	26~64	28~66	30~68	32~70		
46	18~46	20~48	21~50	23~53	25~55	27~57	29~59	31~61	33~63	35~65		
	15~50	16~53	18~55	20~57	22~59	23~61	25~63	27~65	29~67	31~69		
47	18~45	19~47	21~49	23~52	25~54	26~56	28~58	30~60	32~62	34~64	36~66	
	14~19	16~52	18~54	19~56	21~58	23~60	25~62	26~64	28~66	30~68	32~70	
48	17~44	19~46	21~48	22~51	24~53	26~53	28~57	30~59	31~61	33~63	35~65	
	14~49	16~51	17~53	19~55	21~27	22~59	24~61	26~63	28~65	29~67	31~69	
49	17~43	18~45	20~47	22~50	24~52	25~54	27~56	29~58	31~60	33~62	34~64	36~66
	14~48	15~50	17~52	19~54	20~56	22~58	23~60	25~62	27~64	29~66	31~68	32~70
50	16~43	18~45	20~47	21~49	23~51	25~63	26~55	28~57	30~59	32~61	34~63	36~65
	14~47	15~49	17~51	18~53	20~55	21~57	23~59	25~61	26~63	28~65	30~67	32~68

附表 3-8 χ^2 界值表

ν	P												
	0.995	0.990	0.975	0.950	0.900	0.750	0.500	0.250	0.100	0.050	0.025	0.010	0.005
1	...	...	...	...	0.02	0.10	0.45	1.32	2.71	3.84	5.02	6.63	7.88
2	0.01	0.02	0.02	0.10	0.21	0.58	1.39	2.77	4.61	5.99	7.38	9.21	10.60
3	0.07	0.11	0.22	0.35	0.58	1.21	2.37	4.11	6.25	7.81	9.35	11.34	12.84
4	0.21	0.30	0.48	0.71	1.06	1.92	3.36	5.39	7.78	9.49	11.14	13.28	14.86
5	0.41	0.55	0.83	1.15	1.61	2.67	4.35	6.63	9.24	11.07	12.83	15.09	16.75
6	0.68	0.87	1.24	1.64	2.20	3.45	5.35	7.84	10.64	12.59	14.45	16.81	18.55
7	0.99	1.24	1.69	2.17	2.83	4.25	6.35	9.04	12.02	14.07	16.01	18.48	20.28
8	1.34	1.65	2.18	2.73	3.40	5.07	7.34	10.22	13.36	15.51	17.53	20.09	21.96
9	1.73	2.09	2.70	3.33	4.17	5.90	8.34	11.39	14.68	16.92	19.02	21.67	23.59
10	2.16	2.56	3.25	3.94	4.87	6.74	9.34	12.55	15.99	18.31	20.48	23.21	25.19
11	2.60	3.05	3.82	4.57	5.58	7.58	10.34	13.70	17.28	19.68	21.92	24.72	26.76
12	3.07	3.57	4.40	5.23	6.30	8.44	11.34	14.85	18.55	21.03	23.34	26.22	28.30
13	3.57	4.11	5.01	5.89	7.04	9.30	12.34	15.98	19.81	22.36	24.74	27.69	29.82
14	4.07	4.66	5.63	6.57	7.79	10.17	13.34	17.12	21.06	23.68	26.12	29.14	31.32
15	4.60	5.23	6.27	7.26	8.55	11.04	14.34	18.25	22.31	25.00	27.49	30.58	32.80
16	5.14	5.81	6.91	7.96	9.31	11.91	15.34	19.37	23.54	26.30	28.85	32.00	34.27
17	5.70	6.41	7.56	8.67	10.09	12.79	16.34	20.49	24.77	27.59	30.19	33.41	35.72
18	6.26	7.01	8.23	9.39	10.86	13.68	17.34	21.60	25.99	28.87	31.53	34.81	37.16
19	6.84	7.63	8.91	10.12	11.65	14.56	18.34	22.72	27.20	30.14	32.85	36.19	38.58
20	7.43	8.26	9.59	10.85	12.44	15.45	19.34	23.83	28.41	31.41	34.17	37.57	40.00
21	8.03	8.90	10.28	11.59	13.24	16.34	20.34	24.93	29.62	32.67	35.48	38.93	41.40
22	8.64	9.54	10.98	12.34	14.04	17.24	21.34	26.04	30.81	33.92	36.78	40.29	42.80
23	9.26	10.20	11.69	13.09	14.85	18.14	22.34	27.14	32.01	35.17	38.08	41.64	44.18
24	9.89	10.86	12.40	13.85	15.66	19.04	23.34	28.24	33.20	36.42	39.36	42.98	45.56
25	10.52	11.52	13.12	14.61	16.47	19.94	24.34	29.34	34.38	37.65	40.65	44.31	46.93
26	11.16	12.20	13.84	15.38	17.29	20.84	25.34	30.43	35.56	38.89	41.92	45.64	48.29
27	11.81	12.88	14.57	16.15	18.11	21.75	26.34	31.53	36.74	40.11	43.19	46.96	49.64
28	12.46	13.56	15.31	16.93	18.94	22.66	27.34	32.62	37.92	41.34	44.46	48.28	50.99
29	13.12	14.26	16.05	17.71	19.77	23.57	28.34	33.71	39.09	42.56	45.72	49.59	52.34
30	13.79	14.95	16.79	18.49	20.60	24.48	29.34	34.80	40.26	43.77	46.98	50.89	53.67
40	20.71	22.16	24.43	26.51	29.05	33.66	39.34	45.62	51.80	55.76	59.34	63.69	66.77
50	27.99	29.71	32.36	34.76	37.69	42.94	49.33	56.33	63.17	67.50	71.42	76.15	79.49
60	35.53	37.48	40.48	43.19	46.46	52.29	59.33	66.98	74.40	79.08	83.30	88.38	91.95
70	43.28	45.44	48.76	51.74	55.33	61.70	69.33	77.58	85.53	90.53	95.02	100.42	104.22
80	51.17	53.54	57.15	60.39	64.28	71.14	79.33	88.13	96.58	101.88	106.63	112.33	116.32
90	59.20	61.75	65.65	69.13	73.29	80.62	89.33	98.64	107.56	113.14	118.14	124.12	128.30
100	67.33	70.06	74.22	77.93	82.36	90.13	99.33	109.14	118.50	124.34	129.56	135.81	140.17

附表 3-9　T 界值表（配对设计符号秩和检验用）

n	单侧 双侧	0.05 0.10	0.025 0.05	0.01 0.02	0.005 0.010
5		1～15(0.0312)			
6		2～19(0.0469)	0～21(0.0156)		
7		3～25(0.0391)	3～26(0.0234)	0～28(0.0078)	
8		5～31(0.0391)	3～33(0.0195)	1～35(0.0078)	0～36(0.0039)
9		8～37(0.0488)	5～40(0.0195)	3～42(0.0098)	1～44(0.0039)
10		10～45(0.0420)	8～47(0.0244)	5～50(0.0098)	3～52(0.0049)
11		13～53(0.0415)	10～56(0.0210)	7～59(0.0093)	5～61(0.0049)
12		17～61(0.0461)	13～65(0.0212)	9～69(0.0081)	7～71(0.0046)
13		21～70(0.0471)	17～74(0.0239)	12～79(0.0085)	9～82(0.0040)
14		25～80(0.0453)	21～84(0.0247)	15～90(0.0083)	12～93(0.0043)
15		30～90(0.0473)	25～95(0.0240)	19～101(0.0090)	15～105(0.0042)
16		35～101(0.0467)	29～107(0.0222)	23～113(0.0091)	19～117(0.0046)
17		41～112(0.0492)	34～119(0.0224)	27～126(0.0087)	23～130(0.0047)
18		47～124(0.0494)	40～131(0.0241)	32～139(0.0091)	27～144(0.0045)
19		53～137(0.0478)	46～144(0.0247)	37～153(0.0090)	32～158(0.0047)
20		60～150(0.0487)	52～158(0.0242)	43～167(0.0096)	37～123(0.0047)
21		67～164(0.0479)	58～173(0.0230)	49～182(0.0097)	42～189(0.0045)
22		75～178(0.0492)	65～188(0.0231)	55～198(0.0095)	48～205(0.0046)
23		83～193(0.0490)	73～203(0.0242)	62～214(0.0098)	54～222(0.0046)
24		91～209(0.0475)	81～219(0.0245)	69～231(0.0097)	61～239(0.0048)
25		100～225(0.0479)	89～236(0.0241)	76～249(0.0094)	68～257(0.0048)

注：括号内为单侧确切概率。

附表 3-10 T界值表（两独立样本秩和检验用，较小 T 值）

行	单侧	双侧
1 行	$P=0.05$	$P=0.10$
2 行	$P=0.025$	$P=0.05$
3 行	$P=0.01$	$P=0.02$
4 行	$P=0.005$	$P=0.01$

n_1 (较小 n)	\multicolumn{11}{c}{n_2-n_1}
	0	1	2	3	4	5	6	7	8	9	10
2				3~13	3~15	3~17	4~18	4~20	4~22	4~24	5~25
						3~19	3~21	3~23	3~25	4~26
3	6~15	6~18	7~20	8~22	8~25	9~27	10~29	10~32	11~34	11~37	12~39
			6~21	7~23	7~26	8~28	8~31	9~33	9~36	10~38	10~41
					6~27	6~30	7~32	7~35	7~38	8~40	8~43
							6~33	6~36	6~39	7~41	7~44
4	11~25	12~28	13~31	14~34	15~37	16~40	17~43	18~46	19~49	20~52	21~55
	10~26	11~29	12~32	13~35	14~38	14~42	15~45	16~48	17~51	18~54	19~57
		10~30	11~33	11~37	12~40	13~43	13~47	14~50	15~53	15~57	16~60
			10~34	10~38	11~41	11~45	12~48	12~52	13~55	13~59	14~62
5	19~36	20~40	21~44	23~47	24~51	26~54	27~58	28~62	30~65	31~69	33~72
	17~38	18~42	20~45	21~49	22~53	23~57	24~61	26~64	27~68	28~72	29~76
	16~39	17~43	18~47	19~51	20~55	21~59	22~63	23~67	24~71	25~75	26~79
	15~40	16~44	16~49	17~53	18~57	19~61	20~65	21~69	22~73	22~78	23~82
6	28~50	29~55	31~59	33~63	35~67	37~71	38~76	40~80	42~84	44~88	46~92
	26~52	27~57	29~61	31~65	32~70	34~74	35~79	37~83	38~88	40~92	42~96
	24~54	25~59	27~63	28~68	29~73	30~78	32~82	33~87	34~92	36~96	37~101
	23~55	24~60	25~65	26~70	27~75	28~80	30~84	31~89	32~94	33~99	32~104
7	39~66	41~71	43~76	45~81	47~86	49~91	52~95	54~100	46~105	58~110	61~114
	36~69	38~74	40~79	42~84	44~89	46~94	48~99	50~104	52~109	54~114	56~119
	34~71	35~77	37~82	39~87	40~93	42~98	44~103	45~109	47~114	49~119	51~124
	32~73	34~78	35~84	37~89	38~95	40~100	41~106	43~111	44~117	45~122	47~128
8	51~85	54~90	56~96	59~101	62~106	64~112	67~117	69~123	72~128	75~133	77~139
	49~87	51~93	53~99	55~105	58~110	60~116	62~122	65~127	67~133	70~138	72~144
	45~91	47~97	49~103	51~109	53~115	56~120	58~126	60~132	62~138	64~144	66~150
	43~93	45~99	47~105	49~111	51~117	53~123	54~130	56~136	58~142	60~148	62~154
9	66~105	69~111	72~117	75~123	78~129	81~135	84~141	87~147	90~153	93~159	96~165
	62~109	65~115	68~121	71~127	73~134	76~140	79~146	82~152	84~159	87~165	90~171
	59~112	61~119	63~126	66~132	68~139	71~145	73~152	76~158	78~165	81~171	83~178
	56~115	58~122	61~128	63~135	65~142	67~149	69~156	72~162	74~169	76~176	78~183
10	82~128	86~134	89~141	92~148	96~154	99~161	103~167	106~174	110~180	113~187	117~193
	78~132	81~139	84~146	88~152	91~159	94~166	97~173	100~180	103~187	107~193	110~200
	74~136	77~143	79~151	82~158	85~165	88~172	91~179	93~187	96~194	99~201	102~208
	71~139	73~147	76~154	79~161	81~169	84~176	86~184	89~191	92~198	94~206	97~213

医学统计学

附表 3-11　H 界值表（三随机样本秩和检验用）

N	n_1	n_2	n_3	$H_{0.05}$	$H_{0.01}$
7	3	2	2	4.71	
	3	3	1	5.14	
	3	3	2	5.36	
	4	2	2	5.33	
8	4	3	1	5.20	
	5	2	1	5.00	
	3	3	3	5.60	7.20
	4	3	2	5.44	6.30
9	4	4	1	4.97	6.67
	5	2	2	5.16	6.53
	5	3	1	4.96	6.40
	4	3	3	5.72	6.75
	4	4	2	5.45	7.04
10	5	3	2	5.25	6.82
	5	4	1	4.99	6.95
	4	4	3	5.60	7.14
	5	3	3	5.65	7.08
11	5	4	2	5.27	7.12
	5	5	1	5.13	7.31
	4	4	4	5.69	7.65
12	5	4	3	5.63	7.44
	5	5	2	5.34	7.27
13	5	4	4	5.62	7.76
	5	5	3	5.71	7.54
14	5	5	4	5.64	7.79
15	5	5	5	5.78	7.98

附表 3-12 相关系数界值表

ν	双侧	0.50	0.20	0.10	0.05	0.02	0.01	0.005	0.002	0.001
	单侧	0.25	0.10	0.05	0.025	0.01	0.005	0.0025	0.001	0.0005
1		0.707	0.951	0.988	0.997	1.000	1.000	1.000	1.000	1.000
2		0.500	0.800	0.900	0.950	0.980	0.990	0.995	0.998	0.999
3		0.404	0.687	0.805	0.878	0.934	0.959	0.974	0.986	0.991
4		0.347	0.603	0.729	0.811	0.882	0.917	0.942	0.963	0.974
5		0.309	0.551	0.669	0.755	0.833	0.875	0.906	0.935	0.951
6		0.281	0.507	0.621	0.707	0.789	0.834	0.870	0.905	0.925
7		0.260	0.472	0.582	0.666	0.750	0.798	0.836	0.875	0.898
8		0.242	0.443	0.549	0.632	0.715	0.765	0.805	0.847	0.872
9		0.228	0.419	0.521	0.602	0.685	0.735	0.776	0.820	0.847
10		0.216	0.398	0.497	0.576	0.658	0.708	0.750	0.795	0.823
11		0.206	0.380	0.476	0.553	0.634	0.684	0.726	0.772	0.801
12		0.197	0.365	0.457	0.532	0.612	0.661	0.703	0.750	0.780
13		0.189	0.351	0.441	0.514	0.592	0.641	0.683	0.730	0.760
14		0.182	0.338	0.426	0.497	0.574	0.623	0.664	0.711	0.742
15		0.176	0.327	0.412	0.482	0.558	0.606	0.647	0.694	0.725
16		0.170	0.317	0.400	0.468	0.542	0.590	0.631	0.678	0.708
17		0.165	0.308	0.389	0.456	0.529	0.575	0.616	0.622	0.693
18		0.160	0.299	0.378	0.444	0.515	0.561	0.602	0.648	0.679
19		0.156	0.291	0.369	0.433	0.503	0.549	0.589	0.635	0.665
20		0.152	0.284	0.360	0.423	0.492	0.537	0.576	0.622	0.652
21		0.148	0.277	0.352	0.413	0.482	0.526	0.565	0.610	0.640
22		0.145	0.271	0.344	0.404	0.472	0.515	0.554	0.599	0.629
23		0.141	0.265	0.337	0.396	0.462	0.505	0.543	0.588	0.618
24		0.138	0.260	0.330	0.388	0.453	0.496	0.534	0.578	0.607
25		0.136	0.255	0.323	0.381	0.445	0.487	0.524	0.568	0.597
26		0.133	0.250	0.317	0.374	0.437	0.479	0.515	0.559	0.588
27		0.131	0.245	0.311	0.367	0.430	0.471	0.507	0.550	0.579
28		0.128	0.241	0.306	0.361	0.423	0.463	0.499	0.541	0.570
29		0.126	0.237	0.301	0.355	0.416	0.456	0.491	0.533	0.562
30		0.124	0.233	0.296	0.349	0.409	0.449	0.484	0.526	0.554
31		0.122	0.229	0.291	0.344	0.403	0.442	0.477	0.518	0.546
32		0.120	0.226	0.287	0.339	0.397	0.436	0.470	0.511	0.539
33		0.118	0.222	0.283	0.334	0.392	0.430	0.464	0.504	0.532
34		0.116	0.219	0.279	0.329	0.386	0.424	0.458	0.498	0.525
35		0.115	0.216	0.275	0.325	0.381	0.418	0.452	0.492	0.519
36		0.113	0.213	0.271	0.320	0.376	0.413	0.446	0.486	0.513
37		0.111	0.210	0.267	0.316	0.371	0.408	0.441	0.480	0.507
38		0.110	0.207	0.264	0.312	0.367	0.403	0.435	0.474	0.501
39		0.108	0.204	0.261	0.308	0.362	0.398	0.430	0.469	0.495
40		0.107	0.202	0.257	0.304	0.358	0.393	0.425	0.463	0.490
41		0.106	0.199	0.254	0.301	0.354	0.389	0.420	0.458	0.484
42		0.104	0.197	0.251	0.297	0.350	0.384	0.416	0.453	0.479
43		0.103	0.195	0.248	0.294	0.346	0.380	0.411	0.449	0.474
44		0.102	0.192	0.246	0.291	0.342	0.376	0.407	0.444	0.469
45		0.101	0.190	0.243	0.288	0.338	0.372	0.403	0.439	0.465
46		0.100	0.188	0.240	0.285	0.335	0.368	0.399	0.435	0.460
47		0.099	0.186	0.238	0.282	0.331	0.365	0.395	0.431	0.456
48		0.098	0.184	0.235	0.270	0.328	0.361	0.391	0.427	0.451
49		0.097	0.182	0.233	0.276	0.325	0.358	0.387	0.423	0.447
50		0.096	0.181	0.231	0.273	0.322	0.354	0.384	0.419	0.443

附表 3-13　秩相关系数界值表

n	$r_{s0.05}$	$r_{s0.01}$	n	$r_{s0.05}$	$r_{s0.01}$
6	0.886	1.000	29	0.368	0.475
7	0.786	0.929	30	0.362	0.467
8	0.738	0.881	31	0.356	0.459
9	0.700	0.833	32	0.350	0.452
10	0.648	0.794	33	0.345	0.446
11	0.618	0.755	34	0.340	0.439
12	0.587	0.727	35	0.335	0.433
13	0.560	0.703	36	0.330	0.427
14	0.538	0.679	37	0.325	0.421
15	0.521	0.654	38	0.321	0.415
16	0.503	0.635	39	0.317	0.410
17	0.485	0.615	40	0.313	0.405
18	0.472	0.600	41	0.309	0.400
19	0.460	0.584	42	0.305	0.395
20	0.447	0.570	43	0.301	0.391
21	0.435	0.556	44	0.298	0.386
22	0.425	0.544	45	0.294	0.382
23	0.415	0.532	46	0.291	0.378
24	0.406	0.521	47	0.288	0.374
25	0.398	0.511	48	0.285	0.370
26	0.390	0.501	49	0.282	0.366
27	0.382	0.491	50	0.297	0.363
28	0.375	0.483			

附表 3-14　随机数字表

编号	1	2	3	4	5	6	7	8	9	10	11	12	13	14	15	16	17	18	19	20	21	22	23	24	25
1	03	47	43	73	86	36	96	47	36	61	46	98	63	71	62	33	26	16	80	45	60	11	14	10	95
2	97	74	24	67	62	42	81	14	57	20	42	53	32	37	32	27	07	36	07	51	24	51	79	89	73
3	16	76	62	27	66	56	50	26	71	07	32	90	79	78	53	13	55	38	58	59	88	97	54	14	10
4	12	56	85	99	26	96	96	68	27	31	05	03	72	93	15	57	12	10	14	21	88	26	49	81	76
5	55	59	56	35	64	38	54	82	46	22	31	62	43	09	90	06	18	44	32	53	23	83	01	30	30
6	16	22	77	94	39	49	54	43	54	82	17	37	93	23	78	87	35	20	96	43	84	26	34	91	64
7	84	42	17	53	31	57	24	55	06	88	77	04	74	47	67	21	76	33	50	25	83	92	12	06	76
8	63	01	63	78	59	16	95	55	67	19	98	10	50	71	75	12	86	73	58	07	44	39	52	38	79
9	33	21	12	34	29	78	64	56	07	82	52	42	07	44	38	15	51	00	13	42	99	66	02	79	54
10	57	60	86	32	44	09	47	27	96	54	49	17	46	09	62	90	52	84	77	27	08	02	73	43	28
11	18	18	07	92	46	44	17	16	58	09	79	83	86	19	62	06	76	50	03	10	55	23	64	05	05
12	26	62	38	97	75	84	16	07	44	99	83	11	46	32	24	20	14	85	88	45	10	93	72	88	71
13	23	42	40	64	74	82	97	77	77	81	07	45	32	14	08	32	98	94	07	72	93	85	79	10	75
14	52	36	28	19	95	50	92	26	11	97	00	56	76	31	38	80	22	02	53	53	86	60	42	04	53
15	37	85	94	35	12	83	39	50	08	30	42	34	07	96	88	54	42	06	87	98	35	85	29	48	39
16	70	29	17	12	13	40	33	20	38	26	13	89	51	03	74	17	76	37	13	04	07	74	21	19	30
17	56	62	18	37	35	96	83	50	87	75	97	12	25	93	47	70	33	24	03	54	97	77	46	44	80
18	99	49	57	22	77	88	42	95	45	72	16	64	36	16	00	04	43	18	66	79	94	77	24	21	90
19	16	08	15	04	72	33	27	14	34	09	45	59	34	68	49	12	72	07	34	45	99	27	72	95	14
20	31	16	93	32	43	50	27	89	87	19	20	15	37	00	49	52	85	66	60	44	38	68	88	11	80
21	68	34	30	13	70	55	74	30	77	40	44	22	78	84	26	04	33	46	09	52	68	07	97	06	57
22	74	57	25	65	76	59	29	97	68	60	71	91	38	67	54	13	58	18	24	76	15	54	55	95	52
23	27	42	37	86	53	48	55	90	65	72	96	57	69	36	10	96	46	92	42	45	97	60	49	04	91
24	00	39	68	29	61	66	37	32	20	30	77	84	57	03	29	10	45	65	04	26	11	04	96	67	24
25	29	94	98	94	24	68	49	69	10	82	53	75	91	93	30	34	25	20	57	27	40	48	73	51	92
26	16	90	82	66	59	83	62	64	11	12	67	19	00	71	74	60	47	21	29	68	02	02	37	03	31
27	11	27	94	75	06	06	09	19	74	66	02	94	37	34	02	76	70	90	30	86	38	45	94	30	38
28	35	24	10	16	20	33	32	51	26	38	79	78	45	04	91	16	92	53	56	16	02	75	50	95	98
29	38	23	16	86	38	42	38	97	01	50	87	75	66	81	41	40	01	74	91	62	48	51	84	08	32
30	31	96	25	91	47	96	44	33	49	13	34	86	82	53	91	00	52	43	48	85	27	55	26	89	62
31	66	67	40	67	14	64	05	71	95	86	11	05	65	09	68	76	83	20	37	90	57	16	00	11	66
32	14	90	84	45	11	75	73	88	05	90	52	27	41	14	86	22	98	12	22	08	07	52	74	95	80
33	68	05	51	18	00	33	96	02	75	19	07	60	62	93	55	59	33	82	43	90	49	37	38	44	59
34	20	46	78	73	90	97	51	40	14	02	04	02	33	31	08	39	54	16	49	36	47	95	93	13	30
35	64	19	58	97	79	15	06	15	93	20	01	90	10	75	06	40	78	73	89	62	02	67	74	17	33
36	05	26	93	70	60	22	35	85	15	13	92	03	51	59	77	59	56	78	06	83	52	91	05	70	74
37	07	97	10	88	23	09	98	42	99	64	61	71	62	99	15	06	51	29	16	93	58	05	77	09	51
38	68	71	86	85	85	54	87	66	47	54	73	32	08	11	12	44	95	92	63	16	29	56	24	29	48
39	26	99	61	65	53	58	37	78	80	70	42	10	50	67	42	32	17	55	85	74	94	44	67	16	94
40	14	65	52	68	75	87	59	36	22	41	26	78	63	06	55	13	08	27	01	50	15	29	39	39	43
41	17	53	77	58	71	71	41	61	50	72	12	41	94	96	26	44	95	27	36	99	02	96	74	30	83
42	90	26	59	21	19	23	52	23	33	12	96	93	02	18	39	07	02	18	36	07	25	99	32	70	23
43	41	23	52	55	99	31	04	49	69	96	10	47	48	45	88	13	41	43	89	20	97	17	14	49	17
44	60	20	50	81	69	31	99	73	68	68	35	81	33	03	76	24	30	12	48	60	18	99	10	72	34
45	91	25	38	05	90	94	58	28	41	36	45	37	59	03	09	90	35	57	29	12	82	62	54	65	60
46	34	50	57	74	37	98	80	33	00	91	09	77	93	19	82	74	94	80	04	04	45	07	31	66	49
47	85	22	04	39	43	73	81	53	94	79	33	62	46	86	28	08	31	54	46	31	53	94	13	38	47
48	09	79	13	77	48	73	82	97	22	21	05	03	27	24	83	72	89	44	05	60	35	80	39	94	88
49	88	75	80	18	14	22	95	75	42	49	39	32	82	22	49	02	48	07	70	37	16	04	61	67	87
50	90	96	23	70	00	39	00	03	06	90	55	85	78	38	36	94	37	30	69	32	90	89	00	76	33

能力测试题

综合测试题一

一、名词解释
1. 标准误
2. 医学参考值范围
3. 总体
4. 概率
5. 同质

二、填空题
1. 现测得某地 130 名成年男性的红细胞数（$\times 10^{12}/L$），此资料为_____，宜用_____表示其集中趋势，宜用_____表示其离散趋势，如欲比较该组男性红细胞数与血红蛋白的变异程度，宜用_____。如求该资料的 $\overline{X} \pm 1.96S$，则表示的是_____，而求其 $\overline{X} \pm 1.96S_{\overline{X}}$，则表示的是_____。
2. 用百分位数法估计新生儿体重的 95% 正常值范围，其下限为_____分位数，上限为_____分位数。
3. 常用的相对数有_____、_____、_____。
4. 作行×列表 χ^2 检验时，对理论数太小时，列举 3 种方法：_____，_____，_____。
5. 四格表 χ^2 检验用基本公式 $\chi^2 = \sum \dfrac{(A-T)^2}{T}$ 的条件为_____。
6. 完全随机设计和随机区组设计的方差分析的应用条件是_____、_____、_____。
7. 欲用统计图表示 1993～2013 年间石家庄市肺癌发病率的动态变化过程，宜选用_____图。
8. 表达事物的内部构成，一般用_____图。

三、单项选择题
1. 统计描述的常用方法有（　　）。
   A. 统计指标、统计表、统计图
   B. 统计指标、统计表、统计图、统计推断
   C. 统计指标、统计推断、统计图
   D. 统计指标、统计表、统计图、统计分析
   E. 统计图、统计表
2. 某种新疗法治疗某病患者 41 人，治疗结果如下：该资料的类型是（　　）。

   治疗结果　治愈　显效　好转　恶化　死亡
   治疗人数　　8　　23　　6　　3　　1

   A. 计数资料　　　　B. 有序分类资料　　　　C. 无序分类资料
   D. 数值变量资料　　E. 计数资料
3. 某计量资料的分布性质未明，要计算集中趋势指标，宜选择（　　）。
   A. $\overline{X}$　　B. G　　C. M
   D. S　　E. 方差
4. 比较 12 岁男孩和 18 岁男子身高变异程度大小，宜采用的指标是（　　）。

A. 全距 B. 标准差 C. 方差
D. 变异系数 E. QR

5. 在服从正态分布条件下，样本标准差 S 的值（　　）。
A. 与算数均数有关 B. 与个体的变异程度有关 C. 与量纲无关
D. 与集中趋势有关 E. 与几何均数有关

6. 计算标准化死亡率的目的是（　　）。
A. 减小死亡率估计的偏倚 B. 反映实际死亡情况
C. 便于不同时间死亡率的比较 D. 减少死亡率估计的抽样误差
E. 消除各地区内部构成不同的影响

7. 假设检验中的检验功效是（　　）。
A. $1-\alpha$ B. α C. $1-\beta$
D. β E. $\alpha+\beta$

8. 两样本比较时，分别取以下检验水准，下列何者所取Ⅱ型错误最小（　　）。
A. $\alpha=0.05$ B. $\alpha=0.01$ C. $\alpha=0.10$
D. $\alpha=0.20$ E. $\alpha=0.15$

9. 完全随机设计的方差分析中，必然有（　　）。
A. $SS_{组内}<SS_{组间}$ B. $MS_{组间}<MS_{组内}$ C. $SS_{组内}>SS_{组间}$
D. $SS_{总}=SS_{组间}+SS_{组内}$ E. $MS_{总}=MS_{组间}+MS_{组内}$

10. 两样本均数比较，经 t 检验，差别有统计学意义时，P 越小，说明（　　）。
A. 两样本均数差别越大 B. 越有理由认为两样本均数不同
C. 两总体均数差别越大 D. 越有理由认为两总体均数不同
E. 两总体均数差别越小

11. χ^2 值的取值范围为（　　）。
A. $-\infty<\chi^2<+\infty$ B. $0\leqslant\chi^2<+\infty$ C. $\chi^2\leqslant 1$
D. $-\infty\leqslant\chi^2\leqslant 0$ E. $\chi^2>0$

12. 配对比较的秩和检验的基本思想是，如果检验假设成立，则对样本来说（　　）。
A. 正秩和的绝对值大于负秩和的绝对值
B. 正秩和的绝对值小于负秩和的绝对值
C. 正秩和和负秩和的绝对值相等
D. 正秩和和负秩和的绝对值不会相差很大
E. 正秩和和负秩和的绝对值会相差很大

13. 统计表的基本结构包括（　　）。
A. 标题、标目、线条、数字和备注
B. 标题、标目、图例和数字
C. 主标题、副标题、标目、线条、数字和备注
D. 标题、标目、线条和数字
E. 标题、标目、数字和备注

14. 在多组均数的两两比较中，若不用 q 检验而用 t 检验，则（　　）。
A. 结果更合理 B. 结果会一样 C. 增大Ⅰ型错误概率
D. 增大Ⅱ型错误概率 E. 两者结果矛盾

15. 随机区组设计应遵循的原则是（　　）。

A. 区组间变异越小越好，区组内变异越大越好
B. 区组间变异越大越好，区组内变异越小越好
C. 区组间变异越大越好，区组内变异越大越好
D. 区组间变异越小越好，区组内变异越小越好
E. 无论区组间变异大小，区组内变异越小越好

16. 关于相对比的计算，以下叙述正确的是（　　）。
A. 相对比公式中的两指标一定要是绝对数
B. 两指标一定要是绝对数
C. 两指标的性质必须相同
D. 对公式中的两指标无明确限制
E. 为便于对比，计算相对比一律乘以100％

17. 标准化后的死亡率（　　）。
A. 标化后的死亡率比原来的率低　　B. 标化后的死亡率比原来的率高
C. 反映了实际水平　　D. 反映了相对水平，仅作为比较的基础
E. 反映了真实水平

18. 将100名患者随机等分成两组后，分别给予A、B方案治疗，疗效为治愈、好转、有效和无效。欲知两种方案的疗效何者较优，宜作（　　）。
A. 两样本均数比较的t检验　　B. 两组构成比比较的χ^2检验
C. 两样本率比较的假设检验　　D. 两样本比较的秩和检验
E. 两样本均数比较的F检验

19. 确定回归方程的原则，其中正确的一项是（　　）。
A. 使$\sum(Y-\hat{Y})^2$最小　　B. 使$\sum(\hat{Y}-\bar{Y})^2$最小　　C. 使$\sum(Y-\bar{Y})^2$最小
D. 使决定系数最小　　E. 使各散点到直线的垂直距离的平方和最大

20. 实验研究随机化分组的目的是（　　）。
A. 减少抽样误差　　B. 减少实验例数　　C. 保证客观
D. 提高检验准确度　　E. 保持各组的非处理因素均衡一致

21. 完全随机设计的方差分析中，组间变异主要反映了（　　）。
A. 抽样误差的作用　　B. 随机误差的影响　　C. 全部观察值的离散程度
D. 处理因素的作用　　E. 处理因素和随机误差的作用

四、多项选择题

1. 统计工作包括的步骤有（　　）。
A. 统计设计　　B. 搜集资料　　C. 清理资料
D. 校对资料　　E. 分析资料

2. 下列哪些方法可以用于多个样本均数的两两比较（　　）。
A. SNK-q检验　　B. t检验　　C. Dunnett-t检验
D. LSD-t检验　　E. χ^2检验

3. 对同一资料，配对资料的比较，F检验和t检验的结果满足（　　）。
A. $\sqrt{F}=|t|$　　B. $F=t$　　C. $\sqrt{t}=F$
D. $\sqrt[3]{F}=t$　　E. $t^2=F$

4. 直线回归方程$\hat{Y}=a+bx$中，若$b>0$，说明（　　）。

A. X 每增（减）一个单位，Y 平均减（增）b 个单位
B. X 每减（增）一个单位，Y 平均减（增）b 个单位
C. 直线与纵轴的交点在原点的上方
D. 直线与纵轴的交点在原点的下方
E. 回归直线斜率大于 0

五、判断题

1. 随着样本含量的增大，样本标准差围绕总体标准差的波动范围减小，越来越接近总体标准差。（　　）
2. 总体均数的抽样误差用标准误表示。（　　）
3. 两样本均数比较的假设检验的目的是证明两总体均数有无差别。（　　）
4. 某医师用 A 药治疗 9 例患者，治愈 7 人；用 B 药治疗 10 例患者，治愈 1 人。比较两药疗效时，可选用校正 χ^2 检验。（　　）
5. 变异系数的纲量和原纲量相同。（　　）
6. 一组正态分布曲线，经过 $Z=\dfrac{\overline{X}-\mu}{\sigma}$ 变换后，变为一条曲线，$\mu=1$，$\sigma=0$。（　　）
7. 四格表资料卡方检验，N 小于 40，或 T 小于 5 时，应使用四格表卡方检验校正公式计算卡方值。（　　）
8. 相对比不可能大于 1。（　　）
9. 将全部受试对象随机分配到不同的组接受不同的处理属于配对设计。（　　）
10. SNK-q 检验用于各样本均数间的全面比较。（　　）
11. 回归系数越大，两变量之间的相关关系越密切。（　　）
12. 完全随机设计方差分析中，产生组内变异的原因是随机误差。（　　）
13. 率和构成比都是相对数，在使用时可以通用。（　　）
14. 圆图是用来表示事物内部构成的。（　　）
15. 回归系数是一个无度量衡单位的统计指标。（　　）

六、简答题

1. "300 例肺不张的病因与临床分析"研究中，男性 225 例，占 75%，女性 75 例，占 25%，因此男性肺不张的发病率高于女性。该结论是否正确？并说明理由。
2. 有人认为，对同一组资料，如果相关分析算出的 r 越大，则回归分析算出的 b 也越大，你认为这种观点是否正确？为什么？

（王立芹）

综合测试题二

一、单项选择题

1. 卫生统计工作的步骤为（　　）。
A. 统计研究调查、搜集资料、整理资料、分析资料
B. 统计资料收集、整理资料、统计描述、统计推断
C. 统计研究设计、搜集资料、整理资料、分析资料
D. 统计研究调查、统计描述、统计推断、统计图表
E. 统计研究设计、统计描述、统计推断、统计图表
2. 统计资料的类型包括（　　）。

A. 频数分布资料和等级分类资料　　B. 多项分类资料和二项分类资料
C. 正态分布资料和频数分布资料　　D. 数值变量资料和等级资料
E. 数值变量资料和分类变量资料

3. 抽样误差是指（　　）。
A. 不同样本指标之间的差别　　B. 样本指标与总体指标之间由于抽样产生的差别
C. 样本中每个体之间的差别　　D. 由于抽样产生的观测值之间的差别
E. 测量误差与过失误差的总称

4. 统计学中所说的总体是指（　　）。
A. 任意想象的研究对象的全体　　B. 根据研究目的确定的研究对象的全体
C. 根据地区划分的研究对象的全体　　D. 根据时间划分的研究对象的全体
E. 根据人群划分的研究对象的全体

5. 描述一组偏态分布资料的变异度，宜用（　　）。
A. 全距　　　　　　　B. 标准差　　　　　　　C. 变异系数
D. 四分位数间距　　　E. 方差

6. 用均数与标准差可全面描述其资料分布特点的是（　　）。
A. 正偏态分布　　　　B. 负偏态分布　　　　　C. 正态分布和近似正态分布
D. 对称分布　　　　　E. 任何分布

7. 比较身高和体重两组数据变异度大小宜采用（　　）。
A. 变异系数　　　　　B. 方差　　　　　　　　C. 极差
D. 标准差　　　　　　E. 四分位数间距

8. 频数分布的两个重要特征是（　　）。
A. 统计量与参数　　　B. 样本均数与总体均数　C. 集中趋势与离散趋势
D. 样本标准差与总体标准差　　E. 样本与总体

9. 正态分布的特点有（　　）。
A. 算术均数＝几何均数　　B. 算术均数＝中位数　　C. 几何均数＝中位数
D. 算术均数＝几何均数＝中位数　　E. 以上都没有

10. 正态分布曲线下右侧5%对应的分位点为（　　）。
A. $\mu+1.96\sigma$　　　B. $\mu-1.96\sigma$　　　C. $\mu+2.58\sigma$
D. $\mu+1.64\sigma$　　　E. $\mu-2.58\sigma$

11. 下列哪一变量服从 t 分布（　　）。
A. $\dfrac{\overline{X}-\mu}{\sigma}$　　　B. $\dfrac{X-\mu}{\sigma}$　　　C. $\dfrac{\overline{X}-\mu}{\sigma_{\overline{X}}}$
D. $\dfrac{X-\overline{X}}{s_{\overline{X}}}$　　　E. $\dfrac{\overline{X}-\mu}{s_{\overline{X}}}$

12. 统计推断的主要内容为（　　）。
A. 统计描述与统计图表　　B. 参数估计和假设检验　　C. 区间估计和点估计
D. 统计预测与统计控制　　E. 参数估计与统计预测

13. 下面哪一指标较小时可说明用样本均数估计总体均数的可靠性大（　　）。
A. 变异系数　　　　　B. 标准差　　　　　　　C. 标准误
D. 极差　　　　　　　E. 四分位数间距

14. 两样本比较作 t 检验，差别有显著性时，P 值越小说明（　　）。

A. 两样本均数差别越大　　　　B. 两总体均数差别越大
C. 越有理由认为两总体均数不同　D. 越有理由认为两样本均数不同
E. Ⅰ型错误越大

15. 两样本比较时，分别取以下检验水准，哪一个的第Ⅱ类错误最小（　　）。
A. $\alpha=0.05$　　　　B. $\alpha=0.01$　　　　C. $\alpha=0.10$
D. $\alpha=0.20$　　　　E. $\alpha=0.02$

16. 假设检验中的第Ⅱ类错误是指（　　）。
A. 拒绝了实际上成立的 H_0　　B. 不拒绝实际上成立的 H_0
C. 拒绝了实际上成立的 H_1　　D. 不拒绝实际上不成立的 H_0
E. 拒绝 H_0 时所犯的错误

17. 方差分析中，组内变异反映的是（　　）。
A. 测量误差　　　　　　　　　　　B. 个体差异
C. 随机误差，包括个体差异及测量误差　D. 抽样误差
E. 系统误差

18. 方差分析中，组间变异主要反映（　　）。
A. 随机误差　　　　B. 处理因素的作用　　　C. 抽样误差
D. 测量误差　　　　E. 个体差异

19. 说明某现象发生强度的指标为（　　）。
A. 构成比　　　　　B. 相对比　　　　　　　C. 定基比
D. 环比　　　　　　E. 率

20. 对计数资料进行统计描述的主要指标是（　　）。
A. 平均数　　　　　B. 相对数　　　　　　　C. 标准差
D. 变异系数　　　　E. 中位数

21. 构成比用来反映（　　）。
A. 某现象发生的强度　　　　　　B. 表示两个同类指标的比
C. 反映某事物内部各部分占全部的比重　D. 表示某一现象在时间顺序的排列
E. 上述 A 与 C 都对

22. 下列哪一指标为相对比（　　）。
A. 中位数　　　　　B. 几何均数　　　　　　C. 均数
D. 标准差　　　　　E. 变异系数

23. 用正态近似法进行总体率的区间估计时，应满足（　　）。
A. n 足够大　　　　B. p 或（$1-p$）不太小　　C. np 或 $n(1-p)$ 均大于 5
D. 以上均要求　　　　E. 以上均不要求

24. 由两样本率的统计假设检验，若 $P<0.05$，则（　　）。
A. 两样本率相差很大　　　　　　B. 两总体率相差很大
C. 两样本率和两总体率差别有统计意义　D. 两总体率相差有统计意义
E. 其中一个样本率和总体率的差别有统计意义

25. 四格表资料中的实际数与理论数分别用 A 与 T 表示，其基本公式与专用公式求 χ^2 的条件为（　　）。
A. $A \geq 5$　　　　B. $T \geq 5$　　　　C. $A \geq 5$ 且 $T \geq 5$
D. $A \geq 5$ 且 $n \geq 40$　　E. $T \geq 5$ 且 $n \geq 40$

26. 三个样本率比较得到 $\chi^2 > \chi^2_{0.01(2)}$,可以为(   )。
   A. 三个总体率不同或不全相同   B. 三个总体率都不相同
   C. 三个样本率都不相同   D. 三个样本率不同或不全相同
   E. 三个总体率中有两个不同

27. 四格表 χ^2 检验的校正公式应用条件为(   )。
   A. $n>40$ 且 $T>5$ B. $n<40$ 且 $T>5$ C. $n>40$ 且 $1<T<5$
   D. $n<40$ 且 $1<T<5$ E. $n>40$ 且 $T<1$

28. 秩和检验和 t 检验相比,其优点是(   )。
   A. 计算简便,不受分布限制   B. 公式更为合理   C. 检验效能高
   D. 抽样误差小   E. 第Ⅱ类错误概率小

29. 等级资料比较宜用(   )。
   A. t 检验   B. z 检验   C. 秩和检验
   D. χ^2 检验   E. F 检验

30. 作两均数比较,已知 n_1、n_2 均小于 30,总体方差不齐且分布呈极度偏态,宜用(   )。
   A. t 检验   B. z 检验   C. 秩和检验
   D. F 检验   E. χ^2 检验

31. 调查某地高血压患者情况,以舒张压≥90mmHg 为高血压,结果在 1000 人中有 10 名高血压患者,99 名非高血压患者,整理后的资料是(   )。
   A. 计量资料   B. 计数资料   C. 多项分类资料
   D. 等级资料   E. 既是计量资料又是分类资料

32. 某医师检测了 60 例链球菌咽炎患者的潜伏期,结果如下。欲评价该资料的集中趋势和离散程度,最合适的指标是(   )。

潜伏期(h)	12~	24~	36~	48~	60~	72~	84~	96~	108~	合计
病例数	1	10	18	14	5	4	4	2	2	60

   A. 均数和标准差   B. 几何均数和全距   C. 中位数和四分位数间距
   D. 均数和方差   E. 均数和变异系数

33. 某医院对 30 名麻疹易感儿童经气溶胶免疫 1 个月后,测得其血凝抑制抗体滴度,结果如下。最合适描述其集中趋势的指标是(   )。

抗体滴度	1:8	1:16	1:32	1:64	1:128	1:256	合计
例数	2	6	5	11	4	2	30

   A. 均数   B. 几何均数   C. 百分位数
   D. 中位数   E. 标准差

34. 某市 1998 年调查了留住该市 1 年以上,无明显肝、肾疾病,无汞作业接触史的居民 238 人的发汞含量,结果如下。欲估计该市居民发汞值的 95% 医学参考值范围,宜计算(   )。

发汞值(μmol/kg)	1.5~	3.5~	5.5~	7.5~	9.5~	11.5~	13.5~	15.5~
人数	20	66	80	28	18	6	2	2

   A. $\bar{X}\pm1.96S$ B. $\bar{X}+1.645S$ C. $P_{2.5}\sim P_{97.5}$
   D. P_{95} E. P_5

35. 现随机抽取调查某市区某年男孩 200 人出生体重,得均数为 3.29(kg),标准差为 0.438(kg)。按 95% 置信度估计该市男孩出生体重均数所在范围,宜用(   )。

A. $\overline{X} \pm 1.96S$ B. $\overline{X} \pm 1.96S_{\overline{X}}$ C. $\overline{X} \pm t_{0.05,\nu}S$
D. $\overline{X} \pm t_{0.01,\nu}S$ E. $\mu \pm 1.96\sigma_{\overline{X}}$

36. 测定尿铅含量（mg/L）有甲乙两种方法。现用甲乙两法检测相同样品，结果如表1。要比较两法测得的结果有无差别，宜用（　　）。

表1　10名患者的尿样分别用两法测定尿铅结果

样品号	甲法	乙法
1	2.74	4.49
2	0.54	1.24
…	…	…
9	3.85	5.81
10	1.82	3.35

A. 配对设计 t 检验　　　B. 两样本均数的 t 检验　　　C. 两样本均数的 u 检验
D. 协方差分析　　　E. 配对设计 u 检验

37. 测得10名正常人和10名病毒性肝炎患者血清转铁蛋白的含量（g/L），结果如下，比较患者和正常人的转铁蛋白是否有显著性差别，用（　　）。

| 正常人 | 2.65 | 2.72 | 2.85 | 2.91 | 2.55 | 2.76 | 2.82 | 2.69 | 2.64 | 2.73 |
| 病毒性肝炎患者 | 2.36 | 2.15 | 2.52 | 2.28 | 2.31 | 2.53 | 2.19 | 2.34 | 2.31 | 2.41 |

A. 两样本均数的 u 检验　　　B. 样本均数与总体均数的 t 检验
C. 两样本均数的 t 检验　　　D. 配对设计 t 检验
E. 先作方差齐性检验，再决定检验方法

38. 已知正常人乙酰胆碱酯酶活力的平均数为1.44U，现测得10例慢性气管炎患者乙酰胆碱酯酶活力分别为：1.50，2.19，2.32，2.41，2.11，2.54，2.20，2.22 1.42，2.17。欲比较慢性气管炎患者乙酰胆碱酯酶活力的总体均数与正常人有无显著性的差别，用（　　）。

A. 两样本均数的 t 检验　　　B. 配对设计 t 检验
C. 两样本均数的 z 检验　　　D. 样本均数与总体均数的 t 检验
E. 样本均数与总体均数的 u 检验

39. 某研究室用甲乙两种血清学方法检查422例确诊的鼻咽癌患者，得结果如表2，分析两种检验结果之间有无差别，检验公式是（　　）。

表2　甲乙检查结果

甲法	乙法		合计
	+	−	
+	261	110	371
−	20	31	39
合计	281	141	422

A. $\chi^2 = \dfrac{(b-c)^2}{b+c}$　　　B. $\chi^2 = \dfrac{(ad-bc)^2 n}{(a+b)(c+d)(a+c)(b+d)}$

C. $\chi^2 = \dfrac{(|ad-bc|-n/2)^2 n}{(a+b)(c+d)(a+c)(b+d)}$　　　D. $\chi^2 = n\left(\sum \dfrac{A^2}{n_R n_C} - 1\right)$

E. $P = \dfrac{(a+b)!\,(c+d)!\,(a+c)!\,(b+d)!}{a!\,b!\,c!\,d!\,n!}$

40. 为研究血型与胃溃疡、胃癌的关系，得表3资料，AB型因例数少省略去，问各组血型构成差别有无统计意义，宜用（　　）。

表3　血型与胃溃疡、胃癌的关系

分组	血型			合计
	O	A	B	
胃溃疡	993	679	134	1806
胃癌	393	416	84	893
对照组	2902	2652	570	6097
合计	4288	3720	788	8796

A. 3×3表的 χ^2 检验　　B. 4×4表的 χ^2 检验　　C. 3×3列联表的 χ^2 检验
D. 4×4列联表的 χ^2 检验　　E. 秩和检验

41. 两种方案治疗急性无黄疸型病毒肝炎180例，结果如表4。比较二组疗效有无差别，宜用（　　）。

表4　两种方案治疗结果

组别	无效	好转	显效	痊愈	合计
西药组	49	31	5	15	100
中西药组	45	9	22	4	80
合计	94	40	27	19	180

A. 3×3表的 χ^2 检验　　B. 2×4表的 χ^2 检验　　C. 3×3列联表的 χ^2 检验
D. 2×4列联表的 χ^2 检验　　E. 成组设计两样本比较的秩和检验

42. 某地1952年和1998年三种死因别死亡率如表5，将此资料绘制成统计图，宜用（　　）。

表5　某地1952年和1998年三种死因别死亡率（‰）

死因	1952年	1998年
肺结核	165.2	27.4
心脏病	72.5	83.6
恶性肿瘤	57.2	178.2

A. 直条图　　B. 百分条图　　C. 圆图
D. 线图　　E. 直方图

43. 图示表6资料，应选用的统计图是（　　）。

表6　某市1949~1953年15岁以下儿童结核病和白喉死亡率（1/10万）

年份	结核病死亡率	白喉死亡率
1949	150.2	20.1
1950	148.0	16.6
1951	141.0	14.0
1952	130.1	11.8
1953	110.4	10.7

A. 条图　　B. 百分条图　　C. 圆图
D. 线图　　E. 直方图

44. 某人测得140名一年级男性大学生第一秒用力呼气量（FEV_1），结果如下。图示此资料宜用（　　）。

FEV_1	2.0~	2.5~	3.0~	3.5~	4.0~	4.5~	5.0~5.5	合计
频数	1	3	11	38	46	26	12	137

A. 条图   B. 百分条图   C. 圆图
D. 线图或半对数线图   E. 直方图

45. 我国1988年部分地区的死因构成如表7，图示此资料宜用（　　）。

表7　我国1988年部分地区的死因构成

死因	构成比（%）
呼吸系统疾病	25.70
脑血管病	16.07
恶性肿瘤	15.04
损伤与中毒	11.56
心脏病	11.41
其他	20.22
合计	100.00

A. 条图   B. 百分条图或圆图   C. 半对数线图
D. 线图   E. 直方图

46. 某地一年级10名女大学生的体重和肺活量数据如下，图示此资料宜用（　　）。

编号	1	2	3	4	5	6	7	8	9	10
体重（kg）	42	42	46	46	50	50	52	52	58	58
肺活量（L）	2.5	2.2	2.8	2.5	3.1	3.2	3.6	3.5	3.8	3.6

A. 条图   B. 散点图   C. 半对数线图
D. 线图   E. 直方图

47. 某医院观察三种药物驱钩虫的疗效，服药后7天得粪检钩虫卵阴转率（%）如表8，问这三种药疗效是无差别，宜用（　　）。

表8　三种药物驱钩虫的疗效比较

药物	治疗例数	阴转例数	阴转率（%）
复方敌百虫片	37	28	75.7
纯敌百虫片	38	18	47.4
灭虫宁	34	10	29.4

A. 3×2 表的 χ^2 检验   B. 3×2 列联表的 χ^2 检验   C. 3×3 表的 χ^2 检验
D. 3×3 列联表的 χ^2 检验   E. 4×4 表的 χ^2 检验

48. 对15个猪肝给予某种处理，在处理前后各采一次肝外表的涂抹标本进行细菌培养，结果如表9，欲比较处理前后的带菌情况有无差别，宜用（　　）。

表9　15个猪肝细菌培养前后带菌情况

处理	带菌情况		合计
	阳性	阴性	
前	7	8	15
后	2	13	15
合计	9	21	30

A. 2×2 表的 χ^2 检验   B. 2×2 列联表的 χ^2 检验
C. 3×3 表的 χ^2 检验   D. 3×3 列联表的 χ^2 检验
E. 四格表的确切概率法

二、判断题

1. 等级资料的比较只能采用秩和检验。（　　）

2. 抽样误差是不可避免的，但其大小是可以控制的。（　　）

3. 在两个同类的研究中，A 研究结果 $P<0.01$，B 研究结果 $P<0.05$，就表明前者两样本均数差别大，后者两样本均数相差小。（   ）

4. 标准差越大，表示个体差异就越大。（   ）

5. 当 $\nu=\infty$ 时，t 分布的 t 值就是标准正态分布的 z 值。（   ）

6. 在科学研究中，如实测值与真实值不一致即为误差，且这种称为抽样误差。（   ）

7. 在假设检验中，无论是否拒绝 H_0，都有可能犯错误。（   ）

8. 当资料分布的末端无确切数据时不能计算平均数。（   ）

9. 在 χ^2 检验中，只要 $P<0.05$，就可认为两样本率不同。（   ）

10. 在样本含量确定后，个体差异越大，抽样误差越小。（   ）

11. 理论上秩和检验可用于任何分布型资料的比较。（   ）

三、名词解释

1. 样本
2. 概率
3. 置信区间
4. 抽样误差
5. P 值
6. 检验水准
7. 第一类错误
8. 率
9. 计量资料
10. 等级资料

四、简答题

1. 计量资料中常用的集中趋势指标及适用条件各是什么？
2. 标准差、标准误有何区别和联系？
3. 参考值范围与置信区间区别是什么？
4. 非参数检验适用于哪些情况？

五、计算与分析题

1. 根据表 10 资料，欲分析胆麻片对慢性气管炎的疗效是否优于复方江剪刀草合剂，应该用什么统计分析方法？并分析？

表 10　复方江剪刀草合剂与胆麻片对慢性气管炎的疗效

药物	无效	好转	显效	痊愈
复方江剪刀草合剂	760	1870	620	30
胆麻片	9	51	21	11

2. 某医院用中药治疗 7 例再生障碍性贫血患者，现将血红蛋白（g/L）变化的数据列在表 11，假定资料满足各种参数检验所要求的前提条件，若要了解治疗前后之间的差别有无显著性意义，应当选择哪种检验方法并进行统计分析？

表 11　7 例再生障碍性贫血治疗前后血红蛋白

患者编号	1	2	3	4	5	6	7
治疗前血红蛋白	65	75	50	76	65	72	68
治疗后血红蛋白	82	112	125	85	80	105	128

3. 活动型结核患者的平均心率一般为 86 次/分，标准差为 6.5 次/分。现有一医生测量了

36 名该院的活动型结核患者的心率,得心率均数为 90 次/分,标准差为 7.8 次/分,要比较该院活动型结核患者与一般活动型结核患者的心率有无差别,应当选择哪种检验方法?为什么?

4. 某医生调查了维吾尔族与回族居民血型构成,资料见表 12,试比较两民族血型分布是否相同。

表 12 维吾尔族与回族居民血型构成

民族	n	A	B	O	AB
维吾尔族	1513	442	483	416	172
回族	1355	369	384	487	115

(米术斌)

综合测试题三

一、名词解释
1. 定量资料
2. 方差分析
3. 样本
4. 小概率事件
5. 回归系数

二、填空题
1. 统计工作的基本步骤包括_____、_____、_____和_____。
2. 极差是观察值中_____和_____的差。
3. 正态曲线下的总面积为_____。
4. 从总体中抽取样本,一般来说,一个样本应具有代表性、_____、_____,两个样本间应具有_____。
5. 统计推断通常包括两个方面的内容,即_____和_____。
6. 等级资料(如抗体滴度)可以用_____来描述集中趋势。
7. 描述样本特征的指标用_____,描述总体特征的指标用_____。

三、单项选择题
1. 描述一组正态分布资料的变异程度时,最适宜的指标是(　　)。
　A. 全距　　　　　　　　B. 变异系数　　　　　　C. 四分位数间距
　D. 方差与标准差　　　　E. 极差
2. 比较血红细胞数和心率两组数据变异度大小应采用(　　)。
　A. 变异系数　　　　　　B. 方差　　　　　　　　C. 极差
　D. 标准差　　　　　　　E. 四分位数间距
3. 标准正态曲线下中间 95% 的面积所对应的横轴尺度 z 的范围是(　　)。
　A. -1.96 到 $+1.96$　　B. 1.64 到 $+\infty$　　C. 2.58 到 $+\infty$
　D. 1.96 到 2.58　　　E. 1.96 到 $+\infty$
4. 欲反映一批女大学生体重与肺活量的直线相关关系,适宜的统计图是(　　)。
　A. 直条图　　　　　　　B. 散点图　　　　　　　C. 普通线图
　D. 半对数线图　　　　　E. 圆图
5. 均数标准误表示(　　)。
　A. 方差　　　　　　　　B. 个体变量值的离散程度　　C. 样本均数的差值

D. 总体均数的差值　　　　　　E. 均数抽样误差大小

6. ( ) 小, 表示用该样本均数估计总体均数的可靠性大。
   A. 极差　　　　　　B. 标准差　　　　　　C. 方差
   D. 标准误　　　　　E. 变异系数

7. 两样本均数比较, 经过 t 检验, 差别有显著性时, P 越小, 说明 ( )。
   A. 两样本均数差别越大　　　　B. 两总体均数差别越大
   C. 越有理由认为两总体均数不同　D. 越有理由认为两样本均数不同
   E. 两总体均数差别越小

8. 成组设计的方差分析中总有 ( )。
   A. $SS_{组内} < SS_{组间}$　　　　B. $SS_{组内} > SS_{组间}$
   C. $MS_{总} = MS_{组内} + MS_{组间}$　D. $SS_{总} = SS_{组内} + SS_{组间}$
   E. $SS_{总} > SS_{组内} + SS_{组间}$

9. 两端无确切数值的频数表计量资料可以用 ( ) 描述其集中趋势。
   A. 中位数　　　　　B. 算术均数　　　　　C. 几何均数
   D. 均数　　　　　　E. 所有平均数

10. 关于假设检验, 下面哪一项是正确的 ( )。
    A. 单侧检验优于双侧检验　　　B. 若 $P < \alpha$, 则接受 H_0
    C. 若 $P > \alpha$, 则接受 H_0　　D. 若 $P > \alpha$, 则接受 H_1
    E. 检验水准 α 只能取 0.05

11. 抽样研究中的样本是 ( )。
    A. 研究对象的全体　　B. 总体中特定的一部分　　C. 随意收集的一部分
    D. 总体中随机抽取的一部分　　E. 研究目标的全体

12. 要比较吸烟组与非吸烟组慢性气管炎患病率的差别, 可采用 ( )。
    A. $\chi^2 = \dfrac{(ad-bc)^2 n}{(a+b)(c+d)(a+c)(b+d)}$　　B. $u = \dfrac{|x_1 - x_2| - 0.5}{\sqrt{x_1 + x_2}}$
    C. $\chi^2 = \dfrac{(|b-c|-1)^2}{b+c}$　　D. t 检验
    E. 以上均不对

13. 标准正态分布是指 ( )。
    A. $N(\mu, \sigma)$　　　　B. $N(0, 0)$　　　　C. $N(1, 1)$
    D. $N(0, 1)$　　　　　　E. $N(1, 0)$

14. 以下检验方法除 ( ) 外, 其余均属参数检验方法。
    A. t 检验　　　　　B. 方差分析　　　　　C. χ^2 检验
    D. 符号秩和检验　　　E. 方差齐性检验

15. 偏态分布资料宜用 ( ) 描述其分布的集中趋势。
    A. 算术均数　　　　B. 标准差　　　　C. 中位数
    D. 四分位数间距　　E. 极差

16. 总体均数 μ 的 95% 置信区间表示方法为 ( )。
    A. $\mu \pm 1.96\sigma$　　　　B. $\overline{X} \pm 1.96\sigma_{\overline{X}}$　　　　C. $\overline{X} \pm 1.96S$
    D. $\mu \pm 1.96\sigma_{\overline{X}}$　　　E. $\overline{X} \pm 1.96\sigma$

17. 单因素的方差分析时，若 $F > F_{\nu_1, \nu_2}$，可认为（　　）。
    A. 各总体均数相同　　　　　　　　B. 各总体均数各不相同
    C. 各总体均数不相同或不全相同　　D. 各样本均数不相同或不全相同
    E. 各样本均数相同
18. 测量体重、身高等指标所得的资料叫（　　）。
    A. 计量资料　　　　B. 计数资料　　　　C. 等级资料
    D. 间断性资料　　　E. 半定量资料
19. 关于四分位间距，下列哪一项是错误的（　　）。
    A. 适用条件同极差　　　　　　B. 反映计量资料的离散趋势
    C. 考虑了每个变量的离散程度　D. 较极差稳定
    E. 四分位数间距用符号 Q 表示
20. 收集某医院的资料，计算各种疾病所占的比例，该指标为（　　）。
    A. 发病率　　　B. 构成比　　　C. 相对比
    D. 患病率　　　E. 病死率
21. 下列哪一项描述不是正态分布的特征（　　）。
    A. 曲线位于横轴上方，均数处最高　B. 以零为中心，左右对称
    C. 均数为其位置参数　　　　　　　D. 标准差为其形状参数
    E. 横轴上方曲线下面积为 1
22. 某疗养院测得 1096 名飞行人员红细胞数（$\times 10^9/L$），经检验该资料服从正态分布，其均值为 $4.141 \times 10^{12}/L$，标准差为 $0.428 \times 10^{12}/L$，求得的区间（$4.141 - 1.96 \times 0.428$，$4.141 + 1.96 \times 0.428$）$\times 10^{12}/L$，称为红细胞数的（　　）。
    A. 99% 正常值范围　　B. 95% 正常值范围　　C. 99% 置信区间
    D. 95% 置信区间　　　E. 90% 正常值范围
23. 均数和标准差均为 1 的正态分布是指（　　）。
    A. $N(\mu, \sigma)$　　B. $N(0, 0)$　　C. $N(0, 1)$
    D. $N(1, 1)$　　　　　E. $N(1, 0)$
24. 正态分布的两个参数 μ 和 σ，（　　）对应的正态曲线越趋向于扁平。
    A. μ 越大　　　　　　B. μ 越小　　　　　C. σ 越大
    D. σ 越小　　　　　E. μ 越小且 σ 越小
25. 满足（　　）时，二项分布 $B(n, \pi)$ 近似正态分布。
    A. $n\pi$ 和 $n(1-\pi)$ 均大于等于 5　　B. $n\pi$ 或 $n(1-\pi)$ 大于等于 5
    C. $n\pi$ 足够大　　　　　　　　　　　D. $n > 50$
    E. π 足够大
26. 随机事件一般是指（　　）。
    A. 发生概率为 0 的事件　　B. 发生概率为 1 的事件
    C. 发生的概率很小（如 $P < 0.05$）
    D. 在一次试验中可能发生也可能不发生的事件，其发生的概率 $0 < P < 1$
    E. 以上都不对
27. 参数是指（　　）。
    A. 参与个体数　　B. 总体的统计指标　　C. 样本的统计指标式
    D. 样本的总和　　E. 供参考的数值

28. 用统计图表示某地区近30年三种疾病的发病率在各年度的动态发展速度情况，应绘制（　　）。
   A. 直方图　　　　　　B. 半对数线图　　　　　C. 散点图
   D. 线图　　　　　　　E. 圆图

29. 成组设计两样本均数比较时，若已知样本均来自正态总体，且总体方差不相等，则可作（　　）。
   A. 配对 t 检验　　　　B. t 检验　　　　　　C. t' 检验
   D. 秩和检验　　　　　E. 方差分析

四、简答题

1. 简述正态分布的特征。
2. 简述方差分析的应用条件。
3. 简述线性相关与回归的区别与联系。

五、计算与分析题

1. 已知一般正常成年男子血红蛋白的平均值为140g/L，某研究者随机抽取25名高原地区成年男子进行检查，得到血红蛋白均数为155g/L，标准差25g/L。问：高原地区成年男子的血红蛋白是否比一般正常成年男子的高？

2. 用甲、乙两种培养基培养结核杆菌45份，得资料如表1，问甲、乙两种培养基的培养效果有无差异。

表1　甲乙两种培养基培养结核杆菌的结果

乙的结果	甲的结果		合计
	+	−	
+	12	16	28
−	4	13	17
合计	16	29	45

3. 为研究雌激素对子宫发育的作用，用四个种系的未成年雌性大白鼠各3只，每只按一定剂量注射雌激素，到一定时间取出子宫并称重，结果如表2。

表2　不同种系及雌激素剂量的未成年雌性大白鼠子宫重量

种系	雌激素剂量（μg/100g）		
	0.2	0.4	0.8
甲	106	116	145
乙	42	68	115
丙	70	111	133
丁	42	68	115

为分析三种不同剂量、四个种系大白鼠间雌激素的作用是否不同，进行了方差分析，得到如表3方差分析表，请作出统计推断。

表3　方差分析表

变异来源	SS	D.f	MS	F	P
总变异	13256.250	11			
处理间	7761.500	2	3880.75	40.16	0.000
区组间	4914.917	3	1638.31	16.95	0.002
误差	579.833	6	96.64		

4. 某医师研究用兰岑口服液与银黄口服液治疗慢性咽炎的疗效有无差别，将病情相似的80名患者随机分成两组，分别用两种药物治疗，结果如表4，试作统计分析。

表 4　两种药物的疗效分布

药物	有效	无效	合计
兰芩口服液	41	4	45
银黄口服液	24	11	35
合计	65	15	80

（袁作雄）

综合测试题四

一、名词解释
1. 小概率事件
2. 医学参考值范围
3. 发病率
4. 抽样误差
5. 相关系数

二、填空题
1. 医学统计数据的类型包括_____、_____、_____三种。
2. 医学统计工作的主要内容为_____、_____、_____、_____。
3. 误差按来源可分为_____、_____和_____三类。
4. 均数主要适用于对称分布或偏度不大的资料，尤其适合_____资料。
5. 相对数常用的指标有_____、_____和_____。
6. 统计表主要由_____、_____、_____、_____、_____五部分组成。
7. 医学实验设计的三个基本要素是_____、_____和_____。
8. 医学实验研究设计时必须遵循的统计原则是_____、_____、_____和_____。
9. 常用的参数估计有两种方式：_____和_____。
10. _____侧重于考察变量之间相关关系密切程度，_____则侧重于考察变量之间数量变化规律。

三、单项选择题
1. 用样本推断总体，具有代表性的样本指的是（　　）。
   A. 总体中最容易获得的部分个体　　B. 在总体中随意抽取任意个体
   C. 挑选总体中的有代表性的部分个体　　D. 用配对方法抽取的部分个体
   E. 依照随机原则抽取总体中的部分个体
2. 要减少抽样误差，最切实可行的方法是（　　）。
   A. 适当增加观察例数控制个体变异　　B. 校正仪器、试剂、统一标准
   C. 严格挑选观察对象　　D. 考察总体中每一个个体
   E. 以上都不是
3. 一组原始数据呈正偏态分布，其数据的特点是（　　）。
   A. 数值离散度较小　　B. 数值离散度较大　　C. 数值分布偏向较大一侧
   D. 数值分布偏向较小一侧　　E. 数值分布不均匀
4. 比较身高和体重两组数据变异程度的大小宜用（　　）。
   A. 变异系数　　B. 方差　　C. 极差
   D. 标准差　　E. 四分位数间距
5. 要评价某市一名 5 岁男孩的身高是否偏高或偏矮，其统计方法是（　　）。

A. 用该市 5 岁男孩的身高的 95% 或 99% 正常值范围来评价
B. 用身高差别的假设检验来评价
C. 用身高均数的 95% 或 99% 的置信区间来评价
D. 不能作评价
E. 以上都不对

6. 样本均数的标准误越小说明（　　）。
A. 观察值个体的变异越小　　　　B. 观察值个体的变异越大
C. 抽样误差越大　　　　　　　　D. 由样本均数估计总体均数的可靠性越小
E. 由样本均数估计总体均数的可靠性越大

7. 方差分析的基本思想和要点是（　　）。
A. 组间均方大于组内均方　　　　B. 组内均方大于组间均方
C. 不同来源的方差必须相等　　　D. 两方差之比服从 F 分布
E. 总变异及其自由度可按不同来源分解

8. 对于两组资料的比较，方差分析与 t 检验的关系是（　　）。
A. t 检验结果更准确　　　　　　B. 方差分析结果更准确
C. t 检验对数据的要求更为严格　D. 近似等价
E. 完全等价

9. 进行四组样本率比较的 χ^2 检验，如 $\chi^2 > \chi^2_{0.01,3}$，可认为（　　）。
A. 四组样本率均不相同　　　　　B. 四组总体率均不相同
C. 四组样本率相差较大　　　　　D. 至少有两组样本率不相同
E. 至少有两组总体率不相同

10. 用某种中成药治疗高血压患者 100 名，总有效率为 80.2%，标准误为 0.038，则总有效率的 95% 置信区间估计为（　　）。
A. $0.802 \pm 1.64 \times 0.083$　　　　B. $0.802 \pm 1.96 \times 0.083$
C. $0.802 \pm 2.58 \times 0.083$　　　　D. $>0.802 - 1.64 \times 0.083$
E. $<0.802 + 1.64 \times 0.083$

11. 计算标准化死亡率的目的是（　　）。
A. 减少死亡率估计的偏倚　　　　B. 减少死亡率估计的抽样误差
C. 便于进行不同地区死亡率的比较　D. 消除各地区内部构成不同的影响
E. 便于进行不同时间死亡率的比较

12. 从甲、乙两文中，查到同类研究的两个率比较的文 χ^2 检验，甲文 $\chi^2 > \chi^2_{0.01,1}$，乙文 $\chi^2 > \chi^2_{0.05,1}$，可认为（　　）
A. 两文结果有矛盾　　　　　　　B. 两文结果完全相同
C. 甲文结果更为可信　　　　　　D. 乙文结果更为可信
E. 甲文说明总体的差异较大

13. 统计表主要作用是（　　）。
A. 便于形象描述和表达结果　　　B. 客观表达实验的原始数据
C. 减少论文篇幅　　　　　　　　D. 容易进行统计描述和推断
E. 代替冗长的文字叙述和便于分析对比

14. 关于率下列哪项叙述是错误的（　　）。
A. 是相对数的一种　　　　　　　B. 表示某现象发生的频率或强度

C. 事物内部各部分之和为100%   D. 某一部分率的变化不会影响其他部分率的变化
E. 构成比和率不能等同

15. 两样本均数比较的 t 检验中,结果 $P<0.05$,有统计学意义,P 愈小则( )。
    A. 说明两样本均数差别愈大   B. 说明两总体均数差别愈大
    C. 说明样本均数和总体均数差别愈大   D. 愈有理由认为两样本均数不同
    E. 愈有理由认为两总体均数不同

16. 高血压临床试验分为试验组和对照组,分析考虑治疗 0、2、4、6、8 周血压的动态变化和改善情况,为了直观显示出两组血压平均变动情况,宜选用的统计图是( )。
    A. 半对数图   B. 线图   C. 直条图
    D. 直方图   E. 百分条图

17. 某医师研究丹参预防冠心病的作用,实验组用丹参,对照组无任何处理,这种对照属于( )。
    A. 实验对照   B. 空白对照   C. 相互对照
    D. 标准对照   E. 历史对照

18. 对两个定量变量同时进行了直线相关和直线回归分析,r 有统计学意义($P<0.05$),则( )。
    A. b 无统计学意义   B. b 有高度统计学意义
    C. b 有统计学意义   D. 不能肯定 b 有无统计学意义
    E. a 有统计学意义

19. 对两变量 X 和 Y 作简单线性相关分析,要求的条件是( )。
    A. X 和 Y 服从双变量正态分布   B. X 服从正态分布
    C. Y 服从正态分布   D. X 和 Y 有回归关系
    E. X 和 Y 至少有一个服从正态分布

20. 在临床试验设计选择对照时,最高效的对照形式是( )。
    A. 历史对照   B. 空白对照   C. 标准对照
    D. 安慰剂对照   E. 自身对照

四、计算与分析题

1. 某地 144 例 30~45 岁正常成年男子的血清总胆固醇测量值近似服从均数为 4.95mmol/L,标准差为 0.85mmol/L 的正态分布,试估计:
   (1) 试估计该地 30~45 岁正常成年男子的血清总胆固醇 95% 参考值范围。
   (2) 血清总胆固醇大于 5.72mmol/L 的正常成年男子约占总体的百分比。

2. 某神经内科医师观察 291 例脑梗死患者,其中 102 例患者用西医疗法,其他 189 例患者采用西医疗法加中医疗法,观察 1 年后,单纯用西医疗法组的患者死亡 13 例,采用中西医疗法组的患者死亡 9 例,请分析两组患者的死亡率差异是否有统计学意义。

3. 某研究者为比较耳垂血和手指血的白细胞数,调查 12 名成年人,同时采取耳垂血和手指血表1,试比较两者的白细胞数有无不同。

表 1   成人耳垂血和手指血白细胞数($\times 10^9$/L)

编号	耳垂血	手指血	编号	耳垂血	手指血
1	9.7	6.7	4	5.3	5.0
2	6.2	5.4	5	8.1	7.5
3	7.0	5.7	6	9.9	8.3

续表

编号	耳垂血	手指血	编号	耳垂血	手指血
7	4.7	4.6	10	8.6	7.0
8	5.8	4.2	11	6.1	5.3
9	7.8	7.5	12	9.9	10.3

4. 某医院用中药治疗慢性支气管炎，治疗效果如下，请指出其存在的问题并做修改。

效果	有效						无效	
总例数	小计		近期治愈		好转			
	例	%	例	%	例	%	例	%
161	108	67.1	70	43.5	38	23.6	53	32.9

（张　璇）

综合测试题五

一、单项选择题

1. （　　）分布的资料，均数等于中位数。
   A. 对数正态　　　B. 正偏态　　　C. 负偏态
   D. 偏态　　　　　E. 正态

2. 两样本均数比较的 t 检验，差别有统计学意义时，P 越小，则（　　）。
   A. 两样本均数差别越大　　　B. 两总体均数差别越大
   C. 越有理由认为两总体均数不同　　　D. 越有理由认为两样本均数不同
   E. 越有理由认为两总体均数相同

3. 双盲试验中（　　）。
   A. 患者不知道自己接受何种处理　　　B. 每个患者均接受安慰剂治疗
   C. 患者不知道他们是否在实验中　　　D. 每个患者均接受两种处理
   E. 除患者外，执行研究计划的人员也不知道患者接受的是何种处理

4. 正态曲线 $N(1, 0.9^2)$ 与正态曲线 $N(2, 1.9^2)$ 比较，前者曲线的位置与形状如何（　　）。
   A. 靠左，形状高瘦　　　B. 靠左，形状矮胖　　　C. 靠右，形状高瘦
   D. 靠右，形状矮胖　　　E. 没有变化

5. 用某新药治疗急性腹泻患者31例，1周后痊愈25例，由此可认为（　　）。
   A. 新药疗效好　　　B. 该新药疗效一般
   C. 该新药只有近期疗效　　　D. 无法说明该新药疗效是否有意义
   E. 因治疗例数少，应以置信区间推论治疗情况

6. 比较某地在两个年份几种传染病的发病率可用（　　）。
   A. 百分条图　　　B. 复式条图　　　C. 线图
   D. 直方图　　　　E. 圆图

7. 假设检验的第Ⅰ类错误是指（　　）。
   A. H_0 正确而检验结果否定了 H_0　　　B. H_0 正确而检验结果不否定 H_0
   C. H_1 正确而检验结果否定了 H_0　　　D. H_1 正确而检验结果不否定 H_0
   E. H_1 正确而检验结果不否定 H_1

8. 对于一个资料满足参数检验的方法，但是研究者却做了秩和检验，得出的结论是不拒

绝 H_0，如果用正确的方法，结论是（ ）。
   A. 不拒绝 H_0 B. 拒绝 H_0 C. 不拒绝 H_0 或者拒绝 H_0
   D. 不知道   E. 以上都不是

9. 样本 2，3，5，6，5，6，9 中数据 5 的秩是（ ）。
   A. 3.5   B. 4.5   C. 5.5
   D. 6.5   E. 7.5

10. 比较一组肺结核患者治疗前后的淋巴细胞与白细胞总数的百分比，以评价治疗效果，可用（ ）。
   A. 独立样本比较 χ^2 检验   B. 独立样本比较 t 检验
   C. 配对 χ^2 检验   D. 配对 t 检验
   E. 完全随机设计方差分析

11. 方差分析中，对三个样本均数比较，获得 $P<0.05$ 时，结论是（ ）。
   A. 说明三个总体均数都不相等   B. 说明三个总体均数相等
   C. 说明三个样本均数都不相等   D. 说明三个样本均数不全相等
   E. 说明三个总体均数两两互不相等

12. 完全随机设计方差分析中的组间均方是（ ）的统计量。
   A. 表示抽样误差大小
   B. 表示某处理因素的效应作用大小
   C. 表示某处理因素的效应和随机误差两者综合影响的结果
   D. 表示 N 个数据的离散程度
   E. 表示随机因素的效应大小

13. 配对设计资料，若满足参数检验条件。要对此两样本均数的差别作比较，可选择（ ）。
   A. 随机区组设计的方差分析   B. 相关分析
   C. 成组 t 检验   D. χ^2 检验
   E. 秩和检验

14. 研究下列指标差别，必须作双侧假设检验的是（ ）。
   A. 已知女性的平均肺活量比男性小   B. 已知女性的平均白细胞数与男性相同
   C. 不知男女性血小板平均数是否有差异   D. 已知女性的血红蛋白量不比男性高
   E. 已知两地女性血小板平均数相同

15. 对于总合计 n 为 500 的 5 个样本率的资料做 χ^2 检验，其自由度为（ ）。
   A. 499   B. 496   C. 5
   D. 1   E. 4

16. 当四格表的周边合计数不变，如果某格的实际频数有变化，则其理论频数（ ）。
   A. 增大   B. 减少   C. 不变
   D. 不确定   E. 随该格实际频数的增减而增减

17. 为研究新药"胃灵丹"治疗胃病（胃炎、胃溃疡）疗效，在某医院选择 50 例胃炎和胃溃疡患者，随机分成实验组和对照组，实验组服用胃灵丹治疗，对照组用公认有效的"胃苏冲剂"。这种对照在实验设计中称为（ ）。
   A. 实验对照   B. 空白对照   C. 安慰剂对照
   D. 标准对照   E. 历史对照

18. 有关率的标准误 S_p，哪种解释较合理（　　）。

A. n 越大，则 S_p 越大
B. n 越大，则 S_p 越小
C. $1-p$ 越大，则 S_p 越小
D. np 越大，则 S_p 越大
E. p 越接近1，则 S_p 越大

19. 四组等级资料比较宜采用（　　）。

A. t 检验
B. χ^2 检验
C. 秩和检验
D. z 检验
E. t' 检验

20. 如果两样本 $r_1=r_2$，$n_1>n_2$ 那么（　　）。

A. $b_1=b_2$
B. $t_{r1}=t_{r2}$
C. $b_1>b_2$
D. $t_{b1}=t_{r1}$
E. $t_{b1}=t_{b2}$

21. 直线相关系数的假设检验，$r>r_{0.001,34}$，可认为（　　）。

A. 回归系数 $\beta=0$
B. 相关系数 $\rho=0$
C. 决定系数等于零
D. X，Y 间线性关系存在
E. X，Y 差别有统计学意义

22. 在实际工作中，发生把构成比当作率分析的错误的主要原因是由于（　　）。

A. 构成比与率的计算方法一样
B. 构成比较率容易计算
C. 构成比指标用得最多
D. 计算构成比的原始资料容易得到
E. 都是相对数指标

23. 观察性研究和实验性研究的根本区别是（　　）。

A. 实验研究以动物为对象
B. 调查研究以人为对象
C. 实验研究可随机分组
D. 实验研究只有临床研究可用
E. 调查研究可进行随机分组

24. 在抽样研究中，均数的标准误（　　）。

A. 比标准差大
B. 比标准差小
C. 与标准差无关
D. 比均数大
E. 比均数小

25. 计算某年的婴儿死亡率，其分母为（　　）。

A. 年初0岁组人口数
B. 年中0岁组人口数
C. 年活产数
D. 年末0岁组人口数
E. 年均人口数

26. 图示7岁男孩体重与胸围的关系，宜绘制（　　）。

A. 直方图
B. 圆图
C. 条图
D. 线图
E. 散点图

27. 各组数据的（　　）时，不可直接作方差分析。

A. 均数相差较大
B. 变异系数相差较大
C. n 相差较大
D. 方差相差较大
E. 极差相差较大

28. 比较某地区新中国成立以来三种病的发病率在各个年度的发展速度，应绘制（　　）。

A. 线图
B. 直方图
C. 半对数线图
D. 圆图
E. 条图

29. 调查某地1000人发汞水平，以发汞含量 $<2.6\mu g/kg$ 为正常，$\geqslant 2.6\mu g/kg$ 为异常所得资料为（　　）。

A. 计量资料
B. 计数资料
C. 等级资料

D. 试验资料　　　　　　　　E. 定量资料

30. 某地 15 人接种某疫苗后抗体滴度为 1∶20、1∶20、1∶20、1∶40、1∶40、1∶40、1∶40、1∶80、1∶160、1∶160、1∶160、1∶320、1∶320、1∶320、1∶640，最好选（　　）描述其平均水平。

A. 算术平均数　　　　B. 几何均数　　　　C. 中位数
D. 方差　　　　　　　E. 标准差

31. 计量资料、计数资料、等级资料的关系是（　　）。

A. 计量资料同时具有计数和等级资料的一些性质
B. 计数资料同时具有计量和等级资料的一些性质
C. 等级资料同时具有计数和计量资料的一些性质
D. 三种资料不可以相互转化
E. 等级资料较计量和计数资料精确

32. 描述偏态分布资料的离散趋势时，适宜的统计量是（　　）。

A. 变异系数　　　　　B. 四分位数间距　　　C. 极差
D. 标准差　　　　　　E. 方差

33. 假设检验的步骤是（　　）。

A. 建立假设、确定检验水准、选择和计算检验统计量、确定 P 值和判断结果
B. 建立无效假设、建立检验假设、确定检验水准
C. 确定单侧或双侧检验、选择 t 检验或 u 检验、估计第Ⅰ类错误和第Ⅱ类错误、确定检验水准
D. 计算检验统计量、确定 P 值、确定检验水准、作出推断结论
E. 以上都不对

34. 已知两变量的总体相关系数 $\rho = -0.68$，可认为两变量间（　　）。

A. 存在正相关关系　　B. 存在负相关关系　　C. 不存在相关关系
D. 经假设检验后方可推断　　　　　　　　　E. 以上都有可能

35. 当自由度趋向无穷大时，t 分布趋向于（　　）。

A. χ^2 分布　　　　B. 二项分布　　　　　C. 标准正态分布
D. F 分布　　　　　　E. 正态分布

36. 作两样本均数比较的 t 检验时，正确的理解是（　　）。

A. 统计量 t 越大，说明两总体均数差别越大
B. 统计量 t 越大，说明两总体均数差别越小
C. 统计量 t 越大，越有理由认为两总体均数不相等
D. P 值就是 α
E. 以上都不对

37. 方差分析要求（　　）。

A. 各个总体方差不相等　　　　B. 各个总体方差相等
C. 各个总体均数相等　　　　　D. 各个样本均数相等
E. 各个样本来自同一总体

38. 实验设计的基本原则是（　　）。

A. 收集、整理、分析资料　　　　B. 对照、重复、随机化
C. 对象、处理因素、实验效应　　D. 核对、分组、归纳列表

E. 对照、双盲、重复

39. 对三个独立样本率比较，获得 $P>0.05$ 时，结论是（　　）。
   A. 说明三个总体率都不相等
   B. 说明三个总体率相等
   C. 说明三个样本率都不相等
   D. 说明三个样本率不全相等
   E. 说明三个总体率两两互不相等

40. 在线性相关分析中，求得 r 值后可推论（　　）。
   A. 两变量间有正相关关系
   B. 两变量间有负相关关系
   C. 两变量间无相关关系
   D. r 绝对值越大，相关性越强
   E. 对 r 值作假设检验后才能推论

41. 根据样本算得两个随机变量 X 和 Y 的相关系数 r，经 t 检验 $p<0.001$，可以认为（　　）。
   A. X 和 Y 间关系密切
   B. 总体相关系数 ρ 很大
   C. 总体相关系数 ρ 很小
   D. 总体相关系数 $\rho=0$
   E. 总体相关系数 $\rho\neq 0$

42. 下列四句话有几句正确（　　）。
   ① 标准差是用来描述随机变量的离散程度的。
   ② 标准误可用来描述样本均数的变异程度。
   ③ 独立样本 t 检验可用于检验两样本均数的差别有无实际意义。
   ④ χ^2 检验可用来比较两个或多个率是否有差异。
   A. 0 句
   B. 1 句
   C. 2 句
   D. 3 句
   E. 4 句

43. 标准正态分布的均数与标准差分别为（　　）。
   A. 0 与 1
   B. 1 与 1
   C. 1 与 0
   D. 1 与 1.96
   E. 1 与 2.58

44. 四个样本均数经方差分析后，$P<0.05$，为进一步弄清四个均数彼此之间有无差别，须进行（　　）。
   A. χ^2 检验
   B. SNK-q 检验
   C. u 检验
   D. t 检验
   E. Dunnett-t 检验

45. 随机区组设计中，同一区组中的各个观察个体要求（　　）。
   A. 除处理因素外，其他已知或可能影响观察指标的因素和条件相同或相近
   B. 给予相同的处理
   C. 是同一个个体
   D. 除处理因素外，其他已知或可能影响观察指标的因素和条件差别越大越好
   E. 以上都不对

46. 抽样研究中的样本是（　　）。
   A. 研究对象的全体
   B. 总体中特定的一部分
   C. 随意收集的一些观察对象
   D. 总体中随机抽取的一部分
   E. 根据研究目的确定的部分观察对象

47. 由一组计量资料求得 95% 的置信区间可理解为（　　）。
   A. 此区间包含了 95% 的样本均数
   B. 此区间包含总体均数的可能性是 95%
   C. 此区间包含样本均数的可能性是 95%
   D. 此区间包含了 95% 的个体观察值

E. 以上均错

48. 假设检验的第Ⅱ类错误是指（   ）。
   A. H_0 正确而检验结果拒绝了 H_1
   B. H_0 正确而检验结果不拒绝 H_1
   C. H_1 正确而检验结果不拒绝 H_0
   D. H_1 正确而检验结果不拒绝 H_1
   E. H_1 正确而检验结果拒绝 H_0

49. 正偏态分布的均数和中位数有（   ）。
   A. 均数等于中位数
   B. 均数大于中位数
   C. 均数小于中位数
   D. 均数可能大于也可能小于中位数
   E. 均数可能大于也可能等于中位数

50. 以舒张压大于或等于1.2kPa为高血压病患者。今调查某地100人，其中5人是高血压病患者，95名为非患者，此资料属于（   ）。
   A. 计量资料
   B. 等级资料
   C. 计数资料
   D. 连续性资料
   E. 尚无法判断

二、判断题

1. 任何情况下参数检验，如 t 检验的检验效率，都要高于秩和检验。（   ）
2. 概率抽样包括单纯随机抽样、系统抽样、整群抽样、雪球抽样。（   ）
3. 随机单位组设计的方差分析中，总平方和＝组间平方和＋组内平方和。（   ）
4. 统计推断包括统计描述和假设检验两部分内容。（   ）
5. 回归系数越大，两变量之间的相关关系越密切。（   ）
6. 算术均数容易受极端值的影响。（   ）
7. 极差是一种集中趋势指标。（   ）
8. $\bar{X} \pm u_\alpha S$ 称作总体均数的 $(1-\alpha)$ 置信区间，表示总体均数的波动范围。（   ）
9. 标准正态分布曲线下中间90%的面积所对应的横轴尺度 u 的范围是 -1.64 到 $+1.64$。（   ）
10. 当样本量都很大时，除非极度偏态，两独立样本 t 检验对资料的正态性要求可忽略。（   ）

三、简答题

1. 什么是均数、中位数和几何均数？其适用范围分别是什么？
2. 简述参考值范围估计和总体均数置信区间的不同及计算方法。
3. 简述假设检验与区间估计的区别联系。

四、计算与分析题

某医师欲比较神经节苷脂与胞磷胆碱治疗脑血管疾病的疗效，服用神经节苷脂的52例脑血管疾病患者的有效率为88.46%，服用胞磷胆碱的26例脑血管疾病患者的有效率为69.23%，试分析两法的疗效是否不同。

（郑德强）

英汉统计名词对照

A

abscissa 横坐标
absence rate 缺勤率
absolute number 绝对数
absolute value 绝对值
accident error 偶然误差
accumulated frequency 累计频数
alternative hypothesis 备择假设
analysis of data 分析资料
analysis of variance (ANOVA) 方差分析
arith-log paper 算术对数纸
arithmetic mean 算术均数
arithmetic weighted mean 加权算术均数
assumed mean 假定均数
asymmetry coefficient 偏度系数
average 平均数
average deviation 平均差

B

bar chart 直条图、条图
bias 偏性
binomial distribution 二项分布
biometrics 生物统计学
bivariate normal population 双变量正态总体

C

cartogram 统计图
case fatality rate (or case mortality) 病死率
census 普查
central tendency 集中趋势
chi-square (X^2) test 卡方检验
classification 分组、分类
class interval 组距
cluster sampling 整群抽样
coefficient of correlation 相关系数
coefficient of regression 回归系数
coefficient of variability (or coefficient of variation) 变异系数
collection of data 收集资料

column 列（栏）
combinative table 组合表
combined standard deviation 合并标准差
combined variance (or pooled variance) 合并方差
completely correlation 完全相关
completely random design 完全随机设计
complete survey 全面调查
confidence interval 置信区间，可信区间
confidence level 置信水平，可信水平
confidence limit 置信限，可信限
constituent ratio 构成比，结构相对数
continuity 连续性
control 对照
control group 对照组
coordinate 坐标
correction for continuity 连续性校正
correction for grouping 归组校正
correction number 校正数
correction value 校正值
correlation 相关，联系
correlation analysis 相关分析
correlation coefficient 相关系数
critical value 临界值
cumulative frequency 累计频率

D

data 资料
degree of confidence 置信度，可信度
degree of dispersion 离散程度
degree of freedom 自由度
degree of variation 变异度
dependent variable 应变量
design of experiment 实验设计
deviation from the mean 离均差
diagnose accordance rate 诊断符合率
difference with insignificance 差别不显著
difference with significance 差别显著

discrete variable　离散变量
dispersion tendency　离中趋势
distribution　分布、分配

E
effective rate　有效率
eigenvalue　特征值
enumeration data　计数资料
equation of linear regression　线性回归方程
error　误差
error of replication　重复误差
error of type II　II型错误，第二类误差
error of type I　I型错误，第一类误差
estimate value　估计值
event　事件
experiment design　实验设计
experiment error　实验误差
experimental group　实验组
extreme value　极值

F
fatality rate　病死率
field survey　现场调查
fourfold table　四格表
frequency　频数
frequency distribution　频数分布

G
Gaussian curve　高斯曲线
geometric mean　几何均数
grouped data　分组资料

H
histogram　直方图
homogeneity of variance　方差齐性
homogeneity test of variances　方差齐性检验
hypothesis test　假设检验
hypothetical universe　假设总体

I
incidence rate　发病率
incomplete survey　非全面调查
independent variable　自变量
individual difference　个体差异
infection rate　感染率
inferior limit　下限
initial data　原始数据
inspection of data　检查资料
intercept　截距
interpolation method　内插法
interval estimation　区间估计
inverse correlation　负相关

K
kurtosis coefficient　峰度系数

L
latin square design　拉丁方设计
least significant difference　最小显著差数
least square method　最小平方法，最小乘法
leptokurtic distribution　尖峭态分布
leptokurtosis　峰态，峭度
linear chart　线图
linear correlation　直线相关
linear regression　直线回归
linear regression equation　直线回归方程
link relative　环比
logarithmic normal distribution　对数正态分布
logarithmic scale　对数尺度
lognormal distribution　对数正态分布
lower limit　下限

M
matched pair design　配对设计
mathematical statistics　数理统计（学）
maximum value　极大值
mean　均值
mean of population　总体均数
mean square　均方
mean variance　均方，方差
measurement data　讲量资料
median　中位数
medical statistics　医学统计学
mesokurtosis　正态峰
method of least squares　最小平方法，最小乘法
method of grouping　分组法
method of percentiles　百分位数法
mid-value of class　组中值

minimum value 极小值
mode 众数
moment 动差，矩
morbidity 患病率
mortality 死亡率

N

natality 出生率
natural logarithm 自然对数
negative correlation 负相关
negative skewness 负偏峰
no correlation 无相关
non-linear correlation 非线性相关
non-parametric statistics 非参数统计
normal curve 正态曲线
normal deviate 正态离差
normal distribution 正态分布
normal population 正态总体
normal probability curve 正态概率曲线
normal range 正常范围
normal value 正常值
normal kurtosis 正态峰
normality test 正态性检验
nosometry 患病率
null hypothesis 无效假设，检验假设

O

observed unit 观察单位
observed value 观察值
one-sided test 单测检验
one-tailed test 单尾检验
order statistic 顺序统计量
ordinal number 秩号
ordinate 纵坐标

P

pairing data 配对资料
parameter 参数
percent 百分率
percentage 百分数，百分率
percentage bar chart 百分条图
percentile 百分位数
pie diagram 圆图
placebo 安慰剂

planning of survey 调查计划
point estimation 点估计
population 总体，人口
population mean 总体均数
population rate 总体率
population variance 总体方差
positive correlation 正相关
positive skewness 正偏态
power of a test 把握度，检验效能
prevalence rate 患病率
probability 概率，机率
probability error 偶然误差
proportion 比，比率
prospective study 前瞻研究
prospective survey 前瞻调查
public health statistics 卫生统计学

Q

quality control 质量控制
quartile 四分位数

R

random 随机
random digits 随机数字
random error 随机误差
random numbers table 随机数目表
random sample 随机样本
random sampling 随机抽样
random variable 随机变量
randomization 随机化
randomized blocks 随机区组，随机单位组
randomized blocks analysis of variance 随机区组方差分析
randomized blocks design 随机区组设计
randomness 随机性
range 极差、全距
range of normal values 正常值范围
rank 秩，秩次，等级
rank correlation 等级相关
rank correlation coefficient 等级相关系数
rank-sum test 秩和检验
rank test 秩（和）检验
ranked data 等级资料

rate 率
ratio 比
recovery rate 治愈率
registration 登记
regression 回归
regression analysis 回归分析
regression coefficient 回归系数
regression equation 回归方程
relative number 相对数
relative ratio 比较相对数
relative ratio with fixed base 定基比
remainder error 剩余误差
replication 重复
retrospective survey 回顾调查
Ridit analysis 参照单位分析
Ridit value 参照单位值

S

sample 样本
sample average 样本均数
sample size 样本含量
sampling 抽样
sampling error 抽样误差
sampling statistics 样本统计量
sampling survey 抽样调查
scatter diagram 散点图
schedule of survey 调查表
semi-logarithmic chart 半对数线图
semi-measurement data 半计量资料
semi-quartile range 四分位数间距
sensitivity 灵敏度
sex ratio 性比例
sign test 符号检验
significance 显著性
significance level 显著性水平
significance test 显著性检验
significant difference 差别显著
simple random sampling 单纯随机抽样
simple table 简单表
size of sample 样本含量
skewness 偏态
slope 斜率

sorting data 整理资料
sorting table 整理表
sources of variation 变异来源
square deviation 方差
standard deviation (SD) 标准差
standard error (SE) 标准误
standard error of estimate 标准估计误差
standard error of the mean 均数的标准误
standardization 标准化
standardized rate 标化率
standardized normal distribution 标准正态分布
statistic 统计量
statistics 统计学
statistical induction 统计归纳
statistical inference 统计推断
statistical map 统计地图
statistical method 统计方法
statistical survey 统计调查
statistical table 统计表
statistical test 统计检验
statistical treatment 统计处理
stratified sampling 分层抽样
stochastic variable 随机变量
deviation from mean 离均差积和
sum of ranks 秩和
sum of squares of deviation from mean 离均差平方和
superior limit 上限
survival rate 生存率
symmetry 对称（性）
systematic error 系统误差
systematic sampling 系统抽样

T

t-distribution t 分布
t-test t 检验
tabulation method 划记法
test of normality 正态性检验
test of one-sided 单侧检验
test of one-tailed 单尾检验
test of significance 显著性检验

test of two-sided 双侧检验
test of two-tailed 双尾检验
theoretical frequency 理论频数
theoretical number 理论数
treatment 处理
treatment factor 处理因素
treatment of data 数据处理
two-factor analysis of variance 双因素方差分析
two-sided test 双侧检验
two-tailed test 双尾检验
type Ⅰ error 第一类误差
type Ⅱ error 第二类误差
typical survey 典型调查

U

u test u 检验
universe 总体，全域

ungrouped data 未分组资料
upper limit 上限

V

variable 变量
variance 方差，均方
variance analysis 方差分析
variance ratio 方差比
variate 变量
variation coefficient 变异系数
velocity of development 发展速度
velocity of increase 增长速度

W

weight 权数
weighted mean 加权均数

Z

zero correlation 零相关

参 考 文 献

[1] 郭秀花,范群.医学统计学.南京：江苏科学技术出版社，2011.
[2] 郭秀花.医学统计学与 SPSS 软件实现方法（第 2 版）.北京：科学出版社，2017.
[3] 李康，贺佳. 医学统计学（第 6 版）.北京：人民卫生出版社，2013.
[4] 方积乾.卫生统计学（第 7 版）.北京：人民卫生出版社，2013.
[5] 李晓松.卫生统计学（第 8 版）.北京：人民卫生出版社，2017.
[6] 郭秀花.医学统计学与 SPSS 软件实现方法.北京：科学出版社，2012.
[7] 郭秀花. Medical Statistics.北京：高等教育出版社，2013.
[8] 景学安，李新林.医学统计学.北京：人民卫生出版社，2015.
[9] 颜虹，徐勇勇.医学统计学（第 3 版）.北京：人民卫生出版社，2015.
[10] 孙振球，徐勇勇.医学统计学（第 4 版）.北京：人民卫生出版社，2014.
[11] 李晓松.医学统计学（第 3 版）.北京：高等教育出版社，2014.
[12] 刘桂芬.医学统计学（第 2 版）.北京：中国协和医科大学，2007.
[13] 景学安. 医学统计学.南京：江苏凤凰科学技术出版社，2013.
[14] 张菊英.医学统计学实习指导（第 3 版）.北京：高等教育出版社，2014.
[15] 金丕焕，陈峰.医用统计方法（第 3 版）.上海：复旦大学出版社，2009.
[16] 徐勇勇.医学统计学（第 3 版）.北京：高等教育出版社，2014.
[17] 余松林.医学统计学.北京：人民卫生出版社，2002.
[18] 赵耐青，陈峰.卫生统计学.北京：高等教育出版社，2008.
[19] 王建华，袁聚祥，高晓华.预防医学（第 3 版）.北京：北京大学医学出版社，2013.
[20] 范群.预防医学.南京：东南大学出版社，2003.
[21] 叶临湘.现场流行病学.北京：科学出版社，2003.
[22] 赵仲堂.流行病学研究方法与应用（第 2 版）.北京：科学出版社，2005.
[23] 沈洪兵.流行病学（双语）.北京：人民卫生出版社，2009.
[24] 张作记.行为医学量表手册.北京：中华医学电子音像出版社，2005.
[25] 喻荣彬.医学研究的数据管理与分析.北京：人民卫生出版社，2008.
[26] 陈平雁. SPSS13.0 统计软件应用教程.北京：人民卫生出版社，2006.
[27] 宇传华. SPSS 与统计分析（第 2 版）.北京：电子工业出版社，2014.
[28] 郭秀花.医学统计学习题与 SAS 实验.北京：人民军医出版社，2003.
[29] 罗家洪，郭秀花.医学统计学计算机操作教程（第 2 版）.北京：科学出版社，2012.
[30] 罗家洪，郭秀花.卫生统计学计算机操作教程（第 2 版）.北京：科学出版社，2015.
[31] 郭秀花. 实用医学调查分析技术（第 2 版）.北京：人民军医出版社，2014.
[32] 郭秀花，宇传华.医学现场调查技术（案例版）.北京：科学出版社，2017.
[33] 丁元林，王彤.卫生统计学（案例版，第 2 版）.北京：科学出版社，2017.
[34] 丁元林，高歌.卫生统计学（案例版）.北京：科学出版社，2009.
[35] 高歌，郭秀花，黄水平. 现代实用卫生统计学.苏州：苏州大学出版社，2010.